Refraktive Kataraktchirurgie mit multifokalen Intraokulalinsen

Mit freundlicher Empfehlung

Springer
*Berlin
Heidelberg
New York
Barcelona
Hongkong
London
Mailand
Paris
Singapur
Tokio*

Burkhard Dick · Dieter Eisenmann
Ekkehard Fabian · Oliver Schwenn

Refraktive Kataraktchirurgie mit multifokalen Intraokularlinsen

Mit 128 Abbildungen und 37 Tabellen

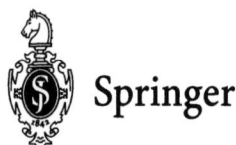 Springer

Dr. Burkhard Dick
Augenklinik der Johannes Gutenberg-Universität
Langenbeckstr. 1
D-55131 Mainz

Priv.-Doz. Dr. Dieter Eisenmann
Spital Oberengadin
CH-7500 St. Moritz

Priv.-Doz. Dr. Ekkehard Fabian
Bahnhofstr. 12
D-83022 Rosenheim

Dr. Oliver Schwenn
Augenklinik der Johannes Gutenberg-Universität
Langenbeckstr. 1
D-55131 Mainz

ISBN-13:978-3-642-64286-9

Die Deutsche Bibliothek – CIP-Einheitsaufnahme
Refraktive Kataraktchirurgie mit multifokalen Intraokularlinsen / von Burkhard Dick ... – Berlin ; Heidelberg ; New York ;
Barcelona ; Hongkong ; London ; Mailand ; Paris ; Singapur ; Tokio : Springer, 1999
ISBN-13:978-3-642-64286-9   e-ISBN-13:978-3-642-60168-2
DOI: 10.1007/978-3-642-60168-2

Dieses Werk ist urheberrechtlich geschützt. Die dadurch begründeten Rechte, insbesondere die der Übersetzung, des Nachdrucks, des Vortrags, der Entnahme von Abbildungen und Tabellen, der Funksendung, der Mikroverfilmung oder der Vervielfältigung auf anderen Wegen und der Speicherung in Datenverarbeitungsanlagen, bleiben, auch bei nur auszugsweiser Verwertung, vorbehalten. Eine Vervielfältigung dieses Werkes oder von Teilen dieses Werkes ist auch im Einzelfall nur in den Grenzen der gesetzlichen Bestimmungen des Urheberrechtsgesetzes der Bundesrepublik Deutschland vom 9. September 1965 in der jeweils geltenden Fassung zulässig. Sie ist grundsätzlich vergütungspflichtig. Zuwiderhandlungen unterliegen den Strafbestimmungen des Urheberrechtsgesetzes.

© Springer-Verlag Berlin Heidelberg 1999
Softcover reprint of the hardcover 1st edition 1999

Die Wiedergabe von Gebrauchsnamen, Handelsnamen, Warenbezeichnungen usw. in diesem Werk berechtigt auch ohne besondere Kennzeichnung nicht zu der Annahme, daß solche Namen im Sinne der Warenzeichen- und Markenschutz-Gesetzgebung als frei zu betrachten wären und daher von jedermann benutzt werden könnten.
Produkthaftung: Für Angaben über Dosierungsanweisungen und Applikationsformen kann vom Verlag keine Gewähr übernommen werden. Derartige Angaben müssen vom jeweiligen Anwender im Einzelfall anhand anderer Literaturstellen auf ihre Richtigkeit überprüft werden.

Herstellung: PRO EDIT GmbH, 69126 Heidelberg
Umschlaggestaltung: design & production GmbH, 69121 Heidelberg
Satz: Zechner, 67346 Speyer
Computer to plate: Zechner, 67346 Speyer
SPIN: 10702866   18/3134-5 4 3 2 1 0 – Gedruckt auf säurefreiem Papier

Geleitwort

Die natürliche Linse des jungen Menschen zeichnet sich nicht nur aus durch gute Lichtdurchlässigkeit, sondern insbesondere durch die Fähigkeit, Lichtstrahlen sowohl aus der Ferne als auch aus der Nähe auf der Netzhaut zu fokussieren, also zu akkommodieren. Bei Auftreten einer visusrelevanten Linsentrübung steht mit der Kataraktchirurgie mit Intraokularlinsenimplantation schon seit vielen Jahren ein sehr erfolgreiches Operationsverfahren zur Verfügung, lediglich gutes Sehen in Ferne und Nähe ohne weitere Sehhilfe waren bisher verwehrt. Kontinuierliche Fortschritte und jüngste Verfeinerungen auf dem Gebiet der Kleinschnitt-Kataraktchirurgie und der Intraokularlinsenentwicklung haben dieses Ziel der visuellen Rehabilitation in erreichbare Nähe gerückt. Durch den gezielten Einsatz refraktiv wirksamer Schnittechniken und die Implantation multifokaler Intraokularlinsen können vorbestehende Brechungsfehler ausgeglichen und ein Sehen ohne Brille ermöglicht werden. Mit diesen Möglichkeiten steigt aber auch die Erwartungshaltung unserer Patienten, u. a. gefördert durch Berichte in den Medien über neueste Operations- und Behandlungstechniken. Aber welcher Patient profitiert von diesen Möglichkeiten? Welcher Intraokularlinsentyp und beispielsweise welche Schnittechnik bzw. Schnittlokalisation ist in Abhängigkeit von der individuellen Ausgangssituation empfehlenswert?

Burkhard Dick und Oliver Schwenn, Oberärzte der Mainzer Universitäts-Augenklinik, sowie Ekkehard Fabian, Belegarzt aus Rosenheim, und Dieter Eisenmann, ehemals Oberarzt der Gießener Universitäts-Augenklinik und jetzt Belegarzt im Spital Oberengadin, haben sich im vorliegenden Buch dieser Fragen angenommen und systematisch Antworten erarbeitet. Eigene umfangreiche Untersuchungsergebnisse sowie der aktuelle Wissensstand werden vermittelt: Kenntnisse zur Akkommodation und Pseudoakkommodation sowie die geschichtliche Entwicklung und der derzeitige Entwicklungsstand der multifokalen Intraokularlinsen. Die anschließende kritische Diskussion der eigenen Ergebnisse, die mit denen anderer Arbeitsgruppen in den Kontext gestellt werden, ermöglicht praxisrelevante Schlußfolgerungen für den/die operativ wie auch konservativ tätigen Kollegen/Innen, die mit der Auswahl, Behandlung und Betreuung dieser Patienten betraut sind. Das Buch besticht durch eine klare Darstellung der physikalisch-optischen Grundlagen und durch die vielfältigen praktischen Informationen sowie Anregungen zu einem Themenkomplex, der zu den innovativen und jüngsten Kapiteln der Evolution der Kataraktchirurgie zählt. Ohne Zweifel wird es als reichhaltige und kompakte Informationsquelle viele dankbare Leser finden.

Mainz, Gießen
im April 1999

Prof. Dr. med. Norbert Pfeiffer
Direktor der Universitäts-Augenklinik Mainz

Prof. Dr. med. Karl-Wilhelm Jacobi
Direktor der Universitäts-Augenklinik Gießen

Vorwort

Die Ansprüche in der Kataraktchirurgie steigen stetig und mit ihnen die Erwartungshaltung unserer Patienten. Der Akkommodationsverlust bedeutet für manchen Presbyopen und viele junge pseudophake Patienten subjektiv eine Einbuße an Lebensqualität. Katarakt-Chirurgie mit Implantation multifokaler Intraokularlinsen ist deshalb nicht nur von wissenschaftlichem Interesse, sondern entspricht vielfach einem von unseren Patienten geäußerten Bedürfnis.

In der Einleitung werden nach der Darstellung der physiologischen Akkommodation die Möglichkeiten und Konzepte beschrieben, durch Pseudoakkommodation oder akkommodierende Intraokularlinsen den Akkommodationsverlust nach Kataraktextraktion zu kompensieren.

Einen wesentlichen Raum nimmt die Darstellung eigener Untersuchungen ein. Alle relevanten Grundlagen und Techniken werden systematisch vermittelt: Die Rasterelektronenmikroskopie als Untersuchungsmethode zur Oberflächenbeschaffenheit und Messungen auf der optischen Bank sowie „optische Implantation" in physikalische Augen zur Untersuchung der Abbildungseigenschaften. Im klinischen Teil wird eine Überprüfung folgender wesentlicher psychophysischer Funktionen und optischer Sensationen nach Implantation verschiedener multifokaler Intraokularlinsen vorgenommen: Fern- und Nahvisus, Gegenlichtvisus, Kontrastvisus und Kontrastempfindlichkeit sowie Blendungsempfindlichkeit und Lichtwahrnehmungen, Tiefenschärfe und Binokularfunktionen. Die Ergebnisse werden anschließend ausführlich erläutert und denjenigen nach Implantation monofokaler Intraokularlinsen gegenübergestellt. Dabei werden auch Einflußfaktoren wie Hornhautastigmatismus, Dezentrierung, Refraktionszustand und Intraokularlinsenkalkulation analysiert.

Die eigenen Ergebnisse werden im Diskussionsteil bewertet und in den Kontext der Publikationen anderer Arbeitsgruppen gestellt.

Im Teil „Patientenselektion für MIOL" werden aus den theoretischen Kenntnissen und klinischen Untersuchungsergebnissen praxisrelevante Schlußfolgerungen abgeleitet, die Hilfestellungen bei der Auswahl und Beratung von Patienten geben. Neben den Vorzügen der MIOL werden auch die Gründe für eine Zurückhaltung aufgezeigt.

Der spezielle operative Teil beinhaltet aktuelle Aspekte zur Astigmatismusreduktion als Voraussetzung für die Erlangung eines annähernd brechungsfehlerfreien postoperativen Zustands und operative Tips.

Das Buch vermittelt nicht nur systematisch das Basiswissen über Multifokallinsen, sondern bietet eine aktuelle Bestandsaufnahme der Vorzüge und Besonderheiten dieses Linsentyps. Basierend auf den theoretischen Grundlagen und eigenen Untersuchungsergebnissen werden Entscheidungshilfen für die Praxis geboten, insbesondere für die Patientenselektion und -beratung. Durch zahlreiche Abbildungen und tabellarische Übersichten, ein ausführliches Stichwortregister und ein Verzeichnis weiterführender Literatur erlaubt das Buch außerdem einen raschen Zugriff auf relevante Informationen. Damit ist es nicht nur für den operativ tätigen Augenarzt eine Hilfestellung, sondern für jeden Ophthalmologen informativ.

Mainz, St. Moritz, Rosenheim
im April 1999

Burkhard Dick
Dieter Eisenmann
Ekkehard Fabian
Oliver Schwenn

Danksagung

Frau Marlene Maser-Wahle und Frau Martina Pfeifer, Universitäts-Augenklinik Mainz, gilt unser Dank für die Unterstützung bei dem Feinschliff eines Teils der Zeichnungen sowie bei der Bearbeitung des Manuskripts. Herrn Fotomeister Axel Welsch, Universitäts-Augenklinik Mainz, danken wir für die ansprechenden Fotografien und Fotoabzüge.

Für die technische Unterstützung bei den rasterelektronenmikroskopischen Aufnahmen danken wir Herrn Gerd Magdowski, Institut für Anatomie und Zytobiologie, Abteilung Rasterelektronenmikroskopie, der Justus Liebig-Universität Gießen, sowie Herrn Dr. med. Neiss, Institut für Rechtsmedizin, Abteilung Rasterelektronenmikroskopie, Johannes Gutenberg-Universität Mainz.

Den Firmen Allergan und Morcher danken wir für die Überlassung einiger illustrativer Abbildungen.

Wir danken dem Springer-Verlag, insbesondere Frau Teresa Windelen, sowie Frau Constanze Sonntag von der PRO EDIT GmbH für die erneut gute Zusammenarbeit und die rasche Verwirklichung des Projekts.

Meiner langjährigen Lebensgefährtin Dr. jur. Astrid Meckel, Richterin am Landgericht Frankfurt, danke ich, Dr. med. B. Dick, für die konstruktiven Anregungen sowie ihre Rücksichtnahme während der Zeit der Erstellung dieses Buchs. Meinem Internet-Freund Herrn Dr. rer. nat. Wolfgang Haigis, Universitäts-Augenklinik Würzburg, möchte ich für die vielen hilfreichen Tips und Anregungen sowie die sorgfältige Ausarbeitung im Rahmen der vergleichenden Studie zur Optimierung der okulären Biometrie und Kalkulation der Intraokularlinsenbrechkraft vielmals danken.

Weiterhin gilt unserer besonderer Dank den jeweiligen Zentrums-Koordinatoren im Rahmen der multizentrischen Studie, Herrn Dr. med. Georg Häring, Oberarzt der Universitäts-Augenklinik Kiel, Herrn Dr. med. Wilhelm Kröncke, operierender Augenarzt in Bremerhaven, sowie Herrn Dr. med. Ulrich Weissmantel, Oberarzt der Augenklinik des St. Vincentius-Krankenhauses in Karlsruhe.

Für die spezielle und aufwendige Anfertigung des sog. Reiner-Gerätes danken wir Herrn Prof. Dr. Wolfgang Wesemann, Leiter der Höheren Fachschule für Augenoptik in Köln.

Herrn Dr. rer. nat. Frank Krummenauer, Institut für Medizinische Statistik und Dokumentation der Johannes Gutenberg-Universität Mainz, gilt unser Dank für die fachlich kompetente Betreuung und fortwährende Ansprechbarkeit bei der z. T. aufwendigen statistischen Auswertung einer Vielzahl der vorliegenden Daten, insbesondere im Rahmen der Studie über die postoperativen Lichtsensationen und der multizentrischen Fragebogenaktion.

Burkhard Dick
Dieter Eisenmann
Ekkehard Fabian
Oliver Schwenn

Inhaltsverzeichnis

1. **Einleitung** 1
   1.1 Geschichte und derzeitiger Stand 1
   1.2 Die Akkommodation des menschlichen Auges 4
   1.3 Die Pseudoakkommodation des Auges mit IOL 5
       1.3.1 „Monovision" 6
       1.3.2 Einfacher myoper Astigmatismus 6
       1.3.3 „Lochblenden-IOL" 9
       1.3.4 Akkommodierende IOL 9
       1.3.5 Linsenersatz durch Injektion flüssiger Substanzen
             in den Kapselsack 9
       1.3.6 Multifokale IOL 10

2. **Eigene Untersuchungen** 17
   2.1 Methodik 17
       2.1.1 Untersuchte Intraokularlinsen und Patienten 17
       2.1.2 Rasterelektronenmikroskopische Qualitätskontrolle der MIOL .. 25
       2.1.3 Messungen auf der optischen Bank 26
       2.1.4 Untersuchung der Abbildungseigenschaften von (M)IOL
             nach „optischer Implantation" in physikalische Augen 30
       2.1.5 Operationstechnik 33
       2.1.6 Klinische Untersuchungen 34
       2.1.7 Design theoretischer und klinischer Studien 48
       2.1.8 Statistik 51
   2.2 Ergebnisse 53
       2.2.1 Qualitätskontrolle der Oberflächenbeschaffenheit
             von (M)IOL mit dem Rasterelektronenmikroskop 53
       2.2.2 Ergebnisse der Messungen auf der optischen Bank .. 59
       2.2.3 Ergebnisse nach „optischer Implantation"
             von (M)IOL in physikalische Augen 66
       2.2.4 Ergebnisse nach klinischer Implantation
             multifokaler Intraokularlinsen 75

3. **Diskussion unter Berücksichtigung der eigenen Ergebnisse** 103
   3.1 Qualitätskontrolle von (M)IOL mit dem Rasterelektronenmikroskop .. 103
   3.2 Untersuchung der Abbildungseigenschaften von (M)IOL
       auf der optischen Bank 104

3.3 „Optische Implantation" physikalischer Augen mit (M)IOL 105
    3.3.1 Ergebnisse der Array-MIOL 105
    3.3.2 Ergebnisse asymmetrischer 3-Zonen-MIOL 107
3.4 Ergebnisse nach klinischer Implantation
diffraktiver und multizonal-progressiver MIOL 108
    3.4.1 Fern- und Nahvisus 108
    3.4.2 Vorhersage der potentiellen Sehschärfe 110
    3.4.3 Kontrastvisus und Kontrastempfindlichkeit 111
    3.4.4 Blendempfindlichkeit und optische Nebenwirkungen 113
    3.4.5 Tiefenschärfe bzw. Pseudoakkommodation 119
    3.4.6 Binokularfunktionen 120

4. Patientenselektion für MIOL 123
4.1 Indikationen für MIOL 123
4.2 Gründe für eine Zurückhaltung mit der Implantation von MIOL 123
    4.2.1 Okuläre Begleiterkrankungen 123
    4.2.2 Veränderungen der Pupillenbeweglichkeit 127
    4.2.3 Astigmatismus 128
    4.2.4 Achsenmyopie und -hyperopie 128
    4.2.5 Monofokale IOL im Partnerauge 129
    4.2.6 Kraftfahrer 129
    4.2.7 Patientencharakter 129
    4.2.8 Intraoperative Komplikationen 130

**5. Spezielle operative Aspekte der Kleinschnitt-Kataraktchirurgie
mit Implantation von multifokaler IOL** 131
5.1 Refraktive Aspekte der Kataraktchirurgie 131
    5.1.1 Astigmatismusreduktion durch gezielte Wahl der Inzision 131
    5.1.2 Astigmatismusreduktion durch astigmatische Keratotomie . . . 137
    5.1.3 Astigmatismusreduktion durch Sklerallappenrecessus 138
    5.1.4 Astigmatismusreduktion durch Wundverschluß mit Naht 138
    5.1.5 Berechnung des chirurgisch induzierten Astigmatismus 139
5.2 Eigene Untersuchungen zur Zugangswahl: Hornhautoberfläche,
chirurgisch induzierter Astigmatismus, Topographieanalyse 143
    5.2.1 Korneale versus sklerokorneale Tunnelinzision 143
    5.2.2 Korneale Tunnelinzision unterschiedlicher Breite 146
    5.2.3 Diskussion der eigenen Ergebnisse 151
    5.2.4 Empfehlung zur Astigmatismusreduktion 155
5.3 Operative Techniken 155
    5.3.1 Kapsulorhexis 156
    5.3.2 Hydrodissektion, Phakoemulsifikation
          und Aspiration von Linsenrinde 156
    5.3.3 Intraokularlinsenimplantation 156
5.4 Empfehlungen zur Zielrefraktion 159
5.5 10 Ratschläge für die ersten MIOL-Implantationen 160

Inhaltsverzeichnis

6. Ausblick 161

7. Zusammenfassung 163

8. Anhang 167
   8.1 Anforderungen an das Sehvermögen laut Fahrerlaubnisverordnung
      Anlage 6 167
      8.1.1 Sehtest 167
      8.1.2 Augenärztliche Untersuchung 167
   8.2 John L. Pearce, Ch. M., D. O., F. R. C. Ophth. 168

Literaturverzeichnis 169

Verzeichnis der benutzten Abkürzungen 185

Sachverzeichnis 187

1 Einleitung

1.1
Geschichte und derzeitiger Stand

Die extrakapsuläre Kataraktextraktion mittels Phakoemulsifikation und nachfolgender Implantation einer Hinterkammerlinse stellt heute in den Ländern mit moderner ophthalmochirurgischer Versorgung die Therapie der Wahl zur operativen Behandlung der Katarakt dar und ist der häufigste ophthalmologische Eingriff (Wenzel, Ohrloff und Duncker 1998; Leaming, 1998; Stenevi et al., 1995). Die Kataraktoperation ist der am weitesten perfektionierte und standardisierte Eingriff und ist im allgemeinen gut steuerbar sowie komplikationsarm. Die Operation der getrübten Linse bewirkt jedoch nicht nur eine Visusverbesserung, sondern bietet gleichzeitig die Möglichkeit, nahezu jeden sphärischen, gegebenenfalls bei spezieller Wahl der Intraokularlinse (z. B. torische IOL) auch kombinierten sphärisch-astigmatischen Refraktionsfehler zu korrigieren. Darüber hinaus ist der refraktive Eingriff der Kataraktoperation mit vorherigen und nachfolgenden refraktiven Hornhauteingriffen vereinbar, was für die Kombination verschiedener refraktiver Hornhautchirurgieverfahren miteinander nicht gut oder bislang noch nicht ausreichend untersucht ist. Bei Anwendung der Tunnelinzisionstechnik sind unerwünschte refraktive Nebeneffekte extrem selten. Durch die zur Verfügung stehenden biometrischen Verfahren einschließlich moderner Kalkulationsformeln ist die refraktive Wirkung von IOL überwiegend innerhalb einer Toleranz von weniger als anderthalb Dioptrien genau zu berechnen.

Als Begründer der modernen Kataraktchirurgie gilt Harold Ridley, der 1949 am Londoner St. Thomas' Hospital die erste Intraokularlinse erfolgreich in ein menschliches Auge implantierte (Ridley, 1951). Die Ära der erfolgreichen Hinterkammerlinsenimplantation – beginnend vor etwa zwei Jahrzehnten und begünstigt durch die Perfektionierung des Operationsmikroskops und die Einführung von Spül- und Saug-Geräten zur Entfernung von Resten der Linsenrinde – ist gekennzeichnet durch einen rapiden technischen Fortschritt, der die Kataraktoperation zu einem der sichersten und am häufigsten durchgeführten chirurgischen Eingriffe überhaupt werden ließ (Terry et al., 1987). So werden heute allein in den USA jährlich ca. 2.400.000 Kataraktoperationen durchgeführt, von denen 97% als erfolgreich beschrieben werden (Drews, 1994; Leaming, 1998). Nach Schätzungen der Industrie wurden 1998 in Deutschland in etwa 600 bis 700 Operationszentren etwa 430.000 Intraokularlinsen implantiert.

Die visuelle Rehabilitation nach der Kataraktoperation ist vorwiegend limitiert durch den verbliebenen postoperativen Refraktionsfehler. Im Gegensatz zur Kataraktchirurgie vor gut einem Jahrzehnt besteht in der modernen refraktiven Kataraktchirurgie nun ein klares Ziel: die Verringerung des postoperativen Refraktionsfehlers beispielsweise durch die gezielte Wahl des Zugangs, der Inzisionsbreite und -lokalisation oder auch der Intraokularlinse nach den individuellen präoperativen Gegebenheiten des Patientenauges und unter Berücksichtigung des Patientenwunsches hinsichtlich der postoperativen Refraktion. Die Ausgangssituation des Patientenauges sowie die Kenntnis des astigmatischen Effektes der verschiedenen Inzisionstechniken ist integraler und wichtiger Bestandteil der modernen refraktiven Kataraktchirurgie geworden. Bei beidseitiger Katarakt oder bei einem Patienten mit leichter Katarakt am Partnerauge ist das postoperative Ziel der gegenwärtigen refraktiven Kataraktchirurgie oftmals die Emmetropie oder ein leichter Restastigmatismus, der eine gewisse *Tiefenschärfe* bietet. (Wir bevorzugen diesen Terminus im Zusammenhang mit MIOL gegenüber dem physikalisch-optisch ebenfalls verwendbaren Begriff *Schärfentiefe*, da letzterer das Vorliegen nur eines Fokus impliziert). Eine Ursache für die neuen Zielsetzungen in der Kataraktchirurgie ist der Grad der Präzision, die zuvor unerreichbar war und die im Vergleich zu früher eine intensivere präoperative Planung erfordert. Die verfeinerten Techniken der Lokalanästhesie, nahtfreie Hornhauttunnelinzisionen, Phakoemulsifikation im Kapselsack, faltbare Intraokularlinsen und die gleichzeitige Korrektur von Myopie, Hyperopie und Astigmatismus haben zur Entwicklung und Akzeptanz der refraktiven Kataraktchirurgie beigetragen.

Die sehr hohe Erfolgsquote der Kataraktoperation hat aber auch die Ansprüche und Erwartungen unserer Patienten deutlich erhöht. Berichte in den Medien u. a. über neueste Operationstechniken und Behandlungsformen tun ein übriges.

Bei den derzeit routinemäßig eingesetzten intraokularen Linsen *(IOL)* handelt es sich nahezu ausschließlich um monofokale IOL (Wenzel und Neuhann, 1993; Leaming, 1992, 1993, 1994, 1995, 1996, 1997, 1998), d. h. diese Linsen weisen nur einen einzigen Brennpunkt auf und ermöglichen kein scharfes Sehen außerhalb dieser Fokussierung.

Bezüglich z. B. torischer Intraokularlinsen (Shimizu et al., 1994; Novis, 1997), Multikomponenten-Sandwich-IOL (Werblin, 1996), Huckepackintraokularlinsen (Mittelviefhaus, 1994, 1995, 1996),,,Pigmentosa-Intraokularlinse" (Mitschischek, 1995), Sandwich-Intraokularlinsen (Behrendt et al., 1995; Behrendt und Rochels, 1995) oder teledioptrischer Intraokularlinsen (Koziol und Peyman, 1988; Mayer, 1996; Mitischek, 1993, 1994, 1997) als ein Teil im Feld der refraktiven Kataraktchirurgie verweisen wir auf die entsprechende weiterführende Literatur, wo eingehend hierzu Stellung bezogen wird.

Um nun die Naheinstellungsfähigkeit (Akkommodation) der jugendlichen menschlichen Linse nachzuahmen und dem Patienten nach Kataraktextraktion ein gutes Sehvermögen – ohne Brillenkorrektur – in alle Entfernungen zu ermöglichen, wurden eine Reihe bi- und multifokaler Intraokularlinsen *(MIOL)* entwickelt, deren Optik so angelegt ist, daß zwei oder mehrere unterschiedliche Brennpunkte – in der Regel ein Fern- und ein Nahfokus – simultan zwei oder mehrere Bilder auf die Netzhaut projizieren. Auf diese Weise wird die Akkommodationsbreite künstlich erweitert bzw. eine vergrößerte Tiefenschärfe bewirkt.

Die erweiterte Tiefenschärfe sollte sich im Idealfall erzielen lassen, ohne sonstige visuelle Funktionen zu beeinträchtigen. In der Praxis hat sich jedoch gezeigt, daß alle MIOL in dieser Hinsicht lediglich Kompromißlösungen darstellen: Zum einen läßt sich die Akkommodation der jugendlichen Linse nur näherungsweise nachahmen (Auffahrt et al., 1993; Bellucci und Giardini, 1993), zum anderen müssen bei allen MIOL gewisse Abstriche an andere Qualitäten des Sehens, insbesondere an die Kontrast- und Blendempfindlichkeit gemacht werden.

Der Verlust an Bildkontrast wird durch die bereits erwähnte Tatsache erklärt, daß die beiden unterschiedlichen Brennpunkte der MIOL simultan zwei Bilder auf die Netzhaut des Auges fokussieren und so das scharfe Bild permanent durch Streulicht beeinträchtigt wird. Während die reine Sehschärfe hierdurch erstaunlicherweise weitgehend unbeeinflußt bleibt, läßt sich klinisch eine statistisch signifikante Reduktion der Kontrastempfindlichkeit zumindest für niedrigere Kontraststufen und hohe Ortsfrequenzen nachweisen (Duffey et al., 1990; Olsen und Corydon, 1990; Akutsu et al., 1992; El-Maghraby et al., 1992; Eisenmann und Jacobi, 1993a).

Das Optikdesign gängiger MIOL-Typen ist in der Regel so angelegt, daß – bei einem angenommenen Pupillendurchmesser von 3 mm – jeweils die gleiche Menge der eingehenden Lichtenergie auf die beiden Brennpunkte für die Ferne und Nähe entfallen. So gilt z. B. für die diffraktive MIOL, daß Fern- und Nahfokus jeweils 41% des Lichts auf die Netzhaut projizieren, was wiederum bedeutet, daß sich dem scharfen Bild auf der Netzhaut eine diffuse Lichtverteilung überlagert, die mindestens 59% des einfallenden Lichtes umfaßt (Simpson, 1989; Rassow und Kusel, 1991).

Um nun die Kontrastabbildung von MIOL zu verbessern und den Kontrastverlust im Vergleich zur monofokalen IOL zu reduzieren, wurden – sozusagen als MIOL der zweiten Generation – eine Reihe neuer Linsendesigns entwickelt, die eine ungleiche Gewichtung von Fern- und Nahfokus aufweisen. Diese unterschiedliche Gewichtung soll im jeweils stärker gewichteten Brennpunkt eine aufgrund der vermehrt zur Verfügung stehenden Lichtenergie verbesserte Kontrastempfindlichkeit bewirken bei entsprechend reduzierter Streulichtüberlagerung durch den zweiten – schwächer gewichteten – Brennpunkt. Eine Betonung des Fernfokus erscheint dabei primär sinnvoll, da beim Blick in die Ferne eine gute Kontrastwahrnehmung neben einem guten Visus von entscheidender Bedeutung sein kann: Man denke zum Beispiel an die Nachtfahrtauglichkeit älterer Führerscheininhaber. Demgegenüber scheint ein weniger kontrastreiches Bild in der Nähe akzeptabel, da hier in der Regel – zum Beispiel beim Lesen – nur eine ausreichende Sehschärfe relevant ist. Wünscht der Patient eine besonders hohe Kontrastempfindlichkeit für die Nähe, so wäre immer noch die Anpassung einer speziellen Lesebrille – mit einer Nahaddition wie bei einer monofokalen IOL – möglich.

Wenn am ersten Auge bereits eine MIOL mit Akzentuierung des Fernfokus eingesetzt wurde, erscheint am Gegenauge die Implantation einer MIOL mit Betonung des Nahfokus möglich: Dieses Prinzip der binokularen Implantation „asymmetrischer MIOL" wurde bereits von Jacobi und Eisenmann (1993) beschrieben und soll sowohl für die Ferne als auch für die Nähe eine im Vergleich zur herkömmlichen MIOL mit „symmetrischer" Lichtaufteilung verbesserte Kontrastempfindlichkeit bewirken. Entsprechende refraktive 3-Zonen-MIOL wurden von uns entwickelt, wobei der mittlere ringförmige Nahteil in seiner Breite so variiert wurde, daß – wiederum bei einem angenommenen Pupillendurchmesser von 3 mm – eine ungleiche Betonung von Fern- und Nahfokus erreicht wurde. So läßt sich einerseits eine Akzentuierung des Fernbereichs mit bis zu 70% der einfallenden Lichtenergie – bei entsprechend reduziertem Nahfokus – erzielen. Andererseits läßt sich aber auch der Nahbereich im gleichen Verhältnis betonen, dann allerdings zu Lasten des Fernbrennpunkts.

Des weiteren stehen MIOL zur Verfügung, die – dem Prinzip einer Gleitsichtbrille vergleichbar – über eine asphärische Oberfläche zusätzliche Brennpunkte im intermediären Bereich erzeugen. Dieses Prinzip läßt eine Verbesserung der Tiefenschärfe insbesondere im Bereich zwischen den beiden Hauptbrennpunkten für Ferne und Nähe erwarten.

Das vorliegende Buch soll daher zum einen die Frage beantworten, ob die hier kurz skizzierten Modifikationen am optischen Design der MIOL tatsächlich zu besseren

Abbildungseigenschaften im betonten Fokus führen und damit auch insgesamt eine Verbesserung der Abbildungseigenschaften im Vergleich zu herkömmlichen MIOL darstellen und ob in bezug auf Kontrast- und Blendempfindlichkeit eine Annäherung an die entsprechenden Abbildungsqualitäten monofokaler Kunstlinsen möglich ist. Ferner soll die Frage beantwortet werden, welche optischen Prinzipien eine künstliche Akkommodation (= *Pseudoakkommodation*) ermöglichen, die der Akkommodation der jugendlichen menschlichen Linse am nächsten kommt.

Grundvoraussetzung für die Beurteilung der Pseudoakkomodation mit MIOL ist die genaue Kenntnis des physiologischen Akkommodationsprozesses.

1.2
Die Akkommodation des menschlichen Auges

In der Physiologie des Sehens wird mit dem Begriff *„Akkommodation"* (lat. accommodare = sich anpassen, sich einrichten) die natürliche Fähigkeit des Auges beschrieben, sich auf ein Objekt, das sich in einer beliebigen Entfernung befindet, so einzustellen, daß es scharf auf die Netzhaut abgebildet werden kann. Der durch die Akkommodation mögliche Wechsel der Brechkraft des menschlichen Auges ist beträchtlich und erlaubt im Kindesalter eine scharfe Abbildung über einen Bereich von weiter Ferne bis auf einen Augenabstand von nur wenigen cm.

Die auch heute noch gebräuchlichste Erklärung des Mechanismus der Akkommodation geht auf v. Helmholtz (1855) zurück: Über eine Änderung der Linsenwölbung durch Anspannung und Entspannung des Ziliarmuskels wird eine Fokussierung auf unterschiedliche Entfernungen möglich. Wesentlich später wurde diese Theorie durch Arbeiten von Meesmann (1952), Monjé (1952), Pau (1952) und Rohen (1953) in dem Sinne ergänzt, daß bei der Definition des Begriffes Akkommodation und der Aufzählung der Möglichkeiten einer Naheinstellung drei Einzelmechanismen zu berücksichtigen sind:

1. Naheinstellung durch Änderung der Flächenkrümmung der abbildenden Teile, sog. *extrakapsulärer Akkommodationsmechanismus;*
2. Naheinstellung durch Änderung des Brechungsindex der brechenden Substanzen, sog. *intrakapsulärer Akkommodationsmechanismus*; 1. und 2. werden zusammengefaßt als *innerer Akkommodationsmechanismus;*
3. Naheinstellung durch Änderung des Bildabstandes, sog. *äußere Akkommodation.*

Die v. Helmholtz-Theorie und ihre neueren Modifikationen (Coleman, 1970; Fisher, 1973; Rohen, 1979) gingen davon aus, daß eine Kontraktion des Ziliarmuskels ein Erschlaffen der Zonulafasern zur Folge hat, was wiederum eine Kontraktion der elastischen Fasern der Linsenkapsel mit einer Abnahme des äquatorialen Durchmessers und der Radien der vorderen und hinteren Linsenkurvatur und einer Zunahme der axialen Linsendicke – mit Zunahme des Abstands des Linsenäquators von der Sklera – bewirkt.

Aufgrund einer aktuellen Theorie von Schachar et al. (1995) soll diese Vorstellung nun dahingehend revidiert werden, daß im Zustand der Akkommodation zwar die vorderen und hinteren Zonulafasern erschlaffen, es jedoch zu einer erhöhten Spannung der äquatorialen Zonulafasern kommt, was eine Zunahme des äquatorialen Linsendurchmessers – mit einer *Annäherung* von Linsenäquator und Sklera – zur Folge hat.

Diese Theorie konnte mittels Untersuchungen mit einem hochauflösenden Ultraschallbiomikroskop an Primaten unterstützt werden (Schachar et al., 1993a) und ließ sich auch am physikalischen Auge (Schachar et al., 1994) und an einem mathematischen Modell veranschaulichen (Schachar et al., 1993b).

Die Abnahme der Akkommodation mit dem Alter (= **Presbyopie**) ist ein Prozeß der bereits in jugendlichem Alter beginnt, mit zunehmendem Alter beim Menschen (Donders, 1860; Duane, 1908) und Primaten (Tornqvist, 1966; Kaufman et al., 1982) weitgehend linear verläuft und schließlich um das 60. Lebensjahr zum vollständigen Verlust der Akkommodationsfähigkeit führt. Dieser Prozeß wird nach der Theorie von Helmholtz mit einer zunehmenden Sklerose der Linse – ausgehend vom Linsenkern und sich nach außen in die Rindenschichten fortsetzend – und einem daraus resultierenden Verlust der Elastizität der Linsenkapsel erklärt. Nach dieser Theorie wäre die Presbyopie nur durch eine Änderung der elastischen Eigenschaften der Linse möglich.

Gegen diese Theorie läßt sich einwenden, daß sich das Linsengewebe sicherlich nicht einheitlich linear im Laufe des Alterns verhärtet und daß man nach Kataraktextraktion bei Patienten gleichen Alters einen unterschiedlichen Wassergehalt der Linsen nachweisen konnte (Fisher und Pettet, 1973).

Nach der Theorie von Schachar (1995a) liegt die Ursache für die altersbedingte Akkommodationsabnahme in der kontinuierlichen Größenzunahme der Linse im Laufe des Lebens. Diese wurde im Zusammenhang mit der Entstehung der Presbyopie erstmals von Weale (1963) beschrieben und beträgt nach Rafferty (1985) 0,02 mm pro Jahr. Blum et al. (1994) fanden bei Untersuchungen an Autopsieaugen parallel zur altersbedingten Zunahme der Linsendicke eine Abnahme des Durchmessers des Sulcus iridociliaris. Durch diese Faktoren bedingt verkleinert sich der Abstand zwischen Ziliarmuskel und Linsenäquator kontinuierlich und im gleichen Maße verringert sich die Kraft, die der Ziliarmuskel auf den Linsenäquator ausüben kann. Die Zonulafasern enden nicht im Ziliarkörper, sondern werden hier nur umgelenkt und sind z. B. an dem hinteren Pol der Bruch-Membran verankert. Zusammenfassend ist die abnehmende Akkommodation mit zunehmendem Alter ein multifaktorielles Geschehen, dessen Ursachen leider nur zu einem kleinen Teil aufgeklärt sind (Assia, 1997). Wichtiger Einflußfaktor hierbei ist die Volumenzunahme und Sklerose der Linse sowie das Nachlassen der Elastizität der Linsenkapsel und des Aufhängeapparates, wohingegen beispielsweise Veränderungen im Ziliarmuskel eine untergeordnete Rolle spielen.

Die Theorie von Schachar (1996) implizierte als therapeutische Konsequenz eine chirurgische Behandlung der Presbyopie durch ein Dehnen der Sklera im Bereich des Ziliarmuskelansatzes und eine daraus resultierende Vergrößerung der Arbeitsstrecke des Ziliarmuskels. Tatsächlich konnte durch diese Maßnahme sowohl bei Primaten (Schachar, 1992) als auch bei menschlichen Patienten (Schachar, 1995) ein Zunahme der Akkommodationsamplitude um 5,8 bis 11,1 dpt erreicht werden. Diese Skleraerweiterung etwa 3 mm hinter dem Limbus mittels Implantat ist jedoch komplikationsbehaftet und aufwendig, und der Effekt hält nicht lange an. Ein weitere Behandlungsmöglichkeit ist die anteriore radiäre Sklerotomie, die sich jedoch ebenfalls noch im Frühstadium befindet.

1.3
Die Pseudoakkommodation des Auges mit IOL

Nicht nur die Presbyopieforschung hat es sich zum Ziel gemacht, dem älteren Menschen eine Akkommodationsfähigkeit zu erhalten bzw. sie durch einen chirurgischen Eingriff wiederherzustellen. Auch in der Kataraktchirurgie wurde frühzeitig versucht, dem Patienten gleichzeitig zur Kataraktextraktion und Kunstlinsenimplantation eine brauchbare Akkommodation wiederzugeben. Prinzipiell wird nach Implantation einer herkömmlichen monofokalen IOL nur ein eng umschriebener Entfernungsbereich scharf abgebildet. Geringfügige Verschiebungen der Kunstlinse nach vorne oder hinten bei Konstriktion des Musculus ciliaris treten zwar auf, bedingen jedoch keine verwertbare Pseudoakkommodation (Findl et al., 1999). Objekte außerhalb dieser Fokussierung können nur unter Zuhilfenahme einer zusätzlichen Korrektion scharf wahrgenommen werden. Um nun die Brennweite dieses Systems variabler zu halten und den Patienten damit weitgehend unabhängig vom Tragen einer Brille zu machen, wurden verschiedene Wege beschritten, die im folgenden erläutert werden.

1.3.1
„Monovision"

Unter diesem Begriff versteht man den Versuch, beide Augen mit einer unterschiedlichen Refraktion dergestalt zu versehen, daß bei einem Auge Emmetropie vorliegt – und somit eine gute Sehschärfe in die Ferne besteht –, während am Gegenauge eine Myopie von ca. -3 dpt angestrebt wird, um einen guten Lesevisus ohne Nahaddition zu ermöglichen. Obwohl durch ein derartiges Vorgehen in Einzelfällen durchaus ein guter Fern- und Nahvisus ohne Gläserkorrektion erzielt werden kann (Boerner und Trasher, 1984), ist doch stets eine erhebliche Beeinträchtigung des Binokularsehens die Folge: Ohne Korrektion kommt es zum Verlust der Stereopsis, mit Gläsern wird das räumliche Sehen durch die auftretende Aniseikonie ebenfalls beeinträchtigt. Diese einseitige Unterkorrektur empfiehlt sich daher nur für ausgewählte Patienten, bei denen präoperativ die Akzeptanz einer einseitigen Fehlrefraktion von z. B. -3 dpt durch das Tragen einer myopisierenden Kontaktlinse geprüft wird.

1.3.2
Einfacher myoper Astigmatismus

Eine geringe Myopie wird von vielen Kataraktoperateuren als postoperative Refraktion angestrebt, um den Schärfebereich etwas in die Nähe zu verlagern und dem Patienten damit in vielen Situationen seines täglichen Lebens ein gutes Sehen ohne zusätzliche Gläser zu ermöglichen, da erstens häufig die Aufmerksamkeit auf Dinge im Intermediärbereich gerichtet wird und zweitens dann eine geringfügige Defokussierung nicht nur in die Nähe, sondern auch in die Ferne möglich ist. Eine Brillenkorrektion ist dann jedoch beim Sehen in die Ferne sowie beim Lesen von Kleingedrucktem erforderlich.

Gelegentlich läßt sich aber auch nach Implantation einer monofokalen IOL eine unerwartet große Akkommodationsbreite feststellen: Diese liegt in der Regel dann vor, wenn der Patient neben einer leichten Myopie zusätzlich einen mäßigen Astigmatismus (einfacher myoper Astigmatismus) aufweist. Dieses Phänomen wurde erstmals von Huber (1981) beschrieben und beruht überwiegend auf der Nutzung des Prinzips des Sturm-Konoids (Bennett und Rabbetts, 1989; Datiles und Gancayco, 1990), bei dem die Punkte eines Bildes auf zwei Brennlinien abgebildet werden (Abb. 1). Durch die Vergrößerung in der senkrechten Achse wird eine Verbesserung der Nahsehschärfe bewirkt. Untersuchungen von Hillman und Bradbury (1990) ergaben diesbezüglich, daß eine bestmögliche Pseudoakkommodation bei einem Astigmatismus mit der Re-

1.3 Die Pseudoakkommodation des Auges mit IOL

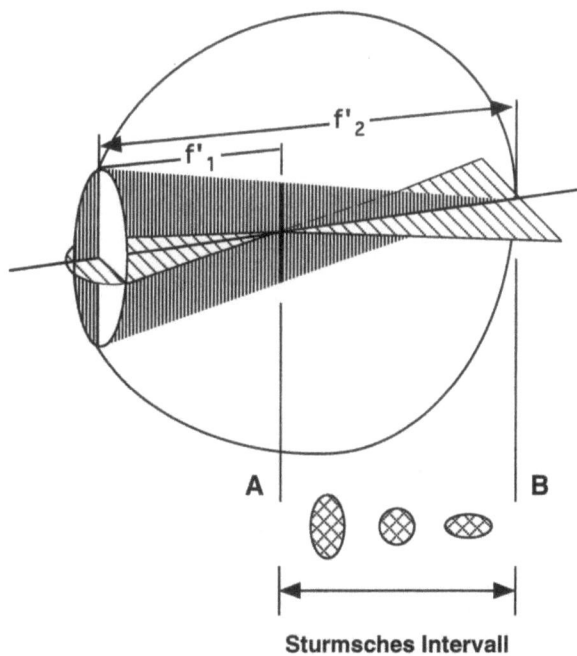

Abb. 1. Schematische Darstellung des Strahlengangs eines auf ein Auge (mit einfachem myopem Astigmatismus gegen die Regel) auftreffendes Strahlenbündel mit Ausbildung des Sturm-Konoids. Die Lichtstrahlen in Richtung der beiden Hauptschnitte sind unterschiedlich schraffiert. Wenn die Lichtstrahlen im waagerechten Hauptschnitt ihren Konvergenzpunkt A erreicht haben, konvergieren die Lichtstrahlen im senkrechten Hauptschnitt noch. Die Form des Netzhautbilds ist je nach der Lokalisation innerhalb des Sturm-Konoids eine Linie, Ellipse oder Kreis. f'_1 = Brennweite des steilen Meridians; f'_2 = Brennweite des flachen Meridians. A = Erste Brennpunktlinie des steilen Meridians; B = Zweite Brennpunktlinie des flachen Meridians; C = Kreis der geringsten Verwirrung (hier geht die senkrechte Ellipse in die waagerechte Ellipse über). Wird ein Objekt näher an das Auge herangewegt, so werden A und B in Richtung Retina verschoben. (Mod. nach Datiles und Gancayco, 1990)

gel von +0,25 bis +2,0 dpt erreicht wird (entsprechend Astigmatismus gegen die Regel bei Minus-Zylindern).

Für ein gutes Lesen in der Nähe bei einem pseudophaken Auge ist ein geringer einfacher myoper Astigmatismus gegen die Regel (gdR) also am günstigsten, wohingegen das Lesen in der Ferne durch einen einfachen myopen Astigmatismus mit der Regel (mdR) erleichtert wird, da dabei der hyperope Hauptschnitt genutzt wird.

Dieser Zusammenhang wird durch die folgenden Ausführungen deutlich: Beim Blick auf ein Kreuz bei einem myopen Astigmatismus mdR ohne Korrektur wird der vertikale Strich schärfer gesehen als der horizontale (Abb. 2, *links*). Beim Astigmatismus gdR ist es genau umgekehrt, hier wird also der horizontale Strich schärfer gesehen als der vertikale (Abb. 2, *rechts*). In der Nähe treffen die Lichtstrahlen divergent auf das Auge und das Intervall des Sturm-Konoids wird in Richtung Netzhaut verschoben. Also ist in der Nähe beim myopen Astigmatismus mdR die horizontale Linie scharf, und die vertikale Linie wird verzogen (Abb. 3, *links*). Beim myopen Astigmatismus gdR ist die vertikale Linie scharf und die horizontale Linie verbreitert (Abb. 3, *rechts*). Wenn eine Linie die gleiche Richtung aufweist wie der ametrope Meridian, kommt es

Abb. 2. Darstellung der wahrgenommenen Linien bei einem einfachen myopen Astigmatismus mit der Regel *(links:* beim Blick in die Ferne; *rechts:* beim Blick in die Nähe)

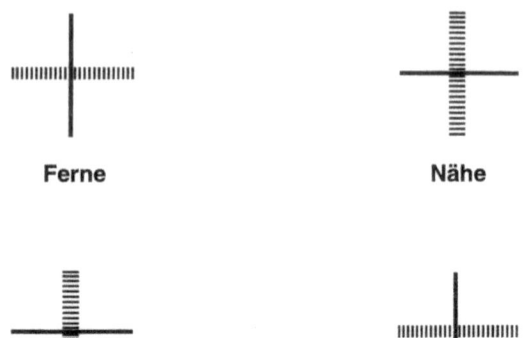

Abb. 3. Darstellung der wahrgenommenen Linien bei einem einfachen myopen Astigmatismus gegen die Regel *(links:* beim Blick in die Ferne; *rechts:* beim Blick in die Nähe)

zur Überlappung der verschiedenen Punkte, wodurch diese Linie schärfer erscheint. Beim Astigmatismus gdR sind also die horizontalen Linien in der Ferne und die vertikalen Linien schärfer. Beim Lesen von kleinen Buchstaben sind die vertikalen Anteile beispielsweise der Buchstaben d und h wichtige Hinweise für deren Erkennung (Abb. 4), ähnlich wie bei den Buchstaben p und y. Weiterhin ist in der Regel zwischen den Buchstaben selbst weniger Platz als zwischen den einzelnen Zeilen. Wenn jetzt der horizontale Teil eines Buchstabens schärfer wird, wie bei Astigmatismus mit der Regel in der Nähe, wird der Abstand zwischen den Buchstaben kleiner, die Buchstaben gehen ineinander über und sind schlechter lesbar. Beim Astigmatismus gdR für die Nähe erscheinen die Buchstaben weiter auseinander und besser lesbar, außerdem werden die Buchstaben mit aus dem Niveau herausragender Linie besser erkennbar (Friedman, 1940). Dieser Zusammenhang wurde in vielen klinischen Untersuchungen bestätigt (Sawusch und Guyton, 1991; Trindade et al., 1997). Während des menschlichen Alterungsprozesses ist eine Tendenz zur Abnahme eines Astigmatismus mdR bis hin zur Entstehung eines Astigmatismus gdR zu verzeichnen; so haben achtzigjährige Menschen überwiegend einen Astigmatismus gdR (Duke-Elder, 1970).

Dieses interessante Konzept bietet den Vorteil, daß es nicht – wie bei der multifokalen IOL – zur simultanen Überlagerung zweier Bilder mit dem daraus resultierenden Kontrastverlust kommt. Letztendlich ist der beschriebene myope Astigmatismus zwar theoretisch kalkulierbar, jedoch in praxi kaum exakt erreichbar, so daß ohne Korrektur entweder der beste Fernvisus oder Nahvisus nicht voll erreicht wird.

Abb. 4. Darstellung der nebeneinander stehenden Buchstaben *h* und *d* bei einem einfachen myopen Astigmatismus gegen die Regel *(links:* beim Blick in die Ferne; *rechts:* beim Blick in die Nähe): In der Nähe sind die beiden Buchstaben gut zu erkennen (Erklärung s. Text)

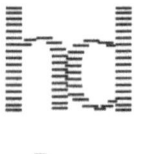

Ferne

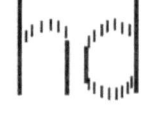

Nähe

1.3.3
„Lochblenden-IOL"

Auch bei kleinem Pupillendurchmesser kommt es zu einer Vergrößerung der Akkommodationsbreite. So wurden in der Kontaktologie zum Ausgleich der Presbyopie Lochblendenkontaktlinsen entwickelt (Baron, 1985; Coursaux, 1989). Vörösmarthy (1991) nutzte dieses Prinzip in der Kataraktchirurgie aus und entwickelte Intraokularlinsen, die eine zentrale 1,2 mm Durchmesser umfassende durchsichtige Zone aufwiesen, während die Peripherie der Optik durch Aufdampfen von Gold lichtundurchlässig gemacht worden war. Mit derartigen IOL ist natürlich eine postoperative Beurteilung der Fundusperipherie nicht mehr möglich. Da der Erfolg dieses Konzeptes ferner eine perfekte Zentrierung der IOL unabdingbar voraussetzt, konnte es sich klinisch ebenfalls nicht durchsetzen.

1.3.4
Akkommodierende IOL

Cumming und Kamman stellten eine faltbare Silikon-IOL mit Plattenhaptik vor, die über eine 4,5-mm-Optik und einen Gesamtdurchmesser von 11,5 mm verfügt. Eine Vertiefung zwischen Optik und Haptik soll eine anterioposteriore Bewegung der Optik durch Kontraktion bzw. Relaxation des Ziliarmuskels ermöglichen. Postoperativ wird der Ziliarmuskel mit Atropin für mindestens 3 Wochen ruhig gestellt, um eine Linsenausbeulung zu vermeiden.

Nach 26 Monaten erreichten fünf Augen nach IOL-Implantation eine Akkommodationsbreite von 1,75 bis 3,5 Dioptrien.

Diese Ergebnisse nach Implantation dieser Linse erfordern eine detaillierte und unabhängige wissenschaftliche Untersuchung. Zumindest erscheint es wahrscheinlich, daß die Mobilität der IOL in anterioposteriorer Richtung durch die eintretenden Kapselsackveränderungen nachteilig beeinflußt wird.

Payr stellte eine weitere akkommodationsfähige diskförmige Ringwulst-IOL aus hydrophilem PMMA-Kopolymer vor (Typ 43E, Morcher, Stuttgart), die eine bikonvexe 5,8-mm-Optik und einen Gesamtdurchmesser von 10,2 mm aufweist. Die Haptik weist einen peripheren Ringwulst und eine um 12° nach anterior gewinkelte Haptik auf, die neben zwei symmetrisch gegenüberliegenden Aussparungen 6 weitere Lochaussparungen zeigt. Dieses spezielle Design und die Verformbarkeit des Materials sollen einen akkommodativen Effekt erreichen. Verschiedene Untersucher (Legeais et al., 1999) kamen jedoch zu einer sehr unterschiedlichen Beurteilung dieser IOL, so daß diese IOL auch aufgrund sehr geringer Implantationszahlen und weniger wissenschaftlicher Publikationen bisher nicht abschließend beurteilt werden kann.

1.3.5
Linsenersatz durch Injektion flüssiger Substanzen in den Kapselsack

Die Implantation eines flüssigen, injizierbaren Linsenersatzes in den Kapselsack erscheint ebenfalls ein reizvoller Ansatz, der eine zumindest teilweise Wiederherstellung der Akkommodationsfähigkeit nach Kataraktextraktion vorstellbar macht. Voraussetzung ist die Annahme, daß die injizierte, flexible IOL im Kapselsack dem natürlichen Akkommodationsprozeß unterliegt. Die Entwicklung entsprechender injizierbarer

Materialien steht derzeit noch am Anfang (Hettlich und Hettlich, 1994), die Operationstechnik einer injizierbaren IOL befindet sich noch im experimentellen Stadium (Kessler, 1964; Parel et al., 1986; Haefliger et al., 1987; Videa, 1995). Versucht wird derzeit einerseits, nach Phakoemulsifikation einen flüssigen Kunststoff in den Kapselsack einzubringen, der anschließend durch UV-Bestrahlung erhärtet wird (Kessler, 1966; Hettlich et al., 1991; Lucke et al., 1992); ein zweiter experimenteller Ansatz besteht in der Injektion von polymerisierendem Silikon in den leeren Kapselsack (Videa, 1988; Nishi, 1987; Nishi, 1989). Ein Kapselsackverschlußmechanismus zur Vermeidung von Silikonausfluß nach der Injektion scheint das Komplikationsspektrum dieser Operationsmethode im Tierexperiment zu reduzieren und scheint eine gewisse Akkommodationsfähigkeit bei Primaten bewahren zu können (Nishi et al., 1998). Bisher läßt jedoch keine der verwendeten experimentellen Methoden eine sichere Kontrolle der postoperativen Linsenradien und der Linsendicke zu, so daß die Gefahr erheblicher Abweichungen von der angestrebten Refraktion besteht (Reiner, 1993; Reiner und Speicher, 1993). Auch das Problem der Nachstarprävention als Schlüssel zum Erfolg der Linsenfüllung mit injizierbarem Silikon ist noch nicht gelöst (Nishi et al., 1995).

1.3.6
Multifokale IOL

Hinsichtlich ihres optischen Prinzips nutzen die multifokalen IOL das Prinzip der Diffraktion und/oder Refraktion und lassen sich somit in drei Gruppen einteilen:
1. Diffraktive bifokale IOL;
2. refraktiv wirksame bi- oder multifokale IOL;
   a) mit zentralem Nahteil und ringförmigem äußerem Fernteil,
   b) mit zentralem Fernteil und ringförmigem Nahteil (inkl. asymmetrische IOL),
   c) mit multiplen ringförmigen Zonen (multizonal),
3. andere MIOL (z. B. Kombination von diffraktivem und refraktivem Prinzip).

Diffraktive bifokale IOL
Aufbau und Funktionsweise der diffraktiven Multifokallinsen basieren auf dem Prinzip der bereits 1986 entwickelten diffraktiven Kontaktlinsen (Freeman und Stone, 1987) und wurden u. a. von Simpson (1989), Wesemann (1990), Miller (1991), Rassow und Kusel (1991) und Wallace (1991) ausführlich dargestellt: Es werden zwei Brennpunkte durch das optische Prinzip der Beugung (= *Diffraktion*) erzeugt. Thomas Young (1773–1829) nutzte den Umstand, daß Licht (elektromagnetische Wellen) beim Durchgang durch eine enge Öffnung gebeugt wird und verwendete zwei dicht nebeneinanderliegende enge Spalten, einen sogenannten Doppelspalt, der mit einer Lichtquelle beleuchtet wurde (Abb. 5). Das Licht trifft auf die Spalte und wird gebeugt. Die beiden Spalten stellen also zwei reelle kohärente Lichtquellen dar, die Überlagerung von Lichtwellen erzeugen können, die sog. *Interferenz*. Die beiden von demselben Flächenelement einer Lichtquelle lediglich durch Teilung entstandenen Lichtbündel sind zueinander kohärent, d. h. sie können zur Interferenz gelangen und sich je nach der Phasenbeziehung der einzelnen Wellen auslöschen oder verstärken. Kommt es zur Überlagerung der einzelnen Wellen der Bündel derart, daß jeweils ein Berg der einen Welle mit dem Tal der anderen zusammenfällt (halbe Wellenlänge oder ein ungeradzahliges Vielfaches davon), so entsteht eine Schwächung der Lichtintensität und bei Amplitudengleichheit sogar eine völlige Auslöschung (*destruktive Interferenz*). Bei

1.3 Die Pseudoakkommodation des Auges mit IOL

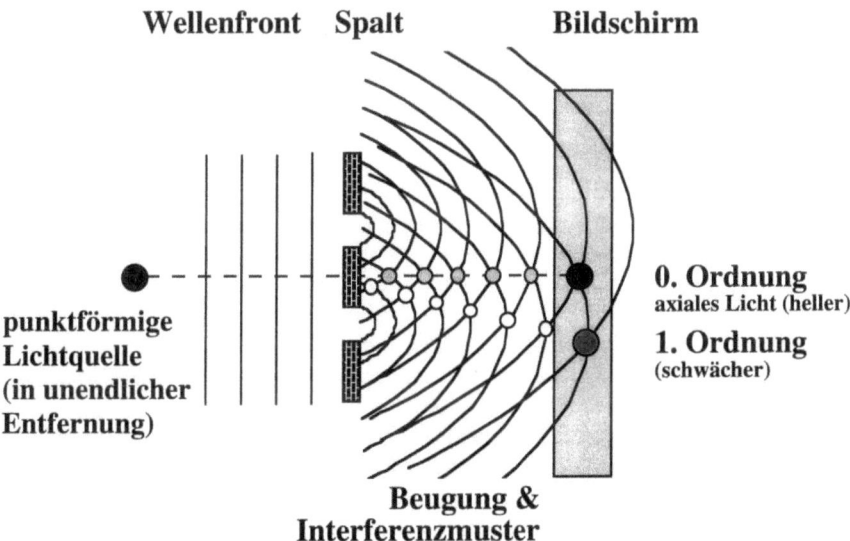

Abb. 5. Schematische Darstellung des Diffraktionsversuchs von Thomas Young (Erläuterung s. Text)

Phasengleichheit tritt **konstruktive Interferenz**, also Verstärkung, auf. Die Interferenzbilder können auf einem Schirm in wenigen Metern Entfernung aufgefangen werden. Es werden die Lichtwellenlängen entsprechend ihrer Größe abgelenkt: Man findet also violettes Licht in der Nähe der 0. Ordnung, das rote am weitesten entfernt.

Diffraktive MIOL bestehen aus einer sphärischen refraktiven Vorderfläche und einer Rückfläche mit diffraktiv wirksamer Oberfläche. Letztere weist ca. 30 konzentrische Ringe auf, die sich jeweils in einer Stufenhöhe von 2 μm unterscheiden. Die Ringe wirken als Phasengitter und führen zu einer diffraktiven Ablenkung der Strahlen, wodurch die beiden unterschiedlichen Brennpunkte für Ferne und Nähe erzeugt werden (s. unten). Funktionell kann man sich die diffraktive MIOL also als Kombination aus einer Sammellinse und einer Art Fresnel-Phasenplatte vorstellen. Fresnellinsen wirken etwa wie eine zusammengeschobene dicke Linse. Die wirksamen Zonenflächen führt man bei geringer Breite der Kreisrillen kegelförmig aus. Die Flächenneigungen werden auf gute Strahlenvereinigung berechnet, d. h. die Fresnellinse verhält sich wie eine asphärische Linse, weist jedoch Restfehler auf. Fresnellinsen finden beispielsweise als großflächige (auch quadratische) Linsen relativ kleiner Brennweite in Overhead-Projektoren Verwendung. Wegen der störenden Stufen an den Kreisringzonen macht man die Zonen möglichst schmal. Aus physikalischen Gründen entfallen bei der diffraktiven Intraokularlinse auf Fern- und Nahfokus jeweils maximal 41 % der einfallenden Lichtenergie; mindestens 18 % des Lichts gehen als Streulicht verloren. Vorteil des diffraktiven Prinzips ist, daß an jeder Stelle der Optik die gleiche Abbildung bei konstanter Lichtverteilung erfolgt, so daß die Multifokalfunktion nahezu unabhängig von Pupillendurchmesser und IOL-Dezentrierung ist.

1987 wurde von der Fa. 3M das erste diffraktive Modell auf den Markt gebracht: Das Modell 815LE wies eine konvex-konkave, sog. „meniskusförmige" Optik auf. Später wurde diese Linse zugunsten eines Modells mit bikonvexer Optik (Modell

825X) verlassen. Die diffraktiven 3M-Linsen stellen nach wie vor den weltweit am meisten eingesetzten MIOL-Typ dar, auch wenn die Fa. 3M 1992 die gesamte Linsenproduktion aufgegeben hat. Seit nicht allzu langer Zeit bietet die Fa. Pharmacia und Upjohn eine neue diffraktive MIOL (Modell 811E) als einstückige Polymethylmethacrylat *(PMMA)*-Linse mit heparinbeschichteter Oberfläche an (Liekfeld et al., 1994; Allen, 1996; Dick und Eisenmann, 1995).

Refraktive bi- oder multifokale IOL

Ein grundlegend unterschiedliches optisches Prinzip liegt den refraktiven MIOL zugrunde: Deren Design beinhaltet eine Kombination zweier oder mehrerer sphärischer Zonen unterschiedlicher Refraktion, die in der Regel auf der Vorderseite der Linse angelegt sind. So handelte es sich auch bei der ersten klinischen Implantation einer MIOL, die John Pearce (verstorben 1999, Photo im Anhang) im Juni 1986 durchführte, um eine refraktive 2-Zonen-Linse mit einem zentralen Nahteil (Durchmesser 2 mm), der eine Nahaddition von +4 dpt aufwies; die Peripherie der 7-mm-Optik war als Fernteil angelegt. Das optische Prinzip dieser Linse, die in nur gering modifizierter Form auch heute noch von der Fa. Iolab unter dem Namen „Nuvue" angeboten wird, bewirkt, daß bei Emmetropie parallel einfallende Strahlen, die den peripheren Teil der Optik passieren, in die Makula fokussiert werden, während Strahlen, die auf den zentralen Teil der Optik treffen, vor der Netzhaut gesammelt werden. Dagegen werden die divergierenden Strahlen, die von einem nahen Objekt ausgehen, im Zentrum der IOL so gebrochen, daß ihr Brennpunkt in der Makula liegt.

Der Konzeption dieser Linse lag die Vorstellung zugrunde, daß bei Blick in die Nähe eine Nahmiosis der Pupille eintritt, wodurch vorwiegend der Nahteil der MIOL wirksam wird. Beim Blick in die Ferne erweitert sich die Pupille wieder, und es bleibt eine ausreichend große Fläche für den Blick durch den Fernteil zur Verfügung (Keates et al., 1987).

Wie mehrere klinische Studien belegen, läßt sich mit der refraktiven 2-Zonen-MIOL in der Tat eine gute Pseudoakkommodation erzielen (Fritch, 1991; Keates et al., 1991; Kratz, 1991). Diese ist jedoch zum einen von einer optimalen Zentrierung der Linse abhängig: So ist bei einer Dezentrierung von 2 mm oder mehr ein Verlust der Bifokalität beschrieben. Zum anderen besteht eine Abhängigkeit vom Pupillendurchmesser: Ist dieser 2 mm oder kleiner, so kommt es zum Verlust des Sehvermögens in die Ferne (Christie et al., 1991; Koch et al., 1991).

Weitere refraktive MIOL wurden daher entwickelt, die sich im wesentlichen nur in der Anzahl und in der Anordnung der refraktiven Zonen unterschieden (Duffey et al., 1990; Hessemer et al., 1993). Ein klinisch bewährtes Modell, das von mehreren Herstellern (Firma Alcon, Morcher, Pharmacia und Upjohn und Storz) angeboten wird bzw. wurde, stellen refraktive 3-Zonen-MIOL dar, deren Optik einen zentralen Fernteil, einen mittleren ringförmigen Nahteil und in der Peripherie einen zweiten Fernteil aufweist (Claessens et al., 1991; Knorz, 1991; Maxwell, 1991; Tandogan et al., 1993; Oran et al., 1993). Nicht bewährt haben sich dagegen refraktive MIOL mit einer Vielzahl refraktiver Zonen (z. B. refraktive 7-Zonen-MIOL, Fa. Morcher). Vermutlich bedingt durch das vermehrte Auftreten von Streulicht am Übergang zwischen den einzelnen refraktiven Zonen, wiesen diese Linsentypen sowohl in theoretischen als auch in klinischen Untersuchungen eine im Vergleich mit anderen MIOL deutlich reduzierte Kontrastabbildung auf (Hunold, 1992; Eisenmann et al., 1992; Eisenmann et al., 1993; Hessemer und Jacobi, 1993).

Ein weiteres refraktives Multifokallinsen-Prinzip ist die Kombination eines sphärischen Teils für die Ferne und eines asphärischen Teils für die Nähe. Zwei derartige Designs wurden von Nordan (Christie et al., 1991; Nordan, 1991) als Silikon-MIOL entwickelt, erlangten klinisch jedoch keine Bedeutung, da zum einen bei rasterelektronenmikroskopischen Untersuchungen Qualitätsmängel der Linsenoberfläche nachgewiesen wurden (Eisenmann et al., 1991) und zum anderen erste klinische Untersuchungen eine zu schwache Dimensionierung des Nahteils ergaben (Claessens und Knorz, 1991).

Eine relativ neue Entwicklung innerhalb der Gruppe der refraktiven MIOL mit sphärisch-asphärischer Oberfläche ist eine von der Fa. Allergan Medical Optics entwickelte Linse mit 5 refraktiven Zonen auf der Vorderfläche. Jede dieser Zonen weist eine progressive Nahaddition auf. Die sog. *„Array"-MIOL* soll so eine Multifokalfunktion weitgehend unabhängig vom Pupillendurchmesser und einer möglichen MIOL-Dezentrierung gewährleisten; ferner soll durch die asphärisch-progressive Optik eine „echte" Multifokalfunktion mit verbesserter Abbildung im intermediären Bereich zwischen Fern- und Nahfokus erzielt werden. Schließlich ist die Array-Linse die erste Linse, die gezielt eine ungleiche Gewichtung von Fern- und Nahfokus anstrebt: Bei einem Pupillendurchmesser >2,1 mm entfallen ca. 50–60% der Lichtenergie auf den Fernfokus, 25–35% auf den Nahfokus, die übrige Lichtenergie auf intermediäre Brennpunkte (Näheres s. Kap. zur Linsenbeschreibung). Ob diese MIOL mit gezielter Gewichtung eines Brennpunkts gegenüber herkömmlichen MIOL mit gleicher Lichtaufteilung tatsächlich eine verbesserte Abbildungsqualität im betonten Fokus besitzen und welche MIOL den günstigsten Kompromiß zwischen Kontrastverlust einerseits und vergrößerter Tiefenschärfe andererseits darstellt, soll in diesem Buch dargestellt werden.

Hierfür wurden auf der optischen Bank theoretische Bestimmungen der Kontrastübertragungsfunktion *(Modulation Transfer Function, MTF)* und der Tiefenschärfe *(Through Focus Response, TRF)* aller MIOL durchgeführt.

Mittels einer von Jacobi und Reiner (1993) beschriebenen Methode, der „optischen Implantation physikalischer Augen mit IOL" wurde der Kontrastvisus der MIOL an jungen, gesunden Probanden bestimmt und mit dem monofokaler IOL verglichen.

Schließlich wurden in einem umfassenden klinischen Teil Fern- und Nahvisus, Kontrastvisus und Kontrastempfindlichkeit – teilweise auch unter Blendbedingungen – sowie die Pseudoakkommodation aller MIOL untersucht und ebenfalls in Relation zu den Resultaten monofokaler IOL gesetzt. Ein besonderer Schwerpunkt sollte dabei auch die bisher kaum beachtete Fragestellung der funktionellen Ergebnisse unter Berücksichtigung der binokularen Situation darstellen.

Auf einer ungleichen Lichtverteilung auf Fern- und Nahfokus beruht auch das von Jacobi entwickelte Konzept der asymmetrischen Multifokallinsen (Jacobi und Eisenmann, 1993), das auf eine Pseudoakkommodation mit verbesserter Kontrastempfindlichkeit nach binokularer Implantation von MIOL abzielt: Eine MIOL, die zur Implantation im führenden Auge bestimmt ist, betont den Fernbrennpunkt mit bis zu 70% des einfallenden Lichts, wohingegen die für das zweite Auge vorgesehene MIOL umgekehrt den Nahteil mit bis zu 70% der Lichtenergie bevorzugt. Die bilaterale Implantation beider asymmetrischer Linsen soll dann sowohl in die Ferne als auch in die Nähe eine im Vergleich zu konventionellen MIOL mit symmetrischer Lichtverteilung verbesserte Kontrastempfindlichkeit bewirken (Abb. 6).

Dieses Prinzip konnte bisher mit refraktiven 3-Zonen-Linsen verwirklicht und klinisch erprobt werden (Jacobi und Eisenmann, 1993; Eisenmann und Jacobi, 1993; Ei-

Abb. 6a–e. Lichtverteilung auf Fern- und Nahfokus bei asymmetrischen MIOL, **a** Schematische Darstellung der Lichtverteilung am führenden Auge; **b** Schematische Darstellung der Lichtverteilung am nicht führenden Auge; **c** Am führenden Auge wird die MIOL mit Betonung des Fernfokus (Verhältnis der Lichtverteilung Ferne : Nähe = 70 : 30) implantiert

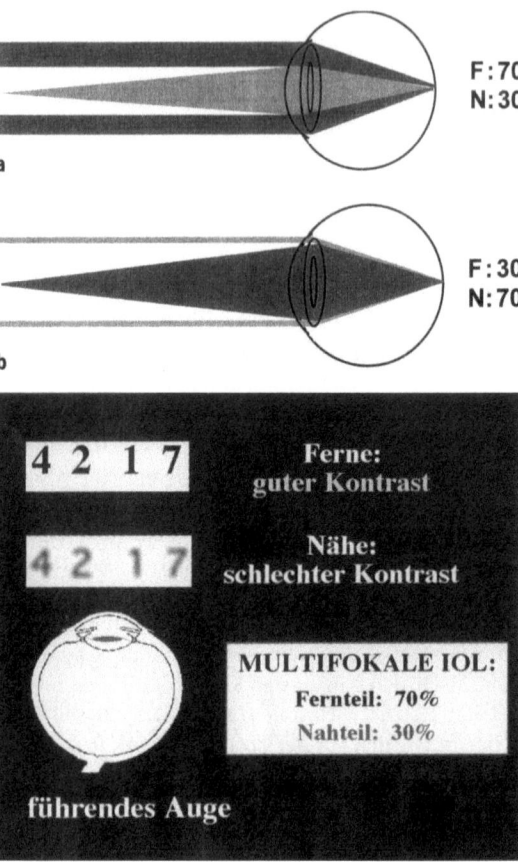

senmann et al., 1994). Auch die Entwicklung diffraktiver MIOL mit asymmetrischer Lichtverteilung wurde unlängst abgeschlossen; im Gegensatz zu den refraktiven asymmetrischen MIOL haben diese die Eigenschaft, daß die ungleiche Lichtverteilung auf Fern- und Nahbrennpunkt von einem variierenden Pupillendurchmesser unabhängig ist.

Andere MIOL

Eine weitere relativ neue diffraktive faltbare Silikon-IOL mit scheibenförmiger Haptik, die in zwei Ausführungen zusätzlich das asymmetrische Verteilungsprinzip mit fern- und nahdominanter Lichtverteilung (Ferne : Nähe = 70 : 30 bzw. 30 : 70) nutzt und ausschließlich zu Studienzwecken implantiert wurde, wurde 1998 von Jacobi et al. vorgestellt. Die bikonvexe asphärische Optik weist einen Durchmesser von 5,5 bis 6 mm auf und verfügt über eine diffraktive Zone von 4,5 mm Durchmesser. Aufgrund des geringen Kollektivs von 10 Patienten und des IOL-Designs als Disklinse sind vergleichende Untersuchungen mit anderen MIOL-Typen erforderlich, um die Effektivität des Konzeptes besser bewerten zu können (u. a. findet nach bilateraler Implantation binokulare Summation statt) offen.

Abb. 6a–e. Lichtverteilung auf Fern- und Nahfokus bei asymmetrischen MIOL, **d** am zweiten Auge wird umgekehrt der Nahfokus betont (Lichtverteilung Ferne : Nähe = 30 : 70); **e** Nach bilateraler Implantation der asymmetrischen MIOL soll somit ein gutes Sehen in der Ferne und Nähe ermöglicht werden

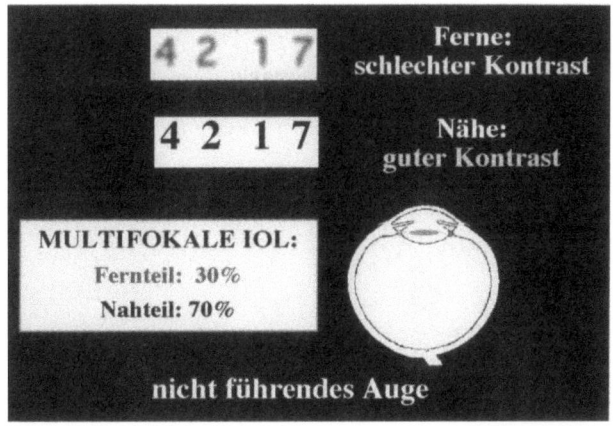

d

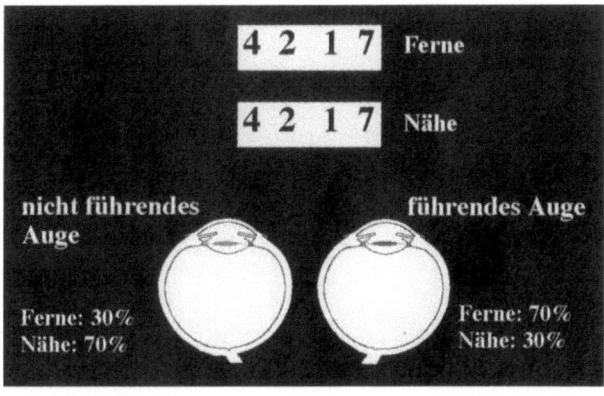

e

Eine Anmerkung zur Nomenklatur: Der primär aus Marketinggründen eingeführte Terminus „*Multifokallinse*" hat sich inzwischen in der Literatur etabliert und soll im folgenden als Synonym für Bifokal- und Multifokallinse beibehalten werden. Streng genommen trifft er nur auf diejenigen Linsenmodelle zu, deren Optik – in der Regel über eine asphärisch gewölbte Oberfläche – tatsächlich simultan mehrere Bilder auf die Netzhaut projiziert. Die anderen beschriebenen Linsentypen sind – ebenso wie die Mehrzahl der auf dem Markt befindlichen Modelle – Bifokallinsen, deren Optik genau zwei unterschiedliche Brennpunkte erzeugt. Eine Sonderstellung nimmt die diffraktive Linse ein, die zwar neben Fern- und Nahfokus (Fokus 0. und I. Ordnung) auch noch Licht auf Brennpunkte höherer Ordnung verteilt. Da diese Brennpunkte jedoch vom Auge nicht genutzt werden können, handelt es sich bei der diffraktiven MIOL streng genommen um eine „funktionelle Bifokallinse".

2 Eigene Untersuchungen

2.1 Methodik

2.1.1 Untersuchte Intraokularlinsen und Patienten

Im folgenden sind die implantierten Linsentypen und die zugehörigen Patientengruppen dargestellt:

Multifokale Intraokularlinsen:
- Allergan, Modell MPC-25NB: 15 Patienten (15 Augen), Durchschnittsalter: 64,0 Jahre;
- Allergan, Modell SSM-26NB: 135 Patienten (150 Augen), Durchschnittsalter: 71,6 Jahre;
- Allergan, Modell SA-40N: 58 Patienten (58 Augen), Durchschnittsalter: 65,3 Jahre; im Rahmen der multizentrischen Befragung: zusätzlich 138 Patienten (138 Augen);
- 3M, Modell 815LE: 33 Patienten (38 Augen), Durchschnittsalter: 65,4 Jahre;
- Morcher, Modell 83L: 10 Patienten, Durchschnittsalter: 63,4 Jahre;
- Morcher, Modell 83E: 10 Patienten, Durchschnittsalter: 61,8 Jahre;
- Morcher, Modell 83G: 10 Patienten, Durchschnittsalter: 62,4 Jahre;
- Morcher, Modell 83F: 8 Patienten, Durchschnittsalter: 62,4 Jahre;
- Morcher, Modell 83S: 8 Patienten, Durchschnittsalter: 62,8 Jahre.

Monofokale Intraokularlinsen:
- Pharmacia und Upjohn, Modell 720A: 25 Augen, Durchschnittsalter: 64,2 Jahre;
- Pharmacia und Upjohn, Modell 809P: 25 Augen, Durchschnittsalter 64,5 Jahre;
- Allergan Modell SI-30NB: 37 Augen (25 Patienten), Durchschnittsalter: 66,1 Jahre;
- Allergan Modell SI-40NB: 57 Augen (57 Patienten), Durchschnittsalter: 72,1 Jahre; im Rahmen der multizentrischen Befragung: 93 Augen (93 Patienten).

Alle Patienten wurden präoperativ über den Zweck der Studie(n), sowie über Vorteile und mögliche Nachteile des jeweiligen Linsentyps (bei Multifokallinsen insbesondere über Beeinträchtigung der Kontrastwahrnehmung, erhöhte Blendempfindlichkeit, Frage der Nachtfahrtauglichkeit) sowie über die mögliche Alternative einer monofokalen IOL eingehend aufgeklärt. Vor der klinischen Implantation gab jeder Patient eine schriftliche Bestätigung über die erfolgte Aufklärung sowie über den Wunsch zur Implantation einer Multifokallinse des beschriebenen Linsentyps.

Alle Patienten erfüllten – unabhängig vom Typ der implantierten IOL – die folgenden Kriterien:

- keine signifikanten pathologischen Augenveränderungen außer Katarakt,
- präoperativer Hornhautastigmatismus ≤2 dpt.

Ausschlußkriterien zur Implantation einer Multifokallinse waren:
- Patientenalter <18 Jahre,
- Patienten mit einzigem Auge,
- Berufskraftfahrer,
- Ablehnung einer MIOL nach erfolgtem Aufklärungsgespräch.

Die vorgegebenen notwendigen Auswahlkriterien verhinderten eine randomisierte Patientenauswahl, da eine statistische Aussagefähigkeit dann nicht mehr gegeben gewesen wäre. Zum Zeitpunkt der Durchführung der genannten Studien schien uns ein routinemäßiger Einsatz von MIOL – insbesondere bei Augen mit gröberen pathologischen Veränderungen – nicht indiziert.

Multifokale IOL
Die multizonal progressive Multifokallinse „Array".

Das optische Prinzip der „Array"-Multifokallinse wird mit dem Schlagwort multizonal-progressiv umschrieben: Die Vorderseite der Optik umfaßt auf einem zentralen Durchmesser von 4,7 mm insgesamt 5 refraktive Zonen mit asphärischer wellenförmiger (ondulierender) Oberfläche. Die innere Zone mit einem zentralen Durchmesser von 2,1 mm ist weitgehend als Fernteil angelegt, weist aber auch einige intermediäre Brennpunkte auf. Jede weitere Zone erzeugt, ausgehend von einem zentralen Fernteil, zur Peripherie hin eine progressive Nahaddition bis +3,5 dpt, was wiederum pro Zone eine Tiefenschärfe von 3,5 dpt bewirkt. Die Linse ist wie folgt aufgebaut: Die zweite Zone (2,1–3,4 mm) beherbergt den Nahteil, die dritte Zone (3,4–3,9 mm) verstärkt den Fernteil, die vierte Zone (3,9–4,6 mm) verstärkt wiederum den Nahteil und die fünfte Zone (4,6–4,7 mm) stellt den Übergang zum sphärischen Außenteil. Eine zusätzliche Vergrößerung der Tiefenschärfe wird erreicht, indem die peripheren Lichtstrahlen jeder ungeraden Zone über den Fokus hinaus gelenkt werden (Abb. 7). Die Peripherie der Linse ist wiederum als ausschließlicher Fernteil konzipiert.

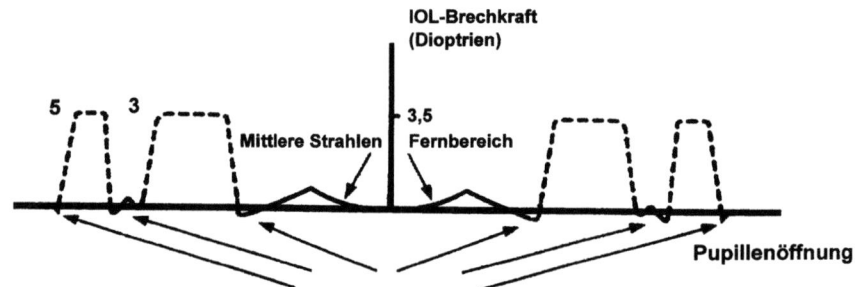

Abb. 7. Tiefenschärfe der Array-Multifokallinse durch Verteilung der Lichtintensität auf die verschiedenen Brennpunkte

2.1 Methodik

Tabelle 1. Lichtverteilung (in Prozent) der Array-Multifokallinse auf Fern- und Nahfokus sowie auf intermediäre Brennpunkte

Pupillengröße	Fernfokus	Nahfokus	intermed. Foki
2,0 mm	90	0	10
2,4 mm	60	22	18
2,8 mm	50	38	12
4,0 mm	50	35	15

Die einzelnen Zonen sind so berechnet, daß der Fernfokus der Linse bei einem Pupillendurchmesser größer 2,1 mm mit ca. 50-60% des einfallenden Lichts bevorzugt wird, der Nahteil fokussiert ca. 25-35% der Lichtenergie, der restliche Lichtanteil entfällt auf intermediäre Brennpunkte.

Wie aus Tabelle 1 hervorgeht, ist so eine Multifokalfunktion weitgehend unabhängig vom Pupillendurchmesser – und auch von einer möglichen Dezentrierung – gewährleistet.

Die Verteilung der Lichtintensität der Array-MIOL in Abhängigkeit vom Pupillendurchmesser wird in Abb. 8 graphisch dargestellt. Bei einem Durchmesser der Pupille bis ca. 1,8 mm wird nahezu ausschließlich der Fernteil der Linse genutzt, was sich zum Beispiel beim Autofahren unter Blendbedingungen, aber auch bei Vorliegen einer Altersmiosis günstig auf die Kontrastsensitivität auswirkt

Schließlich ist beim multizonal-progressiven Funktionsprinzip – bedingt durch den fließenden Übergang zwischen den einzelnen refraktiv wirksamen Zonen – mit einem im Vergleich zu anderen refraktiven Bifokallinsen reduzierten Auftreten von Streulicht zu rechnen.

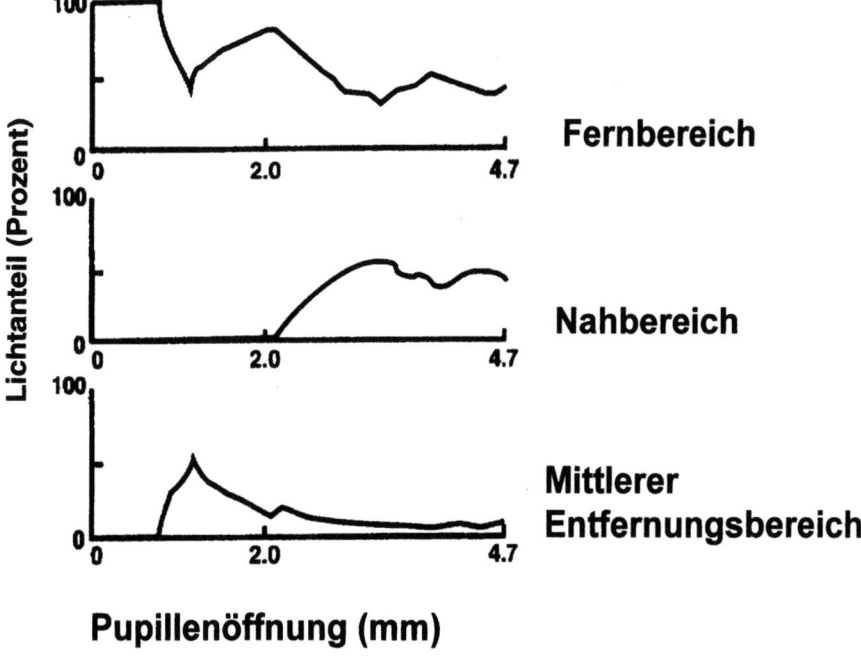

Abb. 8. Verteilung der Lichtintensität der Array-Multifokallinse in Abhängigkeit vom Pupillendurchmesser (grafische Darstellung)

Verglichen mit der diffraktiven MIOL sollte die Abbildung der Array-MIOL ebenfalls weniger durch Streulicht beeinträchtigt werden, da die Brennpunkte der Array-MIOL alles zur Verfügung stehende Licht auf die Retina projizieren, während bei der diffraktiven MIOL 18% der Lichtenergie auf Brennpunkte höherer Ordnung entfallen, die nicht auf der Netzhaut liegen (Rassow und Kusel, 1991).

Seit Anfang 1992 wird der erste Linsentyp der Array-MIOL in Deutschland vertrieben: eine einstückige PMMA-IOL mit einem Gesamtdurchmesser von 14 mm und einem Optikdurchmesser von 6,5 mm (Modell MPC-25NB).

Seit Mitte 1993 steht mit der Array-MIOL erstmals eine faltbare Silikonlinse (Modell SSM-26NB) mit einer 6-mm-Optik und einem Gesamtdurchmesser von 13 mm zur Katarakt-Kleinschnittchirurgie zur Verfügung. Die Haptikbügel der 3-stückigen IOL bestehen aus Prolenematerial.

Dieser Linsentyp wurde unlängst erneut modifiziert und wird als Modell SA-40N mit einem höherbrechenden Silikon (refraktiver Index: 1,46 gegenüber SSM-26NB: 1,41) sowie mit PMMA-Haptiken derzeit im Rahmen einer klinischen Multizenterstudie erprobt. Die Markteinführung dieses Linsentyps in Deutschland erfolgte Anfang 1996. In der USA erhielt die SA-40N 1998 die FDA-Zulassung.

Die diffraktive Multifokallinse 3M Modell 815LE. Die von der Firma 3M von 1987–1992 vertriebene diffraktive MIOL 815LE ist eine 3teilige PMMA-Linse; die Optik hat einen Durchmesser von 6,0 mm und weist eine konvexe Vorderfläche und eine konkave Rückfläche auf (sog. *„Meniskus"-Optik*). Das optische Prinzip der Diffraktion wird durch ca. 30 unterschiedlich breite Ringe realisiert, die auf der Rückfläche der Linse angelegt sind und sich jeweils um eine Stufenhöhe von 2 µm unterscheiden. Der Gesamtdurchmesser der Linse beträgt 14 mm. Das Nachfolgermodell 825X hatte statt der konvex-konkaven Optik der 815LE eine bikonvexe Optik bei sonst identischen IOL-Parametern.

Die diffraktive Multifokallinse Pharmacia und Upjohn Modell 811E. Bei der diffraktiven einstückigen Pharmacia-MIOL 811E handelt es sich um eine bikonvexe einstückige PMMA-Linse mit 6,0 mm Optikdurchmesser bei einem Gesamtdurchmesser von 13 mm. Die Nahzusatz des Nahteils beträgt 4 dpt. Die Linse ist seit 1995 auf dem Markt und weist eine heparinmodifizierte Oberfläche auf. In-vitro- und In-vivo-Untersuchungen konnten für diese Art der Oberflächenbeschichtung eine verbesserte Biokompatibilität und eine reduzierte postoperative Entzündungsreaktion nachweisen (Larsson et al., 1989; Ygge et al., 1990; Miyake und Maekubo, 1991; Percival, 1991; Borgioli et al., 1992; Larsson et al., 1992; Philipson et al., 1992; Zetterström et al., 1992).

Wie bei der 3M-Linse befinden sich die ca. 30 diffraktiv wirksamen stufenförmigen Ringe auf der Rückseite der Optik (Abb. 9). Auch wenn sich die Breite der Ringe sowie die Stufenhöhe geringfügig vom Design der 3M-Linse unterscheiden, kann aufgrund von Untersuchungen auf der optischen Bank doch von weitestgehend identischen Abbildungseigenschaften beider diffraktiver MIOL ausgegangen werden (Geraghty und Hambraeus, 1994).

Bei den diffraktiven Intraokularlinsen entfallen jeweils maximal 41% der einfallenden Lichtenergie auf den Fern- und Nahfokus. Mindestens 18% des Lichts gehen als Streulicht verloren (Tabelle 2).

Der Vorteil des diffraktiven Multifokallinsenprinzips ist, daß die Funktion nahezu unabhängig von Pupillendurchmesser und IOL-Dezentrierung ist, da an jeder Stelle

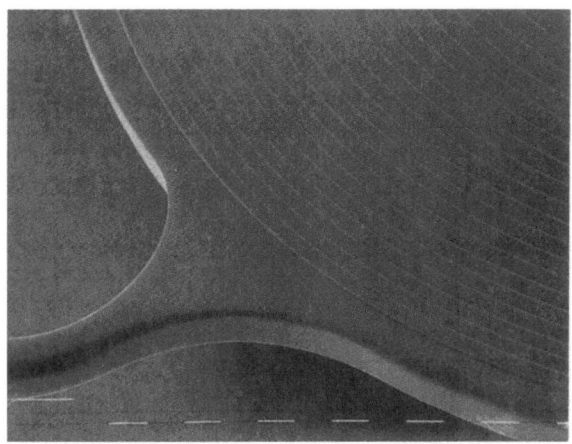

Abb. 9. Stufenförmige Ringe auf der Rückseite der Optik der diffraktiven einstückigen PMMA-IOL 811E (Pharmacia & Upjohn)

der Optik die gleiche Abbildung bei konstanter Lichtverteilung erfolgt. Als nachteilig muß angesehen werden, daß beim Blick in alle Abstände immer ein nicht geringer Teil des Lichts defokussiert auf die Netzhaut trifft (Abb. 10).

Refraktive 3-Zonen-MIOL mit ungleicher Gewichtung von Fern- und Nahfokus. Die von uns konzipierten und eingesetzten Linsentypen 83L, 83S, 83E, 83F, 83G sind schematisch frontal und seitlich in den Abb. 11 bis 15 dargestellt.

Es handelt sich bei allen MIOL vom Typ Morcher 83 um einstückige PMMA-Linsen mit einem Optikdurchmesser von 6,5 mm und einem Gesamtdurchmesser von 13,5 mm. Die refraktiven Zonen sind auf der Vorderseite der IOL angebracht, die dadurch eine plan-konvex-plane Konfiguration (bei jeweils konvexer Rückseite) aufweist. Durchmesser bzw. Breite der einzelnen refraktiv wirksamen Zonen sind in mm auf den schematischen Abbildungen angeführt. Die Nahaddition des Nahteils beträgt einheitlich +4,5 dpt.

Durch ein Variieren der Breite des mittleren Nahteils wird eine unterschiedliche Lichtverteilung auf Fern- und Nahfokus erzielt und zwar für die einzelnen IOL bei einer 3 mm großen Pupille in folgendem Verhältnis:

- Typ 83L – Fern : Nah = 70 : 30
- Typ 83E – Fern : Nah = 60 : 40
- Typ 83G – Fern : Nah = 50 : 50
- Typ 83F – Fern : Nah = 40 : 60
- Typ 83S – Fern : Nah = 30 : 70

Tabelle 2. Lichtverteilung (in Prozent) der diffraktiven Multifokallinse auf Fern- und Nahfokus sowie auf Brennpunkte höherer Ordnung

Fernfokus (sphärische Vorderfläche: Fokus 0. Ordnung)	Nahfokus (diffraktive Hinterfläche: Fokus 1. Ordnung)	Foki höherer Ordnung (> 1. Ordnung)
41	41	18 (nicht nutzbar)

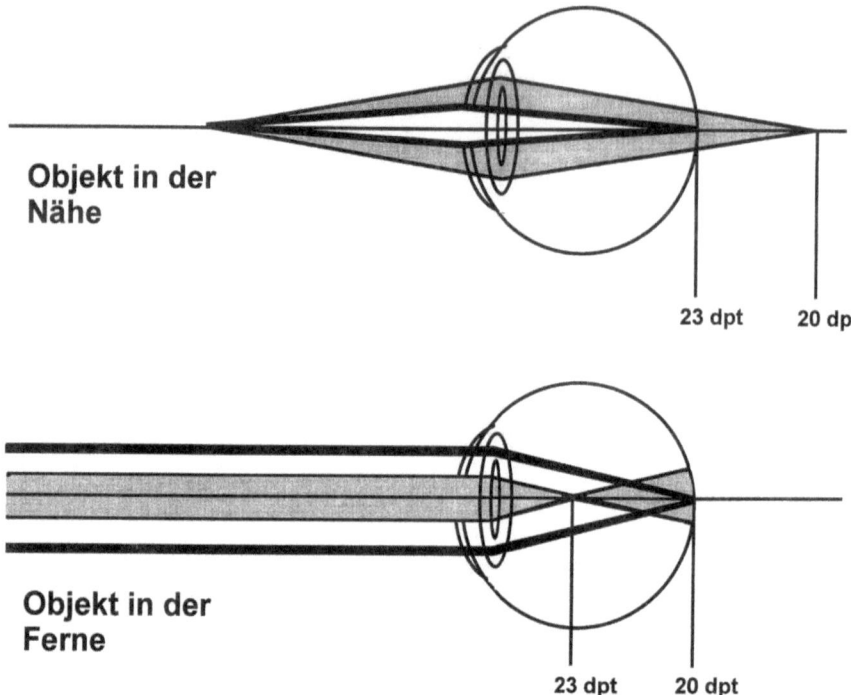

Abb. 10. Schematische Darstellung des Strahlengangs bei einem Auge mit diffraktiver Multifokallinse: *Oben:* Beim Blick in die Nähe bildet der Nahteil (23 dpt) der IOL das Objekt auf der Retina ab, und der Fernteil (20 dpt) der IOL streut defokussiertes Licht auf die Netzhaut. *Unten:* Beim Blick in Ferne wird das Objekt durch den Fernteil auf der Netzhaut abgebildet, und der Nahteil der IOL wirft defokussiertes Licht auf die Retina

Die Lichtverteilung refraktiver Mehrzonen-MIOL ist generell abhängig vom Pupillendurchmesser. Tabelle 3 gibt den prozentualen Anteil der auf den Fernteil entfallenden Lichtenergie der 3-Zonen-MIOL sowie einer herkömmlichen 3-Zonen-MIOL (Storz True Vista) und einer 2-Zonen-MIOL (Iolab Nuvue) wieder. Die 3-Zonen-Modell von Storz ist eine einteilige PMMA-IOL mit bikonvexer Optik. Der Optikdurchmesser beträgt 5,5 mm und der Gesamtdurchmesser 12,25 mm. Der zentrale Fernteil hat einen

Tabelle 3. Prozentualer Lichtanteil des Fernteils refraktiver MIOL bei verschiedenen Pupillendurchmessern (Ø)

MIOL-Typ	Ø = 2,0 mm	Ø = 3,0 mm	Ø = 4,0 mm	Ø = 5,0 mm
83 L	100%	70%	75%	84%
83 E	100%	60%	67%	79%
83 G	100%	50%	64%	77%
83 F	90%	40%	58%	73%
83 S	67%	30%	53%	70%
Storz True Vista	56%	50%	72%	82%
Iolab Nuvue	0%	56%	75%	84%

2.1 Methodik

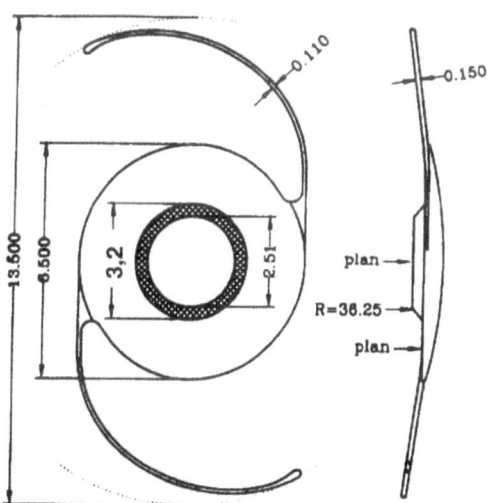

Abb. 11. MIOL Typ 83L (Lichtverteilung Fern : Nah = 70 : 30)

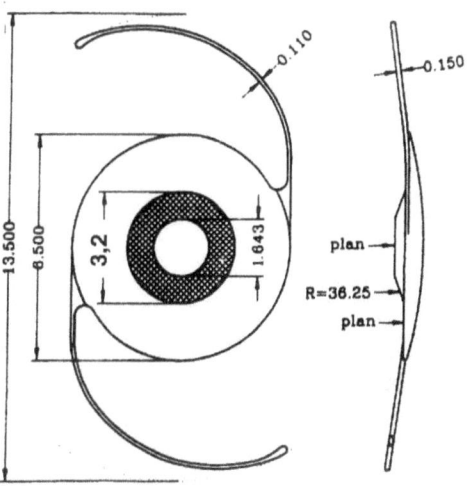

Abb. 12. MIOL Typ 83S (Lichtverteilung Fern : Nah = 30 : 70)

Durchmesser von 1,5 mm, der von einem ringförmigen 1,1 mm breiten Nahteil mit 4 dpt Nahzusatz umgeben ist. Der periphere Teil ist als Fernteil angelegt. Die Iolab Nuvue 2-Zonen-MIOL weist einen zentralen Nahteil von 2 mm mit 4 dpt Nahzusatz bei einem Optikdurchmesser von 5,4 mm auf.

Es wird ersichtlich, daß die einzelnen refraktiven Zonen der asymmetrischen MIOL im Gegensatz zu den ebenfalls kommerziell erhältlichen MIOL so angelegt sind, daß bei Miosis (Durchmesser ≤2 mm) stets der Fernteil betont wird. Damit ist gewährleistet, daß es bei enger Pupille, z. B. bei Vorliegen einer Altersmiosis, nicht zu einem weitgehenden Verlust des Sehvermögens in die Ferne kommt (wie z. B. bei der Iolab-MIOL). Auch bei einem Pupillendurchmesser >3 mm nimmt der prozentuale Anteil des Fernteils wiederum zu. So wird z. B. bei relativer Mydriasis in Dunkelheit in der Ferne ein gutes Kontrastsehen ermöglicht (Nachtfahrtauglichkeit!).

Abb. 13. MIOL Typ 83E (Lichtverteilung Fern : Nah = 60 : 40)

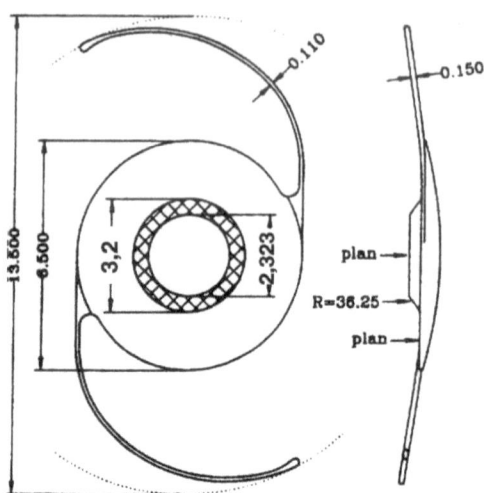

Abb. 14. MIOL Typ 83F (Lichtverteilung Fern : Nah = 40 : 60)

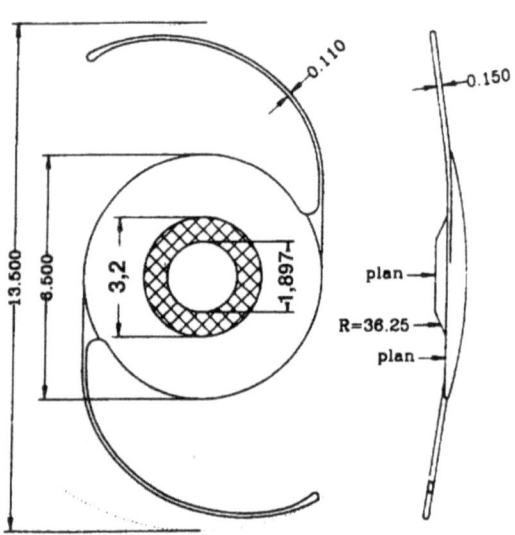

Monofokale IOL
Folgende monofokale Kunstlinsen wurde von uns im Rahmen der verschiedenen Teilstudien klinisch eingesetzt:
- Pharmacia und Upjohn, Modell 720A, eine einstückige PMMA-IOL mit einem Gesamtdurchmesser von 13,5 mm und einem Optikdurchmesser von 6,5 mm;
- Pharmacia und Upjohn, Modell 809P, eine einstückige PMMA-IOL mit einem Gesamtdurchmesser von 12 mm und einem Optikdurchmesser von 5 mm;
- Allergan Modell SI-30NB, eine faltbare, dreistückige IOL mit Silikon-Optik und Prolene-Haptiken, sowie Allergan Modell SI-40NB, eine faltbare, dreistückige IOL mit Silikon-Optik und PMMA-Haptiken mit einem Gesamtdurchmesser von je-

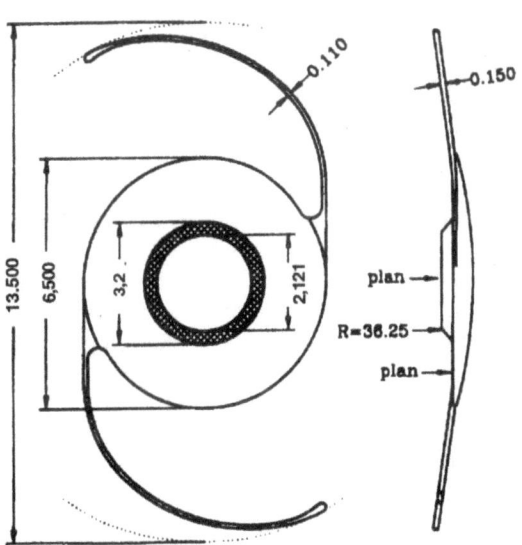

Abb. 15. MIOL Typ 83G (Lichtverteilung Fern : Nah = 50 : 50)

weils 13 mm und einem Optikdurchmesser von 6 mm. Alle implantierten Silikon-Intraokularlinsen bestanden aus Dimethyldiphenylsiloxan. Die Einbindung der Phenylgruppe in das Molekulgerüst des Dimethylsiloxans verleiht dem Silikon der Firma Allergan den derzeit höchsten refraktiven Index der Silikone von 1,46 (Charakteristika aller Silikon-Intraokularlinsen in Tabelle 4).

2.1.2
Rasterelektronenmikroskopische Qualitätskontrolle der MIOL

Vor geplanter klinischer Implantation wurden alle MIOL unter dem Rasterelektronenmikroskop in bezug auf ihre Oberflächenbeschaffenheit untersucht. Nach steriler Entnahme aus der Originalverpackung wurden die IOL auf einem metallischen Probetischchen mit Leitsilber befestigt und anschließend einer Kaltkathodenzerstäubung mit Gold („Sputterung" 6 min bei 5 mA) zugeführt. Die rasterelektronenmikroskopischen Untersuchungen wurden mit dem Transmissionselektronenmikroskop Phillips PSEM-500 durchgeführt.

Die Untersuchung unterschiedlicher Linsenareale (Zentrum, Übergang zwischen verschiedenen refraktiven Zonen, Randbereich, Haptikansatz und -ende) erfolgte mit wechselnden Vergrößerungen (5- bis 100fach).

Tabelle 4. Charakteristika mono- und multifokaler Array Silikon-Intraokularlinsen

	SI-30NB	SI-40NB	SSM-26NB	SA-40N
Optik-Design	monofokal	monofokal	multizonal progressiv	multizonal progressiv
Optikdurchmesser	6,0 mm	6,0 mm	6,0 mm	6,0 mm
Gesamtdurchmesser	13,0 mm	13,0 mm	13,0 mm	13,0 mm
Haptikmaterial	Prolene	PMMA	Prolene	PMMA
Refraktiver Index	1,46	1,46	1,41	1,46
Dicke 20 dpt-IOL	0,9 mm	0,9 mm	1,51 mm	0,9 mm

2.1.3
Messungen auf der optischen Bank

Zur theoretischen Beurteilung der Kontrastwiedergabe wurde zunächst auf der optischen Bank die Modulations-Übertragungsfunktion (Modulation Transfer Funktion, MTF) der genannten MIOL untersucht. Diese stellt eine Funktion der Modulation (hier gleichzusetzen mit Kontrast) in Abhängigkeit von unterschiedlichen Gitterliniendichten (sog. *Ortsfrequenzen*) dar. Der Aufbau der Meßvorrichtung ist in den Abb. 16 und 17 schematisch dargestellt.

Der aus einem Helium-Neon-Laser (λ = 543,5 nm) austretende Lichtstrahl wurde mit einem Mikroobjektiv, einem Pinhole und einem Achromaten so aufgeweitet, daß eine homogene Beleuchtung der Eingangsapertur der IOL gewährleistet war.

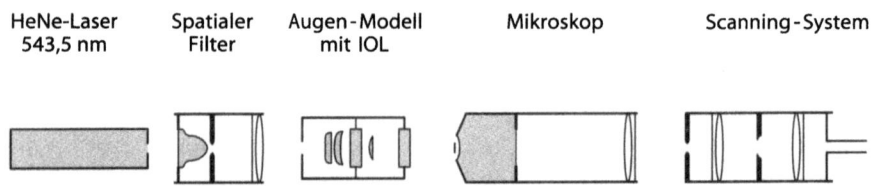

Abb. 16. Aufbau der Point Spread Function (PSF)-Meßstation. 1. Optischer Teil

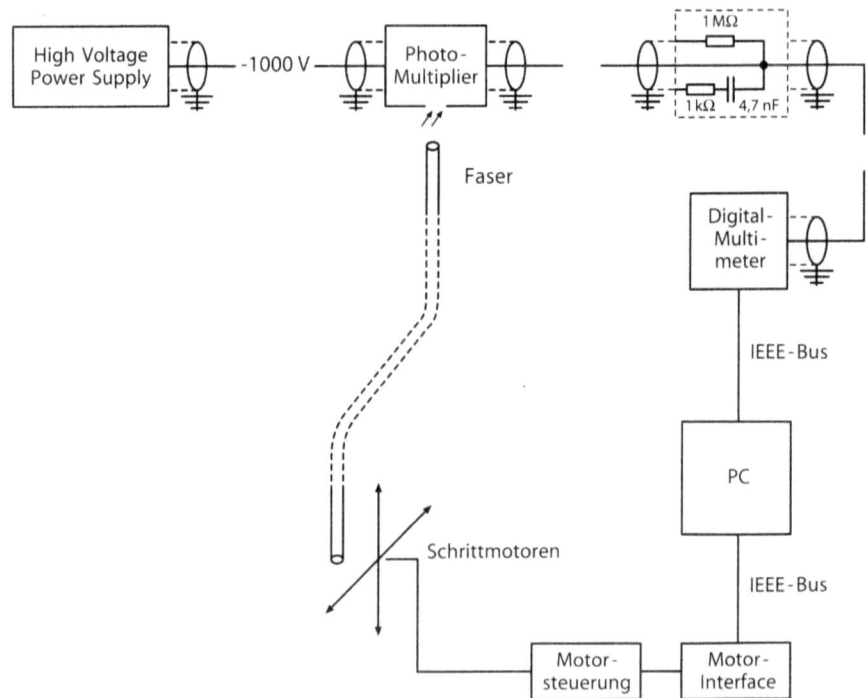

Abb. 17. Aufbau der PSF-Meßstation. 2. Elektronischer Teil

2.1 Methodik

Die IOL selbst befand sich im Wasserbad eines Modellauges, welches zusätzlich einen Achromaten und einen aplanatischen Meniskus enthielt, um die Hornhaut des menschlichen Auges zu simulieren. Der Brennpunkt dieses Systems wurde dann mit Hilfe eines Mikroskops 25fach vergrößert auf den 3 mm-Spalt des Scanning-Systems abgebildet. Das durch den Spalt tretende Licht wurde schließlich mit Hilfe eines Mikroobjektivs in eine Plastikfaser (Durchmesser 1,0 mm) eingekoppelt und dann mit einem Photomultiplier (Sekundär-Elektronen-Vervielfacher) verstärkt.

Für eine Messung wurde der Spalt über eine Entfernung von 6,0 mm in Schritten von jeweils 2,0 µm mit Schrittmotoren (Schrittweite 0,1 µm) verfahren. Dies bedeutet, daß der reale Brennpunkt mit einem virtuellen Spalt der Breite 0,2 µm und virtuellen Schritten von 0,08 µm abgetastet wird.

Aus der gemessenen Projektion des Punktbildes *(Point Spread Function, PSF)* läßt sich die MTF aufgrund folgender theoretischer Überlegungen berechnen (Goodman, 1968; Born und Wolf, 1986):

Die MTF eines optischen Systems ist der Betrag der Fourier-Transformierten der PSF des Systems. Die PSF ist dabei die Intensitätsverteilung in der Brennebene des Systems, wenn dieses mit einer ebenen Welle beleuchtet wird, d.h. die PSF ist das Betragsquadrat der Fourier-Transformierten der Pupillenfunktion des Systems

$$\text{MTF}(\mu,\nu) = |F\{\text{PSF}(x,y)\}| = \left|\int\int_{-\infty}^{+\infty} \text{PSF}(x,y) \cdot e^{-2\pi i(\mu x + \nu y)} \, dx\,dy\right| \tag{1}$$

Falls man nun nur an einem Schnitt durch die 2-dimensionale MTF interessiert ist, genügt es, lediglich die Projektion der PSF in Richtung senkrecht zum gewünschten Schnitt zu messen, d.h. daß der Spalt in Richtung des gewünschten Schnittes bewegt und senkrecht zu diesem orientiert sein muß. Aus der Projektion der PSF kann dann mit Hilfe einer 1-dimensionalen Fourier-Transformation der Schnitt durch die MTF berechnet werden.

Mit $\delta(\nu)$:= Dirac-Delta-Funktion und $\text{PSF}_{\text{Proj}(y)}(x)$:= Projektion der PSF in y-Richtung folgt:

$$\text{MTF}(\mu, \nu = 0) = \int_{-\infty}^{+\infty} \text{MTF}(\mu,\nu)\,\delta(\nu)\,d\nu \tag{2}$$

$$= \left|\int_{-\infty}^{+\infty}\int\int_{-\infty}^{+\infty} \text{PSF}(x,y) \cdot e^{-2\pi i(\mu x + \nu y)}\,dx\,dy\,\delta(\nu)\,d\nu\right| \tag{3}$$

$$= \left|\int\int_{-\infty}^{+\infty} \text{PSF}(x,y) \int_{-\infty}^{+\infty} e^{-2\pi i(\mu x + \nu y)}\,\delta(\nu)\,d\nu\,dx\,dy\right| \tag{4}$$

$$= \left|\int\int_{-\infty}^{+\infty} \text{PSF}(x,y) \cdot e^{-2\pi i \mu x}\,dx\,dy\right| \tag{5}$$

$$= \left|\int_{-\infty}^{+\infty}\int_{-\infty}^{+\infty} \text{PSF}(x,y)\,dy\,e^{-2\pi i \mu x}\,dx\right| \tag{6}$$

$$= \left|\int_{-\infty}^{+\infty} \text{PSF}_{\text{Proj}(y)}(x)\,e^{-2\pi i \mu x}\,dx\right| \tag{7}$$

$$= |F\{\text{PSF}_{\text{Proj}(y)}(x)\}| \tag{8}$$

Abbildung 18 zeigt die aus der gemessenen Projektion der PSF des Augen-Modells ohne IOL berechnete MTF. Der Verlauf der MTF-Kurve entspricht praktisch der MTF einer beugungsbegrenzten Linse. Somit hat die Meß-Apparatur keinen Einfluß auf die Abbildungseigenschaften der untersuchten IOL.

Für die graphische Darstellung der MTF wurde in der Ordinate die Modulation – gleichzusetzen mit dem Kontrast ($L_{max}-L_{min}/L_{max}+L_{min}$) – aufgeführt. Die Abszisse stellt die Ortsfrequenzen dar, wobei zur Vereinfachung nicht die Absolutwerte, sondern die sog. *normierte Frequenz* (norm. freq.) angegeben wurde, bei welcher der Schnittpunkt der beugungsbegrenzten IOL (nur durch Diffraktion limitierte IOL ohne geometrische Aberrationen mit gleicher Brechkraft und gleicher Apertur) mit der Ordinate (0%-cut-off) als 100% angenommen wird.

Zur Erfassung der MTF wurde für alle untersuchten IOL die sog. *Strehl-Ratio* (SR) berechnet. Sie stellt die Fläche unter der MTF-Kurve dar, angegeben in Prozent zur Fläche unter der MTF-Kurve der beugungsbegrenzten IOL.

Ferner wurde die sog. *Resolution Efficiency* (RE) bestimmt. Sie gibt das Verhältnis der Ortsfrequenzen der gemessenen Linse und der beugungsbegrenzten Linse an, bei welcher der Wert der MTF jeweils 0,05 beträgt.

Schließlich wurde eine theoretische Defokussierkurve, die sog. *Through Focus Responce* (TFR) bestimmt; dabei wurde das Augenmodell in Schritten von 0,5 dpt zwischen den beiden Hauptbrennpunkten der MIOL verschoben. Im Scanning-System des Meßaufbaus wurde dabei statt des Spalts eine Lochblende mit 5 µm Durchmesser eingesetzt und die jeweils durch diese Lochblende tretende Intensität im Zentrum des Punktbilds gemessen. Das Zentrum wurde dabei für jeden Meßpunkt durch ein horizontales und vertikales Verschieben der Lochblende aufgesucht.

Beurteilung der Methode

MIOL wurden in zahlreichen theoretischen Studien auf der optischen Bank untersucht (Holladay et al., 1990; Haigis et al., 1991; Rassow und Kusel, 1991; Knorz et al., 1992; Eisenmann und Jacobi, 1993; Eisenmann et al; 1993a; Knorz, 1993; Kusel, 1993; Kusel et al., 1993), um zum einen die vergrößerte Tiefenschärfe dieser Linsen zu doku-

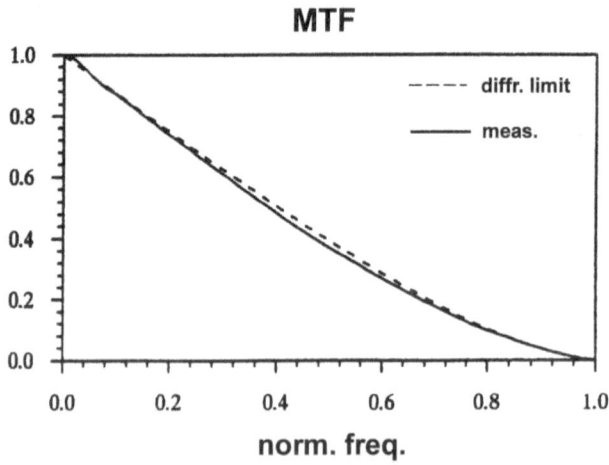

Abb. 18. MTF des Augen-Modells (ohne IOL)

2.1 Methodik

mentieren und zum anderen Informationen über die zu erwartende Kontrastabbildung durch diese Linsen zu erhalten. Der in den angeführten Studien jeweils verwendete Versuchsaufbau war im wesentlichen vergleichbar mit der von uns oben beschriebenen Anordnung.

Alle genannten Untersucher stimmen darin überein, daß die von den unterschiedlichen MIOL bewirkte Verteilung des eingehenden Lichts auf zwei oder mehrere Brennpunkte zwar eine im Vergleich zur monofokalen IOL um mindestens den Faktor zwei vergrößerte Tiefenschärfe ermöglicht, daß aber andererseits der Bildkontrast der MIOL um ca. 50% reduziert ist.

Diese theoretischen Ergebnisse stehen in Widerspruch zu zahlreichen klinischen Studien: Diese zeigen zwar in der Regel eine tendenziell überlegene Kontrastempfindlichkeit und einen tendenziell besseren Kontrastvisus der monofokalen IOL auf, die Differenz zwischen beiden Linsentypen ist jedoch deutlich geringer als aufgrund der theoretischen Messungen zu erwarten wäre (Nowak und Jacobi, 1990; Olsen und Corydon, 1990; Gimbel et al., 1991; Nowak et al., 1991; Wollensak et al., 1991; Akutsu et al., 1992; Steinert et al., 1992; Knorz et al., 1993a; Wiemer et al., 1994).

Als Erklärung für diese Diskrepanz zwischen theoretischen Daten (MTF) und klinischen Ergebnissen (Kontrastempfindlichkeit, Kontrastvisus) läßt sich anführen, daß letztendlich wohl nicht die MTF der MIOL, sondern die MTF des menschlichen Auges den für das Kontrastsehen limitierenden Faktor darstellt. Anders ausgedrückt: Die MTF der monofokalen Linse ist besser als die von Campbell und Gubisch (1966) angegebene MTF des normalen menschlichen Auges, während die MTF der MIOL im Vergleich zur MTF des Auges nur geringfügig reduziert ist (Knorz, 1994).

Lang und Portney (1993a) entwickelten ein – später von Knorz (1994) gering modifiziertes – theoretisches Modell mit dem sich das Kontrastsehvermögen des pseudophaken Auges anhand experimenteller Daten vorhersagen läßt. Die theoretische Kontrastempfindlichkeit des Auges mit IOL (*Expected Visual Outcome, EVO*) bei einer definierten Ortsfrequenz wird dabei aus der MTF der IOL und der alterskorrigierten retinalen Kontrastempfindlichkeit nach folgender Formel errechnet:

$$EVO_{MTF}(k) = MTF(k) \times CS_{Retina}(k)$$

wobei: EVO_{MTF} = theoretische Kontrastabbildung des Auges
MTF = gemessene MTF der (M)IOL
CS_{Retina} = alterskorrigierte retinale Kontrastempfindlichkeit
(k) = definierte Ortsfrequenz

Die Validität dieses Modells wurde von Lang et al. (1993) in bezug auf die Array-MIOL und von Knorz (1994) in bezug auf die Storz „True Vista" 3-Zonen-MIOL, die diffraktive 3M-MIOL sowie eine monofokale IOL nachgewiesen. Dabei entsprachen bei den MIOL der berechnete Kontrastvisus (Lang et al., 1993) bzw. die berechnete Kontrastempfindlichkeit (Knorz, 1994) weitgehend den klinisch tatsächlich gemessenen Werten. Die berechnete Kontrastempfindlichkeit der monofokalen IOL lag dagegen erheblich über den klinischen Meßwerten. Auch dieses Resultat scheint die Vermutung zu bestätigen, daß somit die MTF des menschlichen Auges als limitierender Faktor des Gesamtsystems anzusehen ist. Nach entsprechender Angleichung der MTF der monofokalen IOL mit der MTF des Auges fand sich auch für diesen Linsentyp eine Übereinstimmung mit den klinischen Daten.

Das Modell ermöglicht also die Berechnung der klinischen Kontrastempfindlichkeit des Auges mit (M)IOL anhand der auf der optischen Bank bestimmten MTF der Linse und belegt so die klinische Relevanz dieser Messungen. Ferner ermöglicht es die Bewertung neuer MIOL-Designs vor deren klinischer Erprobung.

Einschränkend muß allerdings berücksichtigt werden, daß die theoretischen Messungen auf der optischen Bank mit monochromatischem Licht durchgeführt werden, während die Kontrastempfindlichkeit klinisch für polychromatischem Licht bestimmt wird. Aufgrund der chromatischen Aberration des menschlichen Auges ist zu erwarten, daß die theoretisch berechnete Kontrastempfindlichkeit etwas bessere Werte angibt, als sie klinisch tatsächlich erzielt werden können.

Auch die theoretisch gemessene Tiefenschärfe, die TFR, läßt sich mit der klinisch anhand von Defokussierkurven ermittelten Tiefenschärfe nur bedingt vergleichen: Bei den Bestimmungen auf der optischen Bank wurde die (M)IOL im Modellauge mittels eines elektrischen Schlittens zwischen den beiden Hauptbrennpunkten verschoben und dabei in 0,5-dpt-Schritten die Modulation gemessen. Zur Erstellung der klinischen Defokussierkurven dagegen wurden den Patienten bei konstanter Entfernung Testgläser in 0,5-dpt-Abständen vorgehal-ten und anschließend der Kontrastvisus bei hohem Kontrast (Regan 96%-Kontrasttafel) bestimmt und in einen entsprechenden Visuswert umgerechnet.

Trotz dieser prinzipiellen methodischen Unterschiede zeigt sich beim Vergleich zwischen theoretischer und klinischer Tiefenschärfe eine erstaunliche Übereinstimmung (Lang et al., 1993; Knorz et al., 1993) beider Defokussierkurven in dem Sinne, daß nicht nur der Zuwachs an Tiefenschärfe – im Vergleich zur monofokalen IOL – identisch ist, sondern daß auch im jeweils stärker gewichteten Brennpunkt ein entsprechend besseres funktionelles Ergebnis erzielt wird.

2.1.4
Untersuchung der Abbildungseigenschaften von (M)IOL nach „optischer Implantation" in physikalische Augen

Zur subjektiven Beurteilung der Abbildungseigenschaften von IOL beschrieb Reiner (1992) eine optische Anordnung, die auf einem bereits früher zur Beurteilung der Abbildungseigenschaften von Kontaktlinsen entwickelten optischen System beruht (Reiner, 1966) und die im wesentlichen aus einem exakt korrigierten optischen System besteht, welches die zu prüfende IOL so in das Auge des Betrachters abbildet, daß die optischen Linsenbilder wie reelle Linsen wirken. In einer früheren Studie wurden mit diesem System MIOL unterschiedlicher Funktionsprinzipien an normalsichtigen Probanden „optisch implantiert" und funktionelle Parameter wie Visus, Kontrastempfindlichkeit etc. untersucht (Eisenmann et al., 1992).

Kritisch zu diesem System wurde angemerkt, daß bei der Betrachtung ferner Objekte parallele Strahlen auf die IOL fallen, tatsächlich im menschlichen Auge jedoch durch die Brechung der Hornhaut konvergente Strahlen auf eine IOL treffen (Lang und Portney, 1993). Von Jacobi und Reiner (1993) wurde nun eine Modifikation des ersten Systems beschrieben, das im wesentlichen künstliche „physikalische Augen" benutzt, welche mit der zu prüfenden IOL durch das optische System in das Auge des Betrachters abgebildet werden. Das Hornhautsystem wird dabei durch korrigierte Linsenkombinationen gebildet, welche für den vorgesehenen Abbildungsbereich weitgehend aberrationsfrei sind. Der Brechwert der hierbei verwendeten Linsen beträgt

40 dpt. Von fernen Objekten herrührende Lichtstrahlen verlassen die künstliche Hornhaut nun konvergent. Der Strahlengang dieses Gerätes zur Erzeugung virtueller intraokularer Linsenbilder wird in Abb. 19 gezeigt.

Als Abbildungssystem (Hilfssystem, HS) dient ein lichtstarkes Videoobjektiv mit einer Brennweite von 18 mm und einem Öffnungsverhältnis 1:1,3. Der Brechwert der Objektive beträgt 55,55 dpt. Verwendet man zur Prüfung eine IOL von 17,7 dpt, so ergibt sich für das Augensystem (AS) ein Brechwert von 55,55 dpt. Die Brechwerte von AS und HS sind also in diesem Fall gleich. Objekte werden in das Auge des Beobachters im Maßstab 1:1, also weder vergrößert noch verkleinert, abgebildet. In Abb. 20 ist der Abbildungsvorgang schematisch dargestellt. Das physikalische Augensystem (Objektiv) erzeugt von einem Objekt y ein verkleinertes, umgekehrtes reelles Bild y', welches durch das Hilfssystem (Okular) vom Beobachter betrachtet wird. Das vom Hilfssystem erzeugte virtuelle Bild y" befindet sich bei der Abbildung eines unendlich fernen Gegenstandes in gleicher Ebene. Befindet sich das Objekt in endlicher Entfernung, so entsteht das Bild y" in Richtung des Betrachters versetzt und zwar um die Baulänge des Systems.

Das neue System (Abb. 21) wurde zum binokularen Gebrauch ausgebaut, wobei sich dann ein binokulares astronomisches Fernrohr ergibt, das nicht nur umgekehrt und seitenverkehrt, sondern auch stereoinvers abbildet (Reiner, 1995). Objektpunkte, die im Raum näher liegen, erscheinen weiter entfernt und umgekehrt. Bei der Betrachtung

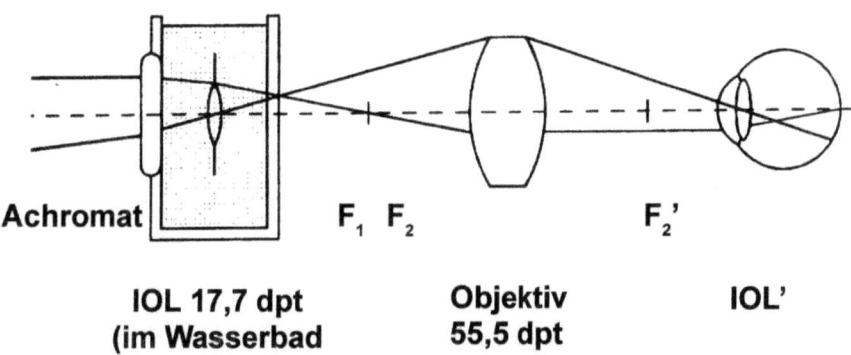

Abb. 19. Strahlengang des optischen Systems zur Erzeugung virtueller IOL-Bilder

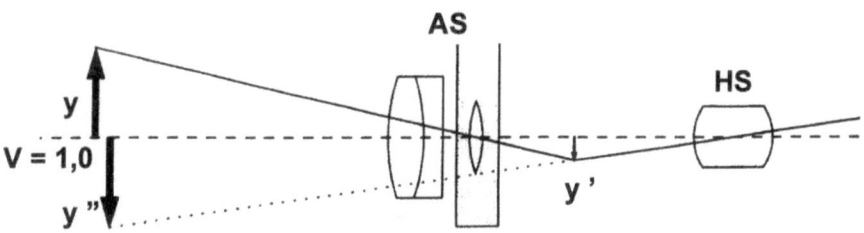

Abb. 20. Schematische Darstellung des Abbildungsvorgangs durch das „physikalische Auge" und das Hilfssystem

Abb. 21. Reiner-Gerät

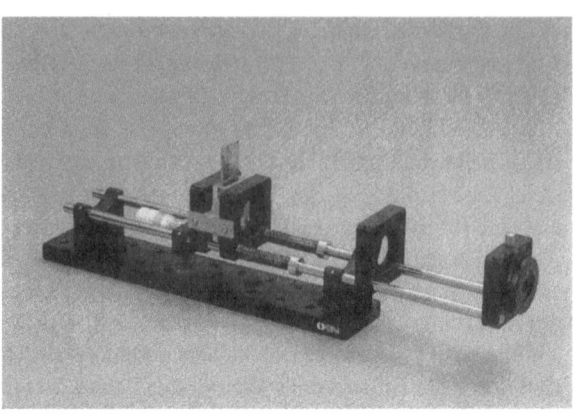

von Sehproben, Kontrasttafeln oder anderer ebener Objekte ist dieser Effekt jedoch nicht störend.

Um den Einfluß des unkorrigierten und korrigierten Hornhautastigmatismus auf die Abbildungseigenschaften von (M)IOL zu untersuchen, besteht die Möglichkeit, die physikalischen Augen mit einem „künstlichen Astigmatismus" zu versehen. Hierfür wurden Silikongläser (Durchmesser 2,0 mm) mit genau definiertem Astigmatismus (Sonderanfertigung Perfa Tor Einstärken Silikat, Fa. Rodenstock, Regen) vor dem Achromaten (also der „künstlichen Hornhaut") angebracht.

Die Zylinderachse wurde am Zeiss-Ophthalmometer ausgemessen und markiert. Anschließend wurden die Gläser im Sinne eines Astigmatismus mit der Regel (Plus-Zylinder bei Achse 90°) am physikalischen Auge mit der (M)IOL eingesetzt.

Im ersten Untersuchungsgang wurden den Probanden zylindrische Gläser der Stärken +1, +2, +4 und +6 dpt ohne Korrektion angeboten. In einem zweiten Untersuchungsgang wurde dann der Einfluß des korrigierten Astigmatismus überprüft, wobei der im ersten Untersuchungsteil induzierte Astigmatismus durch Vorschalten zylindrischer Testgläser der entsprechender Stärke wieder ausgeglichen wurde.

Als optischer Parameter wurde jeweils die Kontrastempfindlichkeit am BVAT II-SG Video Acuity Tester bestimmt.

Beurteilung der Methode

Die theoretische Untersuchung der Abbildungseigenschaften von (M)IOL durch Messungen auf der optischen Bank ist technisch aufwendig, ihre Ergebnisse für den Kliniker teilweise nicht leicht zu interpretieren, so daß ihre klinische Relevanz gelegentlich angezweifelt wurde (Nordan, 1990). Ein alternativer theoretischer Ansatz stellt der Versuch einer photographischen Dokumentation der Bilder durch die (M)IOL dar. Zisser und Guyton (1989) stellten phototechnisch Bilder her, die Visustafeln in unterschiedlichen Entfernungen bei um 50–60% reduziertem Kontrast zeigten. Atebara und Miller (1990) photographierten Visustafeln durch ein Augenmodell mit simulierter MIOL. Fries et al. (1992) untersuchten die Abbildungsgüte mono- und multifokaler IOL in Luft und Wasser, indem sie diese auf der optischen Bank einsetzten und durch jeden Fokus ein Funktestbild photographisch dokumentierten.

Bei allen diesen Methoden handelt es sich ebenso wie bei der MTF-Messung lediglich um den Versuch, den Bildkontrast, wie er durch die MIOL auf die Netzhaut projiziert wird, zu simulieren. Nicht berücksichtigt wird jedoch die weitere neuronale Verarbeitung von der Retina bis zum menschlichen Gehirn.

Eine Möglichkeit, diese Faktoren ebenfalls zu berücksichtigen besteht darin, an jungen Probanden mit gesunden Augen und guter Kontrastwahrnehmung die Implantation einer (M)IOL optisch zu simulieren. Ein derartiges Verfahren wurde von Reiner ursprünglich zur Prüfung von Mehrstärken-Kontaktlinsen (Reiner, 1966) sowie zur Beurteilung von Gleitsichtgläsern (Reiner, 1967) beschrieben. Eine Linse, welche die gleiche Brechkraft wie die IOL haben sollte, bildet die IOL in die Hauptebene des Probandenauges ab. Aus dem optischen System von Linse und IOL wird also ein Kepler-Fernrohr der Vergrößerung 1 (Reiner, 1992). Der Proband erhält einen Seheindruck, als wäre die IOL in sein Auge implantiert, die Sehobjekte werden lediglich seitenverkehrt und auf dem Kopf stehend wahrgenommen. Beim binokularen Einsatz des Prüfgerätes (Jacobi und Reiner, 1993) tritt außerdem eine inverse Stereoskopie hinzu (Reiner, 1995). Diese Effekte wirken sich jedoch bei der Betrachtung von Visus- oder Kontrasttafeln nicht störend aus, so daß mit der beschriebenen Simulation einer (M)IOL-Implantation eine Vielzahl funktioneller Parameter untersucht werden kann.

Die Methode bietet ferner den Vorteil, daß sie jedem Probanden einen subjektiven Eindruck von der Abbildungsqualität der IOL ermöglicht, daß Probanden mit Refraktionsanomalie eine Gläserkorrektion tragen können und daß sich bei der Untersuchung eine Vielzahl unterschiedlicher Sehsituationen (z.B. unterschiedliche Raumhelligkeiten, Sehen bei Gegenlicht etc.) simulieren lassen. Auch eine Photodokumentation läßt sich problemlos durch die optische Anordnung durchführen; sie ermöglicht z.B. eine simultane scharfe Darstellung von verschiedenen Objekten in beiden Hauptbrennpunkten der eingesetzten MIOL.

In einer ersten theoretischen Studie wurden verschiedene MIOL, welche sich in einem Wasserbad befanden auf ihre Kontrastabbildung untersucht (Eisenmann et al., 1992). Es wurde hierbei jedoch nicht berücksichtigt, daß am menschlichen Auge, durch die Hornhaut bedingt, konvergierende Strahlen auf die Linse treffen, was Einfluß auf die Abbildungsgüte diffraktiver und asphärischer MIOL-Designs haben könnte. Also benutzten wir in der vorliegenden Studie, wie von Jacobi und Reiner (1993) empfohlen, einen Achromaten der Brechkraft +40 dpt quasi als eine künstliche Hornhaut. In der Tat ließen sich für die asphärische Array-MIOL mit diesem modifizierten Versuchsaufbau auch geringfügig bessere funktionelle Ergebnisse erzielen (Jacobi und Eisenmann, 1994; Wagner et al., 1995).

Zusammenfassend besteht der Vorteil der von Reiner beschriebenen Methode in der Möglichkeit, erstmals neurophysiologische Aspekte des Sehens in die Untersuchung der Abbildungsgüte von IOL mit einzubeziehen. Nachteilig ist, daß die Methode wiederum anfällig für subjektive Einflüsse bei der akuten Bestimmung funktioneller Parameter ist (Kusel und Rassow, 1991).

2.1.5
Operationstechnik

Die Phakoemulsifikation erfolgte entweder über eine temporale sklerokorneale oder über eine temporale Hornhauttunnelinzision (Fine, 1993):
- Präparation eines temporalen ca. 3 mm breiten 2-Stufen-Hornhauttunnels oder sklerokornealen Tunnels überwiegend mittels Diamantmesser;
- zirkuläre Kapsulorhexis;

- Hydrodissektion und -delineation;
- bimanuelle Phakoemulsifikation unter Healon®;
- mono- oder bimanuelle Rindenabsaugung über 1 oder 2 Parazentesen bei 6 h und 12 Uhr;
- bimanuelle Kapselsackpolitur;
- Erweiterung des Tunnelschnitts auf 3,5–5 mm; Kapselsack-Implantation (bei Silikon-(M)IOL nach Faltung der (M)IOL);
- Entfernen des Viskoelastikums;
- Wundverschluß bei 3,2–3,5 mm-Inzisionen ohne Naht (selbstdichtend); bei 5-mm-Schnitten mit einer radiären Einzelknopfnaht (Vicryl 10x0).

2.1.6
Klinische Untersuchungen

Keratometrie, induzierter Astigmatismus

Präoperativ sowie bei allen postoperativen Kontrollen wurden neben einer ophthalmologischen Standarduntersuchung (vordere und hintere Augenabschnitte, Applanationstonometrie) die Hornhautbrechkraft mit dem Humphrey-Autokeratometer, dem Zeiss-Ophthalmometer sowie im Rahmen der Astigmatismusinduktionsstudien mit dem computerisierten C-Scan-Farbellipsoid Videokeratoskop (Technomed, Baesweiler) gemessen. Anschließend wurde die beste subjektive Refraktion für Ferne und Nähe ermittelt. Bei einigen Patienten wurde der chirurgisch induzierte Hornhaut-Astigmatismus mit den oben beschriebenen Methoden bestimmt.

Fernvisus

Zur Bestimmung des Fernvisus wurden Zahlen mittels eines Sehzeichenprojektors (Idemvisus nach Prof. Schober; Fa. Möller Wedel, Hamburg) in einer Entfernung von 5 m projiziert. Es wurde jeweils der Fernvisus ohne und mit subjektiv bester Korrektion ermittelt. Die Visusprüfung erfolgte bei standardisierter Beleuchtungsstärke entsprechend DIN 58220. Für die statistische Analyse der Visuswerte wurden diese LogMAR-Werte in Dezimalwerte und umgekehrt in der von Westheimer (1979) beschriebenen Methode umgewandelt.

Nahvisus

Zur Untersuchung des Nahvisus verwendeten wir die Naheleseproben nach Birkhäuser (Fa. Oculus, Wetzlar). Die Prüfdistanz betrug, sofern nicht anders angegeben, 30 cm. Die Naheleseproben wurden bei der Untersuchung mit 400–500 lux ausgeleuchtet. Die

Tabelle 5. Umrechnung von Birkhäuser-Nahvisus und Jäger-Nahvisus in Snellenäquivalente

Birkhäuser-Visus	Snellen-Äquivalent	Jäger-Visus	Birkhäuser-Visus	Snellen-Äquivalent	Jäger-Visus
Bh 1	1,25		Bh 7	0,32	J 7
Bh 2	1,0	J 1+	Bh 8	0,25	
Bh 3	0,8	J 1	Bh 9	0,2	J 10
Bh 4	0,63	J 2	Bh 10	0,16	
Bh 5	0,5	J 3	Bh 11	0,125	
Bh 6	0,4	J 5	Bh 12	0,1	J 16

Birkhäuser-Werte wurden in Snellen-Äquivalente umgerechnet, um die Ergebnisse nach Implantation der verschiedenen Linsen vergleichbar zu machen. Tabelle 5 gibt die Snellenwerte für den Birkhäuser-Nahvisus sowie den in der amerikanischen Literatur häufig verwendeten Jäger-Nahvisus wieder.

Gegenlichtvisus

Zur Untersuchung des Gegenlichtvisus wurde der *Brightness Acuity Tester* (*BAT*, Fa. Mentor, Neufahrn) eingesetzt. Dieser ermöglicht die Bestimmung des Snellen-Visus bei Vorhalten einer Blendquelle, welche aus einer gleichmäßig ausgeleuchteten Halbkugel mit 60-mm-Durchmesser und einer 12-mm-Öffnung besteht.

Drei verschiedene Helligkeitsstufen sind möglich, entsprechend 12, 100 und 400 footlambert. Diese Helligkeitsstufen sollen Lichtverhältnisse darstellen, wie sie bei heller Zimmerbeleuchtung (12 footlambert), bewölktem Himmel (100 footlambert) sowie bei Sonnenschein an einem reflektierenden weißen Sandstrand (400 footlambert) anzutreffen sind (Holladay et al., 1987; Nadler DJ, 1990; Prager, 1990).

Nach Bestimmung der besten subjektiven Refraktion wurde für jede der drei Helligkeitsstufen der korrigierte Fernvisus auf einer 5-m-Strecke bei Beleuchtungsverhältnissen entsprechend DIN 58220 bestimmt. Neuere Untersuchungen empfehlen zur Erfassung der Blendempfindlichkeit beim Einsatz des BAT die Verwendung von Kontrasttafeln statt Visustafeln (van den Berg, 1995; Tan et al., 1998).

Kontrastvisus und Kontrastempfindlichkeit

Im Gegensatz zur Untersuchung der Kontrastempfindlichkeit wird bei der Untersuchung des Kontrastvisus die Sehschärfe mittels Sehzeichen (Buchstaben, Zahlen) bei unterschiedlichen Kontraststufen ermittelt. Bei dieser Untersuchung werden also keine Sinusgittermuster dargeboten, vielmehr wird auch der Faktor der Formerkennung bewußt in die Untersuchung miteinbezogen. Wir verwendeten die von Regan (Regan und Neima, 1983) entwickelten Kontrastsehtafeln (Regan Contrast Acuity Charts, Paragon Services, Nova Scotia, Kanada) der Kontraststärke 96%, 50%, 25% und 11%. Die Prüfentfernung betrug 3 m, die Tafeln wurden bei konstanter Umgebungshelligkeit durch 2 Lampen schräg von unten gleichmäßig mit 100 footcandles ausgeleuchtet.

Die Untersuchung des Kontrastvisus in die Nähe durch den Nahteil von MIOL erfolgte in Zykloplegie nach Vorhalten von Testgläsern der Stärke –3,0 dpt ebenfalls in einer Entfernung von 5 m. Es wurde bei dieser Untersuchung also der Nahfokus der MIOL zum Sehen in die Ferne benutzt.

Die Kontrastempfindlichkeit beschreibt die Fähigkeit des visuellen Systems, Helligkeitsstufen zwischen benachbarten Flächen wahrzunehmen. Werden nun unterschiedlich helle Flächenelemente in einem regelmäßigen Abstand angeboten, so wird diese Ordnung als Ortsfrequenz beschrieben. Für das visuelle System des Erwachsenen gilt, daß es am empfindlichsten für Kontraste ist, wenn diese mit einer Ortsfrequenz von etwa 3 Perioden pro Sehwinkelgrad („cycles per degree", cpd) angeboten werden. Setzt man den maximalen Kontrast gleich 1, so beträgt der Kontrast, der bei dieser Ortsfrequenz noch gesehen werden kann, nur 0,003. Bei höheren oder niedrigeren Ortsfrequenzen fällt die Kontrastempfindlichkeit, d.h. der Kehrwert des Kontrastes, dagegen ab (Campbell et al., 1966). Die Kontrastempfindlichkeit stellt also eine Funktion der Ortsfrequenz dar.

Zur Untersuchung der Kontrastempfindlichkeit benutzten wir den B-VAT II-SG Video Acuity Tester (Fa. Mentor, Neufahrn). Dieses Gerät bietet computergesteuert Gittermuster in 3 unterschiedlichen Ausrichtungen mit variablem Kontrast auf einem hochauflösenden Monitor an. Die Leuchtdichte des Monitors ist auf 85 cd/m² geeicht. Insgesamt können über 20 verschiedene Kontraststufen und 16 verschiedene Ortsfrequenzen dargestellt werden. In unseren Versuchsreihen setzten wir die Ortsfrequenzen 1,5 cpd, 3 cpd, 6 cpd, 12 cpd und 20 cpd ein. Die Untersuchung wurde nach Ermittlung der besten subjektiven Refraktion bei einer Prüfentfernung von 4 m durchgeführt.

Beurteilung der Methode. Untersuchungsmethoden der Kontrastempfindlichkeit erlangen zunehmend klinische Bedeutung, läßt sich doch im Frühstadium zahlreicher ophthalmologischer und neurologischer Krankheitsbilder eine Beeinträchtigung der Kontrastübertragungsfunktion bei noch intakter Snellensehschärfe nachweisen (Regan et al., 1977; Sokol et al., 1985; Sadun et al., 1987; Blanchard, 1988; Leguire et al., 1989; Drews-Bankiewicz et al., 1992). Für den Kataraktchirurgen besitzt die Untersuchung der Kontrastempfindlichkeit besondere Relevanz seit der Markteinführung multifokaler IOL, galt es doch die Beeinträchtigung der Kontrastwahrnehmung für die unterschiedlichen optischen Prinzipien zu dokumentieren und zu vergleichen und sie letztendlich auch in Relation zu der nach wie vor als Standard geltenden monofokalen IOL zu setzen.

Klassischerweise erfolgt die Untersuchung der Kontrastempfindlichkeit mit der Technik der Schwellenmessung für Sinuswellengitter, die von einem Signalgenerator auf dem Bildschirm eines Oszilloskops erzeugt werden. Da diese Untersuchung im klinischen Alltag in der Regel zu zeitaufwendig und auch zu teuer ist, wurden eine Reihe sog. Kontrasttafeln entwickelt, die zumindest zur groben Screeningmethode der Kontrastempfindlichkeit dienen sollen. Deren Herstellung erfolgt teils über elektronisch gesteuerte Druckverfahren, bei denen Grautöne in definierten Kontrasten gemischt werden (Regan und Neima, 1983; Pelli et al., 1988) oder mittels photographischer Darstellung von Sinuswellengittern (Ginsburg, 1984). Neuerdings wurden ferner verschiedene computergestützte Verfahren beschrieben, bei denen Sehzeichen oder Sinuswellengitter unterschiedlichen Kontrasts auf einem hochauflösenden Monitor angeboten werden (Corwin et al., 1989; Strobel und Jacobi, 1989a, b, c; Huber und Haefliger, 1991; Nowak et al., 1991; O'Donoghue et al., 1991; Rüther et al., 1994; Eisenmann und Jacobi, 1995).

Eine klinisch häufig eingesetzte photographisch hergestellte Kontrasttafel ist z. B. das *Vision Contrast Test System* (VCTS) nach Ginsburg (1984), welches in fünf untereinanderstehenden Reihen mit zunehmender Ortsfrequenz Gitterlinienmuster unterschiedlicher Ausrichtung in jeweils 8 definierten Kontraststufen anbietet. In mehreren Methodenvergleichen wurde allerdings für diese Kontrasttafel aufgezeigt, daß ein Kontrastverlust sowohl im Bereich sehr hoher als auch sehr niedriger Ortsfrequenzen vorliegt, während computergestützte Verfahren, wie z. B. der von uns eingesetzten B-VAT II-SG Video Acuity Tester hier korrekte Ergebnisse liefern (Corwin und Richman, 1986; Corwin et al., 1989; Eisenmann und Jacobi, 1995).

Im Gegensatz zur Untersuchung der *Kontrastempfindlichkeit*, die Sinuswellengitter unterschiedlicher Dichte und unterschiedlichen Kontrasts gebraucht, werden bei der Untersuchung des *Kontrastvisus* Optotypen unterschiedlichen Kontrasts angeboten. Die von uns eingesetzten Regan-Kontrasttafeln (Regan und Neima, 1983) zeigen für die Kontraststufen 96%, 50%, 25% und 11% jeweils Optotypen unterschiedlicher Größe entsprechend einem Snellen-Äquivalent von 0,1 bis 2,0 auf. Mit diesen Tafeln läßt sich also eine Funktion von Optotypenkontrast und Snellen-Äquivalent erzielen. Die sog. *Pelli-Robson-Kontrasttafel* (Pelli et al., 1988) weist dagegen nur Optotypen gleicher Größe, aber unterschiedlichen Kontrasts auf. Die Größe der Optotypen soll in etwa einer Ortsfrequenz von 3–5 Perioden pro Sehwinkelgrad entsprechen und somit im Bereich des Gipfels der Kontrastempfindlichkeitsfunktion liegen. Die einzelnen Kontraststufen (jeweils drei Optotypen) unterscheiden sich um den Faktor $1/\sqrt{2}$. Es wird also der geringste noch erkannte Kontrast bei konstanter Optotypengröße bestimmt, d. h. man mißt mit dieser Tafel nur einen Punkt der Funktionskurve.

Derzeit wird kontrovers diskutiert, ob die klinische Untersuchung der Kontrastwahrnehmung mittels Sinuswellengittern oder Optotypen durchgeführt werden sollte oder, anders gefragt, ob die Untersuchung der Kontrastempfindlichkeit oder des Kontrastvisus eine größere Aussagekraft bei der Beantwortung klinischer Fragestellungen besitzt (Ginsburg und Cannon, 1983; Corwin und Richman, 1986; Rubin, 1988; Lempert, 1990).

Leguire et al. (1989) weisen darauf hin, daß bei der Untersuchung der Kontrastempfindlichkeit mit Optotypen bei sich änderndem Kontrast auch eine Veränderung der mittleren Helligkeit des Bildes auf der Netzhaut eintritt, was zu falsch positiven oder falsch negativen Ergebnissen bei der Bestimmung der Kontrastschwelle führen kann. Ginsburg (1991) führt als Argument für die klinische Verwendung von Sinuswellengittern an, daß sich nur mit diesen Kontraste bei exakt definierter Ortsfrequenz bestimmen lassen, während eine genaue Angabe der Ortsfrequenz beim Einsatz unterschiedlicher Optotypen nicht möglich ist. Diese weisen vielmehr eine ganze Spannbreite unterschiedlicher Ortsfrequenzen auf. Auch sei die Beurteilung von Sinuswellengittern jeder Versuchsperson unabhängig von Kultur, Intelligenz oder Bildung möglich. Schließlich spiele beim Gebrauch von Optotypen ein „Erkennungseffekt" eine Rolle, weshalb bei niedrigen Kontrasten zu gute Ergebnisse erzielt würden. Sinuswellengitter seien dagegen empfindlicher für geringe Kontrastverluste.

Gerade dieser „Erkennungseffekt" wird von Holladay (1991) als Argument *für* den Gebrauch von Optotypen bei der Untersuchung der Kontrastempfindlichkeit angeführt: Deren Verwendung würde eine realistischere und dem täglichen Leben der Versuchspersonen relevantere Testsituation widerspiegeln. Als Argument gegen die Verwendung von Sinuswellengittern führt er an, daß deren Wahrnehmung durch Interaktion verschiedener „Erkennungskanäle" (sog. *spurious resolution*, Maguire et al., 1990) beeinträchtigt wird. Ferner könnten Achse und Betrag eines Astigmatismus das Untersuchungsergebnis erheblich beeinträchtigen. Schließlich käme es, bedingt durch die Tatsache, daß die gängigen Untersuchungssysteme mit Sinuswellengittern in der Regel nur 3 Auswahlmöglichkeiten bieten, allein aufgrund der Ratewahrscheinlichkeit in einem Drittel der Antworten zu falsch positiven Ergebnissen, während diese bei Gebrauch von 10 verschiedenen Optotypen wesentlich seltener seien. Tatsächlich fanden Legge und Rubin (1986) bei einem Methodenvergleich eine höhere Test-Retest-Reliabilität für die Pelli-Robson-Kontrasttafel als für die VCTS-Tafel.

Da sich also gewichtige Argumente für und wider beide Methoden anführen lassen, verwendeten wir bei unseren klinischen Untersuchungen über die Abbildungseigenschaften der Array-MIOL sowohl Optotypen (Regan-Kontrasttafeln) als auch Sinuswellengitter (B-VAT II-SG Video Acuity Tester). Tabelle 6 gibt eine Aufstellung der Methoden zur Untersuchung der Kontrastwahrnehmung in klinischen Studien über MIOL wieder. Wie aus ihr ersichtlich wird, sind die beiden von uns eingesetzten Methoden an zahlreichen Studienzentren etabliert

Tabelle 6. Untersuchungsmethoden der Kontrastwahrnehmung in klinischen Studien über multifokale Intraokularlinsen

Autoren, Datum	MIOL-Typ(en)	Untersuchungsmethode(n)	Optotypen (OP) / Sinuswellengitter (SI)
Olsen und Corydon, 1990	3M diffr.	Pelli-Robson-Tafel	OP
Wollensak et al., 1991	3M diffr.	Pelli-Robson-Tafel	OP
		Regan-Tafeln	OP
Bonnet et al., 1991	3M diffr.	Pelli-Robson-Tafel	OP
	IOLAB 2-Zonen	Regan-Tafeln	OP
Post, 1992	3M diffr.	Pelli-Robson-Tafel	OP
		Regan-Tafeln	
Ravalico et al., 1993	3M diffr.	Pelli-Robson-Tafel	OP
	IOLAB 2-Zonen	VCTS	SI
Wiemer et al., 1994	3M diffr.	Pelli-Robson-Tafel	OP
Rossetti et al., 1994	3M diffr.	Pelli-Robson-Tafel	OP
Gimbel et al., 1991	3M diffr.	Regan-Tafeln	OP
Steinert et al., 1992	Array	Regan-Tafeln	OP
Knorz, 1993	Storz True Vista	Regan-Tafeln	OP
Knorz et al., 1993	3M diffr., Nordan asphär., Storz True Vista	Regan-Tafeln	OP
Eisenmann und Jacobi, 1993c	Array 3M diffr.	Regan-Tafeln	OP
Percival und Setty, 1993	Array 3M diffr. IOLAB 2-Zonen	Regan-Tafeln	OP
Schmidt et al., 1994	Array	Regan-Tafeln	OP
Jacobi und Konen, 1995	Array	Regan-Tafeln	OP
Liekfeld et al., 1995	Array	Regan-Tafeln	OP
Olsen und Corydon, 1990a	3M diffr.	VCTS	SI
Garus und Bleckmann, 1995	Domilens asphär.	VCTS	SI
Knorz, 1994	Storz True Vista 3M diffr.	B-VAT II-SG	SI
Reimann et al., 1994	Array Iovision asphär.	B-VAT II-SG	SI
Williamson et al., 1994	3M diffr.	B-VAT II-SG	SI
Eisenmann et al., 1996	Array	B-VAT II-SG	SI
		Regan-Tafeln	OP

Neben diesen Methoden, bei denen Versuchspersonen auf das subjektive Erkennen von Kontraststimuli untersucht werden, gibt es auch noch die Möglichkeit der objektiven Bestimmung der Kontrastempfindlichkeit: Sie besteht darin, nach Anbieten des Kontraststimulus visuell evozierte Potentiale aus dem visuellen Cortex abzuleiten. Im Zusammenhang mit der Untersuchung von MIOL wurde diese Methode bisher nur von Ravalico et al. (1993) durchgeführt.

Blendempfindlichkeit und Halogröße
unter Berücksichtigung möglicher Einflußfaktoren

Obwohl einige Patienten postoperativ eine gute Sehschärfe erzielen, beklagen einige wenige Patienten ein schlechtes Sehen oder auch die Wahrnehmung von Lichtsensationen. Die übliche Bestimmung der Sehschärfe ist nur ein grobes Maß für das Sehvermögen. Sie untersucht nicht adäquat genug die Sehfunktion bei hellem indirekten Licht ähnlich wie beispielsweise an einem hellen Tag oder durch entgegenkommende Autoscheinwerfer. Darüber hinaus können Hornhautoberflächenirregularitäten, ein Hornhautastigmatismus, Linsenverkippung bzw. Dezentrierung oder auch Trübungen der optischen Medien (z. B. vordere oder hintere Linsenkapsel) Lichtsensationen wie Halos oder Blendung hervorrufen. Im Vergleich zu den progressiv asphärischen multifokalen Intraokularlinsen wurde bei den diffraktiven bifokalen Intraokularlinsen über eine vermindernde Kontrastempfindlichkeit und eine größere Blendempfindlichkeit berichtet (Pieh und Mitarbeiter, 1998). In einer prospektiven Studie wurden 56 Augen von 56 Patienten mittels Phakoemulsifikation an der Universitäts-Augenklinik in Mainz operiert. Alle Linsen wurden über einen 3,2 mm breiten selbstdichtenden Tunnelschnitt in den Kapselsack mittels Implantationssystem (The UNFOLDER™ Silver Series Implantation System, Allergan, Irvine) ohne Komplikation implantiert. Die Patientenaugen wiesen außer Katarakt keine weitere okuläre Pathologie auf. Den Patienten der monofokalen (MONO) Linsengruppe wurde eine faltbare Monofokallinse implantiert, wohingegen den Patienten der multifokalen (MIOL) Linsengruppe eine progressiv asphärische Multifokallinse eingepflanzt wurde. Beide IOL sind 3stückig, bestehen aus dem gleichen Silikon, sind faltbar, von der Struktur her identisch und unterscheiden sich lediglich in der optischen Funktion. 4 bis 6 Monate postoperativ wurde eine komplette Augenuntersuchung inklusive funduskopischer Netzhautuntersuchung nach Pupillendilatation vorgenommen, um festzustellen, ob der Patient für die Teilnahme an der Studie geeignet ist. Ausschlußkriterien der Studie bestanden in

- einer Verwendung von Kontaktlinsen in der Anamnese,
- einem verminderten Pupillenspiel,
- einer Dezentrierung der IOL von einem Millimeter oder mehr,
- einer Hinterkapseltrübung,
- Pseudophakie im Partnerauge,
- einer fehlenden aktiven Teilnahme am Straßenverkehr als Autofahrer und
- Zeichen einer Makuladegeneration oder Retinopathie.

Das nicht zu untersuchende Auge wurde routinemäßig abgedeckt. Ausschließlich freiwillige Patienten mit einem korrigierten Visus von 0,8 oder besser wurden in die Studie aufgenommen. Zur objektiven Quantifizierung der Halogröße sowie von Flicker und Glare diente das Computerprogramm „Glare und Halo" der Firma Tomey, Erlangen.

Das Computerprogramm basiert auf einer modifizierten Version der „direct compensation method" nach van den Berg (1968). Die Patienten mußten dabei einen Flickerstimulus im Zentrum des Monitors durch Betätigen der Computermaus in seiner Helligkeit so verändern, daß er der Helligkeit des Monitorhintergrundes entsprach und somit für den Patienten das Flickern scheinbar zum Stillstand kam. Bei jeweils 10 aufeinanderfolgenden Untersuchungsgängen wurden dann Mittelwert und Standardabweichung des Kontrastverhältnisses (in %) berechnet. Diese Untersuchung wurde zunächst ohne Blendung (Abb. 22), dann unter Zuschaltung einer in der Monitorperipherie befindlichen ringförmigen Streulichtquelle (Helligkeit 86,8 cd/m^2), die genau entgegengesetzt zum zentralen Stimulus flickerte, durchgeführt (Abb. 23).

In einem weiteren Untersuchungsgang wurde dann die Fläche um eine zentrale zirkuläre Lichtquelle (Helligkeit 86,8 cd/m^2) bestimmt: Dabei mußte der Untersucher eine kleine Meßmarke auf insgesamt 12 Meridianen nach zentral bewegen, bis der Patient – in 4 m Entfernung vom Monitor – jeweils angab, daß der äußere Rand des Lichthofes mit der Meßmarke erreicht sei. Anschließend wurde vom Computer die Fläche des eingekreisten Lichthofes (in „square degrees") berechnet.

Im Gegensatz zur Blendempfindlichkeitsuntersuchung mit dem **Brightness-acuity-Tester** (BAT), die von retinalen Änderungen der Kontrastempfindlichkeit abhängt, ist das auf die Streulichterfassung ausgerichtete Computerprogramm von der fovealen Erkennung des vorgegebenen Flickerstimulus abhängig, was allgemein als spezifischer zur Detektion optisch bedingter Sehfunktionsbeeinträchtigungen angesehen wird (Knighton et al., 1985; Tan et al., 1998).

Alle Untersuchungen wurden in einem abgedunkelten Raum ohne Dunkeladaptation durchgeführt.

Beurteilung der Methode. Während die Untersuchung der Snellen-Sehschärfe nur einen eindimensionalen Aspekt des visuellen Spektrums wiedergibt, liefert die Untersuchung der Kontrastempfindlichkeit eine zweidimensionale Beschreibung der visu-

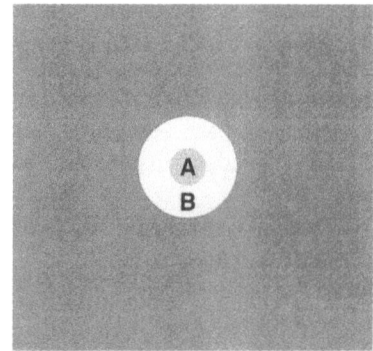

Abb. 22. Monitorbild des *Flicker*-Tests ohne zusätzliche Streulichquelle. Der adjustierbare zentrale Teststimulus (A) flickerte mit einer Rate von 7.5 Hz. Der äußere Ring (B) weist eine Leuchtdichte von 90 cd/m^2 auf

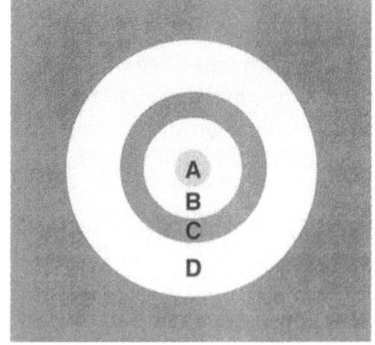

Abb. 23. Monitorbild des *Glare*-Tests mit zusätzlicher Streulichtquelle (D). Der adjustierbare zentrale Teststimulus weist die gleiche Leuchtdichte auf wie der äußere Streulichtring, flickerte jedoch in entgegengesetzter Phase. Er ist umgeben von einem Ring hoher Intensität, gefolgt von einem Ring niedriger Intensität (C)

2.1 Methodik

ellen Funktion, in die neben der Größe des optischen Stimulus – bzw. der Gitterliniendichte – auch der geringste noch erkannte Kontrast einfließt. Wird nun zusätzlich noch der Faktor „Helligkeit" bzw. „(Streu-)Licht" gezielt in die Untersuchung miteinbezogen, so ermöglicht dies quasi eine dreidimensionale Funktionsprüfung, die zum einen vielen Situationen des täglichen Lebens näherkommt als eine Visusbestimmung auf einer abgedunkelten Refraktionsbahn (Miller und Nadler, 1990) und die zum anderen den Nachweis geringfügiger Veränderungen des visuellen Systems bereits zu einem Zeitpunkt zuläßt, wenn der Snellenvisus noch unbeeinträchtigt ist.

So konnten Hirsch et al. (1984) nachweisen, daß Untersuchungen unter Blendbedingungen eine signifikant bessere Korrelation (ca. 2mal so aussagekräftig) mit dem Visus im Freien aufwiesen als die Untersuchung der Snellensehschärfe unter Standardbedingungen. Die Ergebnisse der Blendempfindlichkeit zeigten sich dabei genauso reproduzierbar wie die Visusresultate, wurden jedoch wesentlich weniger durch Refraktionsfehler beeinträchtigt.

Bereits 1926 konnte Holladay eine erhöhte Blendempfindlichkeit von Patienten mit Katarakt nachweisen (Holladay, 1926). Le Claire et al. (1982) konnten bei simulierter Katarakt zeigen, daß die Blendempfindlichkeit bereits zu einem Zeitpunkt beeinträchtigt ist, wenn noch kein Visusverlust besteht und daß bei zunehmender Trübung die Kontrastempfindlichkeit unter Blendung kontinuierlich abnimmt, während die Sehschärfe auch unter Blendung bei dichter werdender Katarakt lange Zeit stabil bleibt, um dann bei 80% Trübung – d.h. einem Filter mit nur 20% Transmission im Experiment – steil abzufallen. Zuckerman et al. (1973), Hess und Woo (1978) sowie Paulsson und Sjostrand (1980) konnten in theoretischen bzw. klinischen Untersuchungen übereinstimmend zeigen, daß bei geringer Katarakt die Kontrastempfindlichkeit unter Blendung bereits deutlich reduziert ist, während ohne zusätzliche Lichtquelle keine nennenswerte Beeinträchtigung festgestellt wurde.

Auch bei pseudophaken Augen läßt sich im Vergleich zu phaken Normalsichtigen eine erhöhte Blendempfindlichkeit feststellen: Coupland und Kirkham (1981) fanden bei pseudophaken Augen mit klarer optischer Achse 2,3mal mehr Streulicht als bei normalen Augen mit klarer Linse. LeClaire et al. (1982), Hess et al. (1985) sowie Weatherill und Yap (1986) konnten mit unterschiedlichen Untersuchungsmethoden für verschiedene Kunstlinsentypen unabhängig vom Linsendesign eine eingeschränkte Kontrastempfindlichkeit unter Blendung nachweisen. Es wurde aber auch berichtet, daß verschiedene IOL-Designs sich bezüglich der Streulichtbildung teilweise erheblich unterschieden (Aust, 1986).

Eine erhöhte Blendempfindlichkeit ist schließlich vor allem bei pseudophaken Patienten mit bi- oder multifokaler IOL zu erwarten. In mehreren klinischen Studien und mit unterschiedlichen Methoden wurde für die diffraktive MIOL eine im Vergleich zur monofokalen IOL erhöhte Blendempfindlichkeit nachgewiesen (Nowak, 1990; Nowak und Jacobi, 1990; Nowak et al., 1991; Wollensak et al., 1991, 1991a; Wenner et al., 1992; Auffahrt et al., 1993a,b, 1994; Winther-Nielsen et al., 1993; Hessemer et al., 1994; Rüther et al., 1994), die sich allerdings nicht in allen Fällen als statistisch signifikant erwies. Optische Nebenwirkungen, vor allem das Auftreten von Halos, wurden ebenfalls bei der diffraktiven MIOL beschrieben und führten in Einzelfällen sogar zur Explantation der Linse (Ellingson, 1990). Über die Blendempfindlichkeit von Patienten mit Array-MIOL liegen dagegen bisher keine Untersuchungen vor.

Im Gegensatz zur Untersuchung der Kontrastempfindlichkeit, bei der sich einige wenige Methoden als klinischer Standard durchsetzen konnten (s. Tabelle 6), wird zur

Tabelle 7. Methoden zur Untersuchung von Blendempfindlichkeit und Gegenlichtvisus in klinischen Studien über mono- und multifokale Intraokularlinsen

Autoren, Datum	(M)IOL-Typ(en)	Untersuchungsmethode
Nadler et al., 1984	monofokal	Miller-Nadler Glare-Tester
Jaffe, 1986	monofokal	Miller-Nadler Glare-Tester
Nowak und Jacobi, 1990	3M diffr.	Ocutrast
Nowak et al., 1991	3M diffr.	Ocutrast, eigenes Computerprogramm
Hessemer et al., 1994	3M diffr.	Ocutrast
Wenner et al., 1991	3M diffr.	Mesoptometer II
Auffahrt et al., 1993a, b, c	3M diffr.	Mesoptometer II
Teping et al., 1994	Storz True Vista, Alcon Acurasee	Mesoptometer II
Eisenmann et al., 1995	Array, Pharmacia und Upjohn diffr.	Mesoptometer II
Bonnet et al., 1991	3M diffr., IOLAB 2-Zonen	BAT
Steinert et al., 1992	Array	BAT
Eisenmann und Jacobi, 1993c	Array, 3M diffr.	BAT
Jacobi PC et al., 1994	Array	BAT
Wiemer et al., 1994	3M diffr.	BAT Humphrey-Autorefraktometer
Wollensak et al., 1991	3M diffr.	Humphrey-Autorefraktometer
Liekfeld et al., 1994	Pharmacia und Upjohn diffr.	Humphrey-Autorefraktometer
Winther-Nielsen et al., 1993	3M diffr.	Vistech MTC 8000
Pfoff und Werner, 1994	monofokal	Vistech MTC 8000
Lohmann et al., 1994	monofokal + YAG-LK	‚glare und halo'
Eisenmann et al., 1996a	Array 3M diffr.	BAT ‚glare und halo'

Untersuchung der Blendempfindlichkeit eine Vielzahl verschiedenster Methoden eingesetzt (Tabelle 7). Dabei sind zur Überprüfung der Fahreignung unter Blendbedingungen gemäß den Richtlinien der Deutschen Ophthalmologischen Gesellschaft (*DOG*; Mitteilungen der DOG, 1994) nur genau definierte Geräte mit punktförmiger Blendlichtquelle geeignet.

Nach Lachenmayr (1995) lassen sich Geräte zur Untersuchung der Blendempfindlichkeit nach Art und Ausdehnung der Blendlichtquelle wie folgt einteilen:

Geräte mit punktförmiger Lichtquelle. Diese simulieren am ehesten Lichtquellen, wie sie bei Nacht im Straßenverkehr auftreten: Der *Mesotest/* das *Mesoptometer II* nach Aulhorn und Harms (1970) erlaubt eine Prüfung der Blendempfindlichkeit unter mesopischen Bedingungen, wobei jeweils der Kontrast zwischen einem Landoltring und dem Hintergrund variiert wird. Die Blendlichtquelle beträgt 0,35 lux. Für dieses Gerät liegen Empfehlungen der DOG zur Prüfung der Blendempfindlichkeit im Rahmen der Fahreignungsbegutachtung vor. Bei eingeschalteter Blendlichtquelle und standardmäßiger Umfeldleuchtdichte von 0,1 cd/m² mußte bis zum 31.12.1998 ein Kontrast von

2.1 Methodik

1:5 für den Führerschein der Klassen 1, 3, 4, 5 erkannt werden. Für den Führerschein Klasse 2 mußte ein Kontrast von 1:2,7 wahrgenommen werden. Für die statistische Auswertung einer Untersuchung an Patienten mit mono- bzw. multifokaler Pseudophakie ist das Verfahren limitiert, da pseudophake Patienten unter Blendung in einem hohen Prozentsatz selbst die höchste Kontraststufe (1:23) des Gerätes nicht zu erkennen vermögen. (Auffahrt et al., 1993a, b, c, 1994a; Eisenmann et al., 1995). In diesem Zusammenhang sei darauf hingewiesen, daß ab dem 1.1.1999 die neue Fahrerlaubnisverordnung Gültigkeit gewinnt. Bisher waren Bestimmungen über Mindestanforderungen an die körperliche und geistige Eignung in der Straßenverkehrszulassungsordnung (StVZO) niedergelegt und besonders in der 3. Verordnung zur Änderung straßenverkehrsrechtlicher Vorschriften von 1982 präzisiert. Am 29.7.1991 wurde die Richtlinie 91/439/EWG des Rates (Amtsblatt EG Nr. 237/20 vom 24.8.1991) erlassen und wurde im Zuge der Harmonisierung europäischen Rechts in nationales Recht umgesetzt. Das Fahrerlaubnisrecht wurde aus der StVZO ausgegliedert und eine eigene Fahrerlaubnisverordnung geschaffen, die am 1.1.1999 in Kraft tritt. Hierin werden die Fahrerlaubnisklassen neu eingeteilt (A, B, C, D jeweils mit Untergruppen, ferner E, M, L, T):

- *Klasse A*: Krafträder mit oder ohne Beiwagen;
- *Klasse B*: Kraftfahrzeuge mit einer zulässigen Gesamtmasse von nicht mehr als 3.500 kg und nicht mehr als 8 Sitzplätzen außer dem Führersitz (auch mit Anhänger bis 750 kg Gesamtmasse oder bis zur Höhe der Leermasse des Kraftfahrzeugs bei einer zulässigen Gesamtmasse der Kombination von nicht mehr als 3.500 kg);
- *Klasse C*: Kraftfahrzeuge – ausgenommen jene der Klasse D – mit einer zulässigen Gesamtmasse von mehr als 3.500 kg (auch mit Anhänger bis 750 kg Gesamtmasse);
- *Klasse D*: Kraftfahrzeuge zur Personenbeförderung mit mehr als 8 Sitzplätzen außer dem Führersitz (auch mit Anhänger bis 750 kg Gesamtmasse);
- *Klasse E*: Kraftfahrzeuge der Klase B, C oder D mit Anhänger mit einer zulässigen Gesamtmasse von mehr als 750 kg (Ausnahme Klase B, s.oben).

Die Anlage 6 (zu §§ 12, 48 Abs. 4 und 5) bestimmt das Nähere hinsichtlich der Anforderungen an das Sehvermögen (s. Anhang). Das Stereosehen, Dämmerungssehschärfe und Blendempfindlichkeit werden in der Anlage 6 nicht erwähnt. Das liegt hinsichtlich des Stereosehens daran, daß die Richtlinie des Rates die Partialfunktionen des Sehvermögens nicht aufführt und daran, daß der bisherige Begriff „normal" nicht allgemeingültig definierbar war. Es hätte sich also um einen „unbestimmten" Rechtsbegriff gehandelt mit all den Nachteilen einer möglichen verwaltungsgerichtlichen Nachprüfung („bestimmte" Rechtsbegriffe – z.B. Visus 0,8 – sind der Nachprüfung nicht zugänglich). Auf die Gründe des Fortfalls von Mindestanforderungen an die Dämmerungssehschärfe und Blendempfindlichkeit wird hier nicht eingegangen. Der Fortfall stimmt jedoch sehr nachdenklich, wenn man bedenkt, daß der Anteil der älteren Menschen an der Bevölkerung in den nächsten Jahren weiter deutlich zunehmen wird. Eine weitläufige Aufklärung in der Bevölkerung alleine reicht jedoch nicht aus, da eine erhebliche Diskrepanz zwischen subjektiver Selbsteinschätzung und objektiv erhobenen Befunden feststellbar ist. So schätzten 261 Unfallfahrer mit Dunkelheitsunfällen (von insgesamt 754 Unfallfahrern) in einer fallkontrollierten Untersuchung von Lachenmayr und Mitarbeitern (1998) im Auftrag der Bundesanstalt für Straßenwesen vielfach ihr Sehvermögen als „sehr gut" ein, obwohl sie im Vergleich zum Kontrollkollektiv ein deutlich statistisch signifikant vermindertes Dämmerungssehvermögen

(15% erreichten den Grenzkontrast von 1:5 nicht) und eine erhöhte Blendempfindlichkeit (20,7% erreichten den Grenzkontrast mit Blendung nicht) hatten. Dabei ist zu berücksichtigen, daß diejenigen Autofahrer, die aus eigener Erfahrung oder durch Aufklärung von seiten des Augenarztes wissen, daß eine Einschränkung des Sehvermögens vorliegt, sich von vornherein wahrscheinlich nicht der erforderlichen augenärztlichen Untersuchung im Rahmen dieser Studie stellten. Speziell die Einschränkungen des Dämmerungssehvermögens entwickeln sich langsam und schleichend mit zunehmendem Lebensalter und werden in der Regel nicht bewußt. Daher ist nach Ansicht der Autoren eine regelmäßige und obligate Überprüfung gerade dieser Sehfunktionen im höheren Lebensalter, in der Regel ab dem 40. Lebensjahr, zu fordern. Auch fordern die Autoren, daß die Prüfung von Dämmerungssehen und Blendempfindlichkeit in die Anlage 6 (Anforderungen an das Sehvermögen) der Fahrerlaubnisverordnung obligat zur Untersuchung jedes älteren Kraftfahrers aufgenommen wird, statt vollständig nunmehr wegzufallen (!). Die alleinige Prüfung der Tagessehschärfe im höheren Lebensalter, besonders bei Pseudophakie, ist nicht ausreichend für eine auch nur annähernde valide Abschätzung der Fahreignung (Lachenmayr, 1998).

Das *Nyktometer* (Hartmann und Wehmeyer, 1980) erlaubt ebenfalls eine Untersuchung von Dämmerungssehen und Blendempfindlichkeit entsprechend den Richtlinien der DOG. Die Untersuchungsparameter für Umfeldhelligkeit, Blendlichtstärke und Kontrast lassen sich entsprechend den beim Mesoptometer beschriebenen Parametern einstellen. Lediglich die Fläche der Stimuli ist unterschiedlich.

Der *Ocutrast* nach Nowak (1990) erlaubt eine Bestimmung der Sehschärfe unter mesopischen Bedingungen mit und ohne Blendung. Der Kontrast von Prüfzeichen und Hintergrund ist nicht variabel. Für dieses Gerät bestehen keine DOG-Empfehlungen an die Nachtfahrtauglichkeit.

Geräte mit großflächiger Blendquelle. Diese simulieren am ehesten eine Blendung bei Sonnenschein im Freien.

Die *Blendtestvorrichtung im Humphrey-Autorefraktometer* ermöglicht eine Untersuchung der Sehschärfe bei gleichzeitiger Blendung durch zwei großflächige Blendlichtquellen, die sich oberhalb und unterhalb des Sehzeichens befinden und eine Kontrastreduktion des Sehzeichens auf 13% bewirken.

Der *Nadler-Miller-Glare-Tester* weist als Hintergrund des Prüfzeichens ein kreisförmiges Umfeld variabler Helligkeit auf (bis 6850 cd/m^2).

Geräte mit Ganzfeldstimulation. Bei diesen wird nahezu das gesamte Gesichtsfeld des Betrachters durch die Blendquelle ausgeleuchtet, lediglich eine zentrale Lücke zur Prüfung der fovealen Funktion bleibt ausgespart. Nach diesem Prinzip arbeitet der *Brightness Acuity Tester* (*BAT*, s. auch 2.7.4). Er stellt eine schnelle und einfach zu handhabende Methode zur Bestimmung des Visus oder der Kontrastempfindlichkeit unter Gegenlichtbedingungen dar (Holladay et al., 1987, Prager et al., 1989). Als batteriebetriebenes Gerät sind die Helligkeitsstufen allerdings vom Ladezustand der Batterien abhängig.

Der von uns eingesetzte Computertest „Glare und Halo" ermöglicht zum einen die Untersuchung der Kontrastempfindlichkeit mit zusätzlicher Blendung, zum anderen bietet er erstmals die Möglichkeit zur objektiven Bestimmung der Lichthofgröße um eine definierte Lichtquelle. Die Untersuchung der Blendempfindlichkeit basiert auf der von van den Berg (1968) beschriebenen „direct compensation method". Beide Verfahren wurden von Lohmann et al. (1993, 1993a, 1994) entwickelt und auf ihre Validität und Sensitivität untersucht. Das Verfahren ist einfach, wenig zeitaufwendig und vergleichsweise preiswert. Es ist nicht geeignet zur Bestimmung der Nachtfahrtauglichkeit – entsprechende Untersuchungen wurden von uns am Mesoptometer durchgeführt (Eisenmann et al., 1995) –, schien uns jedoch geeignet, um Unterschiede in der Blendempfindlichkeit der verschiedenen (M)IOL herauszuarbeiten und statistisch zu bestimmen.

Kritisch zur Untersuchung der Lichthofgröße muß angemerkt werden, daß die Methode nur die Bestimmung der alleinigen Lichthoffläche ermöglicht, dabei aber Faktoren wie die Intensität oder die Form des Halos nicht berücksichtigt und daß in unseren Untersuchungen lediglich eine definierte Prüfdistanz benutzt wurde, evtl. bei größerem Abstand jedoch abweichende Ergebnisse vorstellbar wären.

Subjektive Erfassung postoperativer Lichtsensationen mittels Fragebogen

Zur Untersuchung der Inzidenz und Ursache von subjektiven Lichtphänomenen wurde ein anonymisierter Fragebogen mit bereits frankiertem Rückumschlag an alle Patienten verschickt. Dieser Fragebogen basiert auf einem von P. Arnold (1994) für diesen Zweck entwickelten und bereits analysierten Fragebogen.

Nach einer kurzen Einführung in die zugrundeliegende Problematik, wurden alle Patienten daran erinnert, nur in Bezug auf das bereits operierte Auge die darauffolgenden Fragen zu beantworten. Dem Patienten wurden jeweils 4 Fragen wie folgt gestellt:

Fragebogen:
Sehr geehrte/r Frau/Herr ....,

gelegentlich berichten Patienten nach der Kataraktoperation, daß sie Lichterscheinungen wahrnehmen. Andere Patienten haben dagegen bereits vor der Kataraktoperation Lichterscheinungen wahrgenommen. Manchmal verschwinden diese Lichterscheinungen auch einige Monate nach der Operation wieder. Es wird vermutet, daß diese nach der Implantation bestimmter Linsentypen häufiger auftreten.
Bitte seien Sie so nett und helfen Sie uns herauszufinden, ob diese Vermutung wirklich wahr ist. Füllen Sie hierzu bitte diesen Fragebogen aus und senden Sie diesen an uns wieder zurück. Für Ihre Bemühungen vielen Dank im voraus!

Bitte beziehen Sie sich bei der Beantwortung der folgenden Fragen ausschließlich auf Ihr rechtes/linkes Auge, das ja in unserem Hause einer Kataraktoperation unterzogen wurde.

1. Haben Sie jemals Lichterscheinungen nach der Kataraktoperation wahrgenommen, die Sie vor der Operation nicht kannten?
○ Ja   ○ Nein

Wenn Sie mit Ja geantwortet haben, beantworten Sie bitte die folgenden Fragen:

2. Welcher Beschreibung kommt ihre Wahrnehmung am nächsten? (Bei Bedarf dürfen auch mehrere Beschreibungen angekreuzt werden.)

○ ein *Lichtstrahlenkranz* (meist bogenförmig oder halbkreisförmig), der gewöhnlich in Dunkelheit oder bei abgedunkelten Lichtverhältnissen für wenige Sekunden auftritt;
○ ein kreisrunder oder annähernd rundlicher *Lichthof* um eine kleinere, mitunter auch punktförmige Lichtquelle (z. B. Autoscheinwerfer oder Straßenlicht);
○ eine beim Betrachten einer Lichtquelle von dieser ausgehende *Ausbuchtung* oder *Strahl* des Lichtes;
○ ein *Lichtpunkt* oder *Lichtfleck*, der sich auch manchmal bewegt und scheinbar nicht vom Blick in eine Lichtquelle stammt;
○ eine *herabgesetzte Bildschärfe* bei hellem Licht; manchmal auch in Verbindung mit einem Lichthof auftretend.

3. Sind diese Lichtwahrnehmungen wieder weniger intensiv geworden?
○ Ja, seit ...... Monaten.
○ Fast vollständig verschwunden
○ Nein

4. Fühlen Sie sich hierdurch gestört?
○ Ja,
      ○ leicht
      ○ mäßig
      ○ stark
○ Nein

Hornhautoberflächenanalyse

Mittels des Technomed C-Scan-Topographiesystems (Fa. Technomed, Baesweiler, Deutschland) wurde bei allen Patienten am operierten Auge eine computerisierte Videokeratographie vorgenommen. Pro Auge wurde eine Aufnahme angefertigt. Mittels der integrierten Software wurde die hornhauttopographische Übersichtskarte angefertigt und der Astigmatismus der 0 bis 3 mm zentralen Hornhautzone dieses Bildes für die weitergehende Analyse verwendet. Das sogenannte *Ray-Tracing-Modul* des C-Scan-Topographiesystems berechnet die potentielle Sehschärfe basierend auf den Angaben der kornealen Videotopographie. Hierbei wird der Strahlengang zweier Lichtpunkte simuliert. Basierend auf den Gesetzmäßigkeiten der geometrischen Optik werden diese beiden Punkte unter Berücksichtigung der zuvor bestimmten 10.800 Punkte der Hornhautbrechkraft, der Refraktion und Reflektion von Lichtstrahlen an optischen Grenzflächen, der Pupillendurchmesser und die Vorderkammertiefe mit in die Berechnung einbezogen. Das Ray-Tracing-Modul berechnet die Pupillenweite anhand des aufgenommen Bildes während der Videokeratographie. Dabei besteht eine Hintergrundleuchtdichte von 25,5 cd/qm². Die Pupillenkonfiguration wird automatisch bei der Ray-Tracing-Analyse der Videokeratographieaufnahme berücksichtigt. Hierdurch kann die Projektion von Objekten auf eine virtuelle Bildebene bestimmt werden. Das Ray-Tracing-Modul des C-Scans berechnet die optische Funktion des Auges basierend auf der Hornhautoberflächenqualität als ein Teil des refraktiven optischen Systems des Auges. Das Modul mißt und analysiert das Zusammenspiel zwischen der Hornhautoberfläche, der funktionellen optischen Hornhautzone und des Pupillendurchmessers und liefert hierdurch wertvolle zusätzliche Informationen durch das resultierende Diagramm (Abb. 24). Die Bildpunkte auf der Abbildungsebene werden durch 2

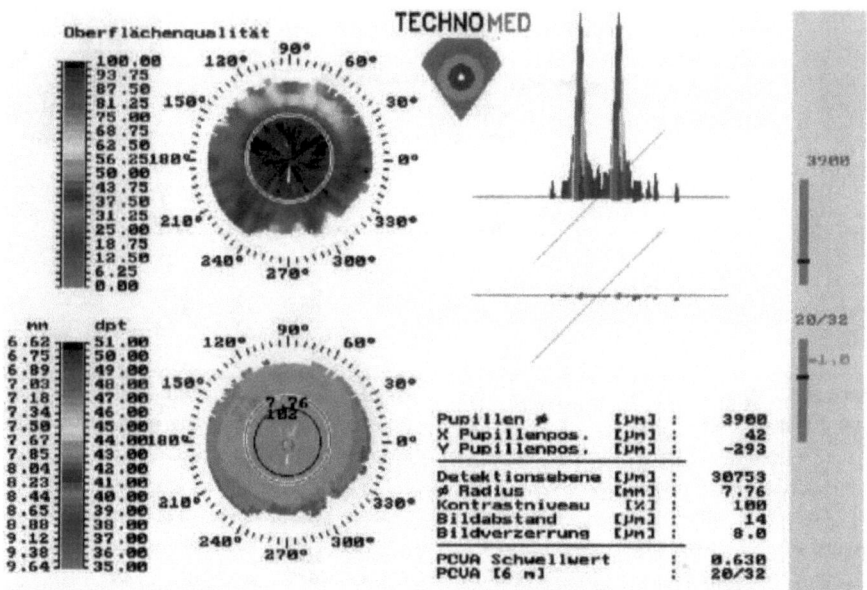

Abb. 24. Ray Tracing Analyse der postoperativen Hornhautoberfläche mit Berechnung der „Peak distance" (Bildabstand) und des „Distortion index" (Bildverzerrung). Die Oberflächenqualitätsdarstellung (*oben links*) zeigt die Pupille (*roter Kreis*), die außerhalb vom Bereich der 100%igen Qualität ist. Die Oberflächenqualität nimmt zur Peripherie infolge sphärischer Aberration hin ab. In der Detektionsebene wird die Qualität der sinusoidalen Kurvenzüge auf der Grundlage der „Peak distance", des „Distorsion index" und dem „Minimum resolvable" (nicht gezeigt) bestimmt. Das mäßige Rauschen (Distorsion index = 8.0 μm) stammt vom Einfluß der peripheren Bereiche mit schlechterer Oberflächenqualität. In der Nacht bei weiter Pupille werden die peripheren Aberrationen mit einbezogen, was zu einer Bendempfindung beitragen kann

Punktverteilungswolken dargestellt. Die beiden Spitzenbereiche der Wolken müssen räumlich getrennt aufgelöst werden, um sie auch als getrennt wahrzunehmen. Der Abstand der beiden Spitzen, definiert als der Abstand zwischen den beiden funktionellen Maxima, wird als sogenannter „peak distance" bezeichnet. Der Basisdurchmesser der Punktwolke in der virtuellen Abbildungsebene wird „distortion index" genannt. Beide Parameter helfen zu verstehen, wann zwei Punkte noch getrennt wahrgenommen werden. Sie dienen der objektiven Quantifizierung des individuellen Netzhautbildes bei dem einzelnen Patienten.

Tiefenschärfe
Die Untersuchung der Tiefenschärfe wurde mittels sog. **Defokussierkurven** an den Regan 96%-Kontrasttafeln (Testaufbau s. Kontrastvisus) durchgeführt. Nach Bestimmung der besten subjektiven Refraktion wurde durch Vorhalten von Testgläsern von +5,0 dpt bis −5,0 dpt in 0,5-dpt-Schritten defokussiert und jeweils der beste Visus ermittelt.

Binokularfunktionen
Die Untersuchung des Stereosehens ohne und mit Nahzusatz erfolgte mittels stereoskopischer Bildvorlagen, basierend auf dem Prinzip der „random dots" von Julesz. Der

TNO-Test beruht auf einer Rot-Grün-Trennung und weist eine Disparität von 1.980 bis 15 Winkelsekunden auf. Der Randot-Test beruht auf dem Polarisationsverfahren, wobei die Querdisparität von 600 bis 20 Winkelsekunden reicht. Bei negativem Ergebnis wurde die Fliege des Titmus-Test mit einer Disparität von 3.800 Sekunden angeboten.

Die Untersuchung der Aniseikonie bei Fernblick wurde mit dem Phasendifferenzhaploskop nach Aulhorn (Aulhorn, 1966) durchgeführt.

Für die Aniseikonie bei Nahblick wurde der Test nach Esser (1991) eingesetzt, der auf einer Rot-Grün-Trennung nach dem Anaglyphenverfahren beruht.

2.1.7
Design theoretischer und klinischer Studien

Monokularer und binokularer Kontrastvisus „physikalischer Augen" mit (M)IOL
An 7 Probanden (Durchschnittsalter 27,8 J.), die mit Korrektion (nur sphärische Gläser) an beiden Augen einen Fernvisus von mindestens 1,2 aufwiesen, wurde zunächst monokular der Kontrastvisus der Array-MIOL (Modell SSM-26NB) und der asymmetrischen 3-Zonen-MIOL (Mocher Modell 83L, 83S, 83E, 83F, 83G) sowie einer monofokalen Referenzlinse (Pharmacia und Upjohn, Modell 720A) anhand der Regan 96%-, 50%-, 25%- und 11%-Kontrasttafeln untersucht. Es wurde sowohl der Kontrastvisus durch den Fernfokus als auch durch den Nahfokus überprüft. Für letztere Untersuchung wurden die Probanden medikamentös in Zykloplegie versetzt und anschließend ein Testglas der Stärke −3,0 dpt vorgehalten, d. h. bei der Untersuchung des Nahkontrastvisus blickte der Proband durch den Nahteil der MIOL in die Ferne (3 m Prüfdistanz).

Anschließend erfolgte analog eine binokulare Untersuchung des Kontrastvisus für Ferne und Nähe mit folgenden Linsenkombinationen:

1. Monofokal / Monofokal (Pharmacia und Upjohn, 720A);
2. Array SSM-26NB / Array SSM-26NB;
3. Morcher 83L / 83S   (Fern : Nah = 70:30 / 30:70);
4. Morcher 83E / 83F   (Fern : Nah = 60:40 / 40:60);
5. Morcher 83G / 83G   (Fern : Nah = 50:50 / 50:50).

Einfluß des Hornhautastigmatismus auf die Kontrastempfindlichkeit „physikalischer Augen" mit (M)IOL
An 10 Probanden (Durchschnittsalter 27,4 J.; Visus c.c. >1,2) wurde der Einfluß des Astigmatismus auf die Kontrastempfindlichkeit von MIOL an „physikalischen Augen mit künstlichem Hornhautastigmatismus" untersucht. Dabei wurden Testgläser mit folgendem Astigmatismus benutzt: +1,0 dpt, +2,0 dpt, +4,0 dpt und +6,0 dpt. Nach Bestimmung der Achse wurden die Testgläser im Sinne eines Astigmatismus mit der Regel (Plus-Zylinder bei 90°) eingesetzt. Untersucht wurde die Kontrastempfindlichkeit am B-VAT II-SG Video Acuity Tester von Mentor. Zunächst erfolgte die Untersuchung des unkorrigierten Astigmatismus, dann in einem zweiten Gang die Untersuchung mit Astigmatismuskorrektion durch Vorschalten entsprechender zylindrischer Testgläser. Eingesetzt wurden folgende IOL:
1. Array SSM-26NB (multizonal progressiv)
2. Pharmacia und Upjohn, 811E (diffraktiv)
3. Pharmacia und Upjohn, 811B (monofokal)

2.1 Methodik

Implantationsstudie AMO Array-Modell MPC-25NB

Im Rahmen einer prospektiven, multizentrischen Studie zur Zulassung der IOL bei der amerikanischen Gesundheitsbehörde Food und Drug Administration (FDA) implantierten wir bei 15 Patienten (Durchschnittsalter 64,0 J.) das Modell Array MPC-25NB.

Eine monofokale Kontrollgruppe bestand ebenfalls aus 15 Patienten (Durchschnittsalter 64,5 J.) mit der IOL Pharmacia und Upjohn, Modell 702A. Ferner wurden die Ergebnisse retrospektiv verglichen mit einer Gruppe von 15 Patienten (Durchschnittsalter 65,1 J.) mit diffraktiver MIOL 3M Typ 815LE.

Untersucht wurden 3 Monate nach klinischer Implantation:
- induzierter Astigmatismus (Methode nach Jaffe);
- Kontrastvisus Regan 96%-, 25%-Kontrasttafeln.

Nach 12 Monaten wurden folgende Parameter kontrolliert:
- unkorrigierter und korrigierter Fernvisus;
- Nahvisus ohne Korrektion, mit Fernkorrektion sowie mit bester Nahaddition;
- Kontrastvisus (Regan 96%-, 50%-, 25%-, 11%-Kontrasttafeln);
- Tiefenschärfe (Defokussierkurven).

Prospektive klinische Studie AMO Array-Modell SSM-26NB

In einer laufenden prospektiven klinischen Studie wurden funktionelle Ergebnisse der Array-MIOL Modell SSM-26NB am 1./2. postoperativen Tag sowie 12–16 Wochen nach klinischer Implantation untersucht.

Frühpostoperativ wurde an 135 Patienten (150 Augen; Durchschnittsalter 65,9 J.) unkorrigierter und korrigierter Fernvisus bestimmt sowie der Nahvisus ohne Korrektion, mit Fernkorrektion und mit bester Nahaddition gemessen.

Im Rahmen der 3-Monatskontrolle wurde an 49 Patienten (61 Augen; Durchschnittsalter 67,2 J.), die zusätzlich zu den beschriebenen Kriterien zur Aufnahme in die Studie alle einen präoperativen Retinometervisus $\geq 0,8$ aufwiesen, folgende Parameter untersucht:
- unkorrigierter und korrigierter Fernvisus;
- Nahvisus ohne Korrektion, mit Fernkorrektion sowie mit bester Nahaddition;
- Kontrastvisus (Regan-Kontrasttafeln).

Ferner wurden alle Patienten über das Auftreten optischer Nebenwirkungen sowie nach Art und Tragegewohnheiten von Sehhilfen befragt.

Eine monofokale Kontrollgruppe bestand aus 15 Patienten (25 Augen; Durchschnittsalter 67,0 J.), bei denen 3 Monate nach Implantation einer monofokalen, faltbaren Silikon-IOL (Modell SI-30NB) die gleichen Parameter untersucht wurden.

3 Monate nach Implantation am zweiten Auge wurde bei 12 Patienten mit MIOL Typ Array SSM-26NB und bei 10 Patienten mit monofokaler IOL Typ SI-30NB der bilaterale Kontrastvisus (Regan-Kontrasttafeln) und das stereoskopische Sehen (Randot-Test, TNO-Test) bestimmt.

Eine Untersuchung der Kontrastempfindlichkeit mit dem B-VAT II-SG Video Acuity Tester wurde im Rahmen der 3-Monatskontrolle an 20 Patienten mit Array-MIOL (Durchschnittsalter 67,2 J.) und 18 Patienten mit monofokaler IOL (Durchschnittsalter 68,9 J.) durchgeführt.

Schließlich wurde an 27 Patienten (Durchschnittsalter 63,8 J.) mit Array-MIOL 6 Monate postoperativ eine Messung der Kontrast- und Blendempfindlichkeit sowie der Halogröße mit dem Glare und Halo-Computertest durchgeführt und der Gegenlichtvisus mit dem Brightness Acuity Tester bestimmt. Im Rahmen dieser Teilstudie wurden folgende Kontrollgruppen untersucht:
- 25 Patienten mit kombinierter Rinden- und Kernkatarakt (Durchschnittsalter 5,2 Jahre)
- 23 Patienten mit diffraktiver 3M-MIOL Modell 815LE (Durchschnittsalter 64,8 - Jahre)
- 25 Patienten mit monofokaler IOL Pharmacia und Upjohn, Modell 809P (Durchschnittsalter 64,5 Jahre)
- 10 jüngere Probanden mit klarer kristalliner Linse (Durchschnittsalter 38,4 Jahre).

Der Visus der Kataraktpatienten lag bei 0,5–0,7. Alle übrigen Patienten und Probanden hatten einen korrigierten Fernvisus von 0,8 oder besser. Alle Patienten und Probanden besaßen einen gültigen Führerschein der Klasse 3 und nahmen aktiv – auch nachts – am Straßenverkehr teil. Bei den pseudophaken Patienten betrug das postoperative Intervall mindestens 6 Monate. Das Vorliegen eines Nachstars wurde im Rahmen der spaltlampenmikroskopischen Untersuchung ausgeschlossen.

Implantationsstudie AMO Array-Modell SA-40N
Im Rahmen einer prospektiven, multizentrischen Studie zur Zulassung der IOL bei der amerikanischen Gesundheitsbehörde FDA wurde 15 Patienten (15 Augen; Durchschnittsalter 65,3 J.) das Modell Array SA-40N implantiert.

Im Rahmen der 3-Monatskontrolle wurde der Kontrastvisus (Regan 96%- und 25%-Kontrasttafeln) bestimmt und der chirurgisch induzierte Hornhautastigmatismus nach Jaffe und Clayman berechnet.

Beide Ergebnisse wurden mit den entsprechenden Resultaten der 15 Patienten (15 Augen; Durchschnittsalter 64,0 J.) drei Monate nach Implantation der Array MPC-25NB verglichen, um Aufschluß über die Auswirkung des chirurgisch induzierten Astigmatismus auf die Kontrastempfindlichkeit zu erhalten.

Vorhersage des korrigierten Visus anhand der Videokeratoskopie
Zur Klärung der Frage, ob auch durch das Ray-Tracing-Modul des computerisierten Videokeratoskops (C-Scan Farb-Ellipsoid-Topometer, Fa. Technomed, Baesweiler) eine Aussage über den besten postoperativen korrigierten Fernvisus bereits vor der Kataraktoperation getroffen werden kann, bestimmten wir präoperativ die BCVA bei 43 zur Kataraktoperation vorgesehenen Augen, eingeteilt in eine MONO-Gruppe (n = 22, monofokale IOL, Typ SI40NB, Fa. Allergan) und in eine MIOL-Gruppe (n = 21, multifokale IOL, Typ SA40N, Fa. Allergan). Postoperativ bestimmten wir den korrigierten Fernvisus im Zustand der stabilen Refraktion (Gruppe MONO nach $22,9 \pm 5,1$ Wochen, Gruppe MIOL nach $23,8 \pm 3,3$ Wochen, p = 0,76). Das Ray-Tracing-Programm errechnet durch die Projektion zweier Punkte definierten Abstands auf die Kornea und Bestimmung der Abbildungsqualität derselben in einer Detektionsebene eine fiktive Sehschärfe („best corrected visual acuity" = BCVA), die somit allein durch die Abbildungseigenschaften der Hornhaut ermittelt wird. Bei der Bestimmung von BCVA wurden die vom computerisierten Videokeratoskop ermittelten Parameter Pupillendurchmesser, Vorderkammertiefe und Sehzeichengröße nicht verändert. Ausschlußkriterien

waren jede festgestellte okuläre Pathologie außer der Katarakt sowie ein Astigmatismus ≥3 dpt. Zur Mittelwertbildung teilten wir jeder gemessenen Sehschärfe (logarithmisch) eine Visusstufe von 0–20 zu (linear).

Prospektive klinische Studie asymmetrischer refraktiver 3-Zonen-MIOL
Im Rahmen der prospektiven klinischen Studie wurden insgesamt 53 refraktive 3-Zonen-MIOL an 46 Patienten implantiert. Vier Monate postoperativ wurden an 46 Augen (40 Patienten) mit MIOL (Modelle 83L, 83E, 83G, 83F und 83S) sowie an 10 monofokalen Augen folgende Parameter nachuntersucht:
- Fern- und Nahvisus ohne und mit Korrektion;
- Kontrastvisus für Ferne und Nähe;
- Tiefenschärfe anhand von Defokussierkurven;
- Binokularfunktionen an 5 Patienten mit binokularen asymmetrischen MIOL.

2.1.8
Statistik

Deskriptive Statistik
Von allen Originalvariablen wurden jeweils folgende Lage- und Streuungsparameter berechnet: Arithmetischer Mittelwert, Standardabweichung („standard deviation", SD), Median, Minimum, Maximum und 95%-Konfidenzintervall (Diehl und Arbringer, 1994). Bei einem Quotienten Mittelwert : Median zwischen 0,9 und 1,1 nahmen wir das Vorliegen einer Normalverteilung an (Plausibilitätskontrolle; Immich, 1974) und stellten die Daten deskriptiv als Mittelwert dar.

Wilcoxons Rangsummentest und U-Test nach Mann und Whitney
Zur Prüfung der Frage, ob bezüglich der Variablenwerte Gruppenunterschiede zwischen einzelnen IOL-Typen bestehen, wurde der Wilcoxon-Rangsummentest und U-Test nach Mann und Whitney durchgeführt (Wilcoxon, 1945; Mann und Whitney, 1947). Alle statistischen Tests wurden im Sinne einer deskriptiven Datenanalyse verwendet und die dazugehörigen p-Werte bestimmt. Als statistisch signifikant wurden p-Werte ≤0,05 angesehen.

Varianzanalyse
Nach Anzahl der im individuellen Fall vorliegenden Faktoren wurde eine einfaktorielle oder eine zweifaktorielle Varianzanalyse (Bortz, 1985; Diehl und Arbinger, 1992) durchgeführt:

Mittels der einfaktoriellen Varianzanalyse mit Meßwiederholung untersuchten wir für k = 5 Gruppen jeweils den Faktor Kontrastempfindlichkeit, Blendempfindlichkeit bzw. Halogröße. Es wurde folgende Hypothese (Nullhypothese) getestet:

H_0: Die Stichproben stammen aus Grundgesamtheiten mit gleichen Lageparametern.

Die vorgegebene Wahrscheinlichkeit ist für den Fehler 1. Art p = 0,05. Bei einer errechneten Wahrscheinlichkeit für den Fehler 1. Art p ≤ 0,05 kann die H_0-Hypothese abgelehnt werden, d.h. es darf angenommen werden, daß die Stichproben aus Grundgesamtheiten mit unterschiedlichen Lageparametern stammen.

Mittels einer zweifaktoriellen Varianzanalyse mit Meßwiederholungen auf zwei Faktoren untersuchten wir den Einfluß binokularer Linsenkombinationen und den

Einfluß des Kontrasts auf den Visus für die Ferne und Nähe. Folgende Nullhypothesen wurden formuliert:
- H_{0b}: Der Kontrast hat keinen Einfluß auf den Visus.
- H_{0c}: Die Linsenkombination hat keinen Einfluß auf den Visus.
- H_0b*c: Die Veränderung des Visus zwischen den Kontraststufen ist bei allen Linsenkombinationen gleich.

Es wurden die jeweiligen Irrtumswahrscheinlichkeiten p errechnet. Das Signifikanzniveau wurde auf 5% festgelegt, d. h. bei $p \leq 0{,}05$ wurde die entsprechende Nullhypothese abgelehnt.

Scheffé-Test

Der Test auf lineare Kontraste mittels multipler Paarvergleiche nach Scheffé (1953) wurde als Anschlußtest an die einfaktoriellen Varianzanalysen durchgeführt. Es wurde überprüft, ob zwischen den verschiedenen Patientengruppen eine signifikante Differenz bezüglich der Faktoren Kontrastempfindlichkeit, Blendempfindlichkeit und Halogröße bestand. Voraussetzung für die Durchführung des Scheffé-Tests war, daß bereits mit der Varianzanalyse globale Differenzen (zumindest tendenziell mit $p \leq 0{,}1$) gefunden wurden. Das Signifikanzniveau wurde ebenfalls auf 5% festgelegt.

Auswertung des Visus

Zur statistischen Auswertung der Rohdaten zu den logMAR-Visuswerten wurden diese gemäß Westheimer (1979) in Dezimalwerte umgewandelt und umgekehrt.

Fisher-Tests, Kovarianz-Analyse-Modelle

Statistische Schlüssel basieren primär auf Gruppenvergleichen gemäß der primär interessierenden Hypothese erhöhter Glare- und Halo-Werte unter den Trägern multifokaler gegenüber monofokaler Linsen. Stetige (und im obigen Sinne objektive) Parameter zur Fixierung von Unterschieden in den Halo-, Flicker- und Glare-Werten sowie entsprechende kategorielle (und nach obiger Beschreibung als subjektiv anzusehende) Parameter aus dem modifizierten Arnold-Fragebogen finden sich im Anhang zusammengestellt.

Einige der stetig erhobenen Meßparameter wurden eingangs zur Stabilisierung ihrer Aussagekraft transformiert: Die mittleren Glare- und Flicker-Messungen wurden zu ihrer entsprechenden Standardabweichung ins Verhältnis gesetzt, um die entsprechenden intraindividuell normierten Quotienten in die Auswertung eingehen lassen zu können; Angaben zu diesen Aggregatparametern werden jedoch nur angegeben, wenn die mit ihnen erhaltenen statistischen Aussagen merklich von denen mit den originalen (mittleren) Glare- und Flicker-Werten abweichen.

Zur Deskription kontinuierlicher Meßparameter wurden gängige univariate und multivariate Methoden herangezogen: Signifikante Gruppenunterschiede zwischen den mono- und multifokalen Linsenträgern wurden mittels unverbundener Wilcoxon-Tests festgemacht, wobei alle nachfolgenden p-Werte als Resultate zweiseitiger Test zu interpretieren sind. Angesichts des explorativen Charakters dieser Auswertungen über alle in Frage kommenden Endprodukte der Studie wurden die p-Werte jedoch nicht im Rahmen einer formalen multiplen Testprozedur adjustiert; ein p-Wert $<0{,}05$ sollte somit als Indikator lokaler statistischer Signifikanz, mithin als deskriptiver p-Wert angesehen werden.

Um den verzerrenden Effekt von Wechselwirkungen zwischen dem Linsentyp und anderen Regressoren ausschließen zu können, wurden für obige Zielparameter in weiterführenden explorativen Auswertungen entlang möglicher erklärender Faktoren stratifizierte Gruppenvergleiche zwischen den Linsentypen durchgeführt; als dichotomisierte Einflußparameter wurden speziell der Astigmatismus (bis 1 Dioptrie oder höher), das Alter (bis 70 Jahre oder älter) sowie Bildabstand (bis 6,4 µm) und Bildverzerrung (bis 6,0 µm) angesehen.

Um einerseits die subjektiven und objektiven Zielparameter der Studie zur Fixierung Halo-bezogener Unterschiede zwischen den Linsentypen gegenüber stellen, andererseits die verschiedenen kategoriellen im modifizierten Arnold-Bogen erfaßten Parameter ins Verhältnis setzen zu können, wurden weiter exakte Fisher-Tests zur Gruppendifferenzierung eingesetzt; die resultierenden p-Werte sind im beschriebenen Sinne als deskriptiv anzusehen.

Schließlich wurden zusätzlich zu den oben genannten nicht-parametrischen Auswertungen noch zahlreiche (explorative) Kovarianz-Analyse-Modelle an die Daten angepaßt. Da diese kaum zusätzliche Erkenntnisse gegenüber obigen Analysen geliefert haben, sind die entsprechenden Resultate hier aufgespart.

Da einige der kontinuierlichen Meßparameter merklich schief verteilt sind, erfolgt deren graphische und numerische Beschreibung über Boxplots und die entsprechende Quartile; um jedoch eine Vergleichbarkeit unserer Ergebnisse mit denen früherer Publikationen zu ermöglichen, werden zusätzlich Mittelwerte und Standardabweichungen angegeben.

Alle statistischen Analysen werden mit SAS (Version 6.12 unter Windows), alle Graphiken mit StatView (Version 4.1) erzeugt.

2.2
Ergebnisse

2.2.1
Qualitätskontrolle der Oberflächenbeschaffenheit von (M)IOL mit dem Rasterelektronenmikroskop

Erwartungsgemäß weisen alle PMMA-MIOL (Allergan MPC-25NB, Morcher refraktive 3-Zonen-MIOL) sowohl im Bereich der Optik als auch im Bereich der Haptiken eine völlig glatte und homogene Oberflächenbeschaffenheit ohne sichtbare Defekte auf (Abb. 25, 26, 27). Die monofokale PMMA-IOL (Pharmacia und Upjohn, Typ 809P) wies ebenfalls sowohl im Bereich der Optik als auch im Bereich der Haptiken eine völlig glatte und homogene Oberflächenbeschaffenheit ohne sichtbare Defekte auf (Abb. 28, 29, 30, 31).

Die Untersuchung der faltbaren Silikon-IOL ergab bei bis zu 88facher Vergrößerung keine offensichtlichen Verarbeitungsmängel (Abb. 32, 33, 34, 35, 36, 37, 38). Am Linsenrand der Allergan-IOL SI-40 war lediglich eine gering prominente Nahtstelle erkennbar, die wie eine Falz imponierte und wohl herstellungstechnisch bedingt ist (Schwarz et al., 1994).

Ferner konnten kleine Mikrorißbildungen im Bereich des Haptikansatzes festgestellt werden, die ebenfalls bereits bei früheren Untersuchungen von Silikon-IOL be-

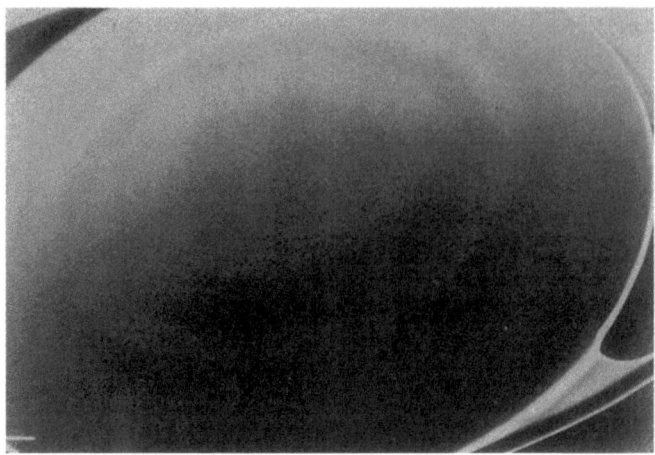

Abb. 25. Morcher MPC-25NB: Rasterelektronenmikroskopische Darstellung (28fache Vergrößerung)

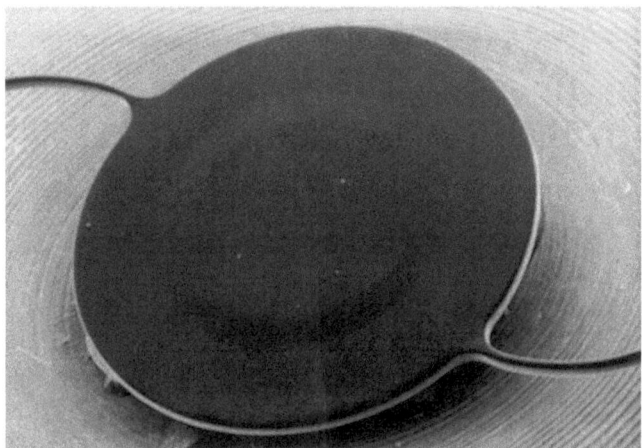

Abb. 26. Morcher 83L: Rasterelektronenmikroskopische Darstellung (13fache Vergrößerung)

schrieben wurden (Tsai et al., 1992; Kohnen und Magdowski, 1995). Diese geringfügigen Oberflächenunebenheiten lagen alle fernab vom optisch wirksamen Linsenzentrum, dessen Oberfläche keine Unregelmäßigkeiten aufwies.

2.2 Ergebnisse

Abb. 27.
Morcher 83S:
Rasterelektronen-
mikroskopische
Darstellung
(13fache Ver-
größerung)

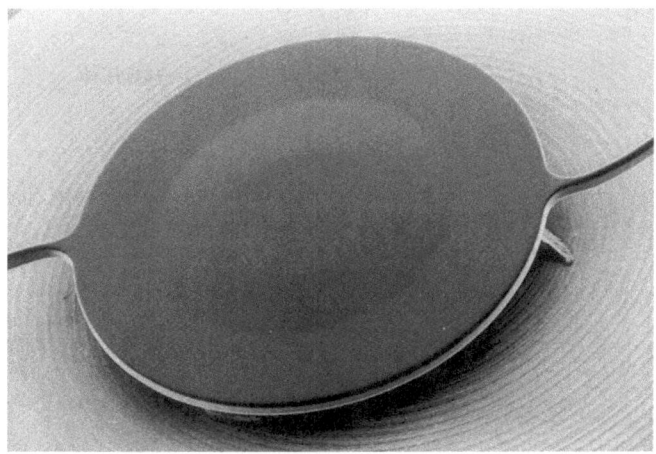

Abb. 28. Pharmacia und
U. 809P: Übersicht (× 5,8)

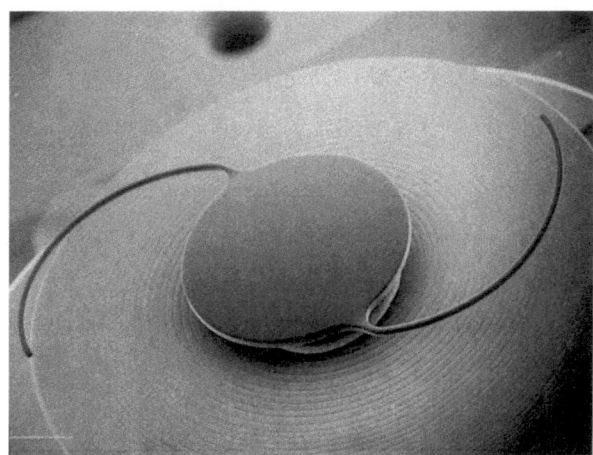

Abb. 29. Pharmacia und
U. 809P: Optikrand (× 88)

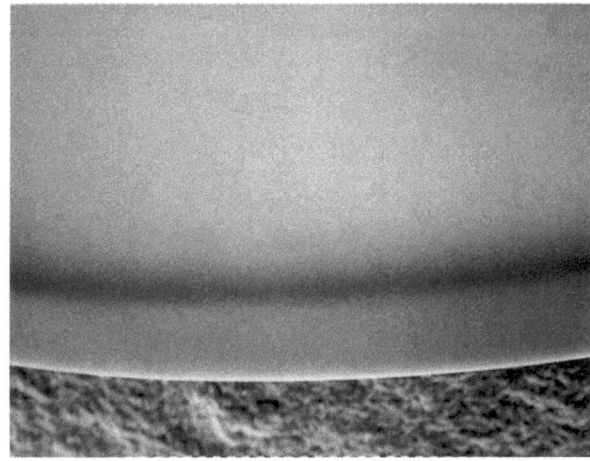

Abb. 30. Pharmacia und
U. 809P: Optik-Haptik-
Übergang (× 45)

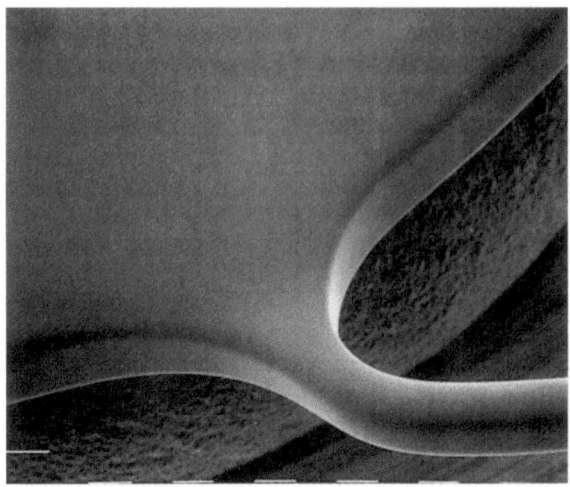

Abb. 31. Pharmacia und
U. 809P: Haptikende (× 175)

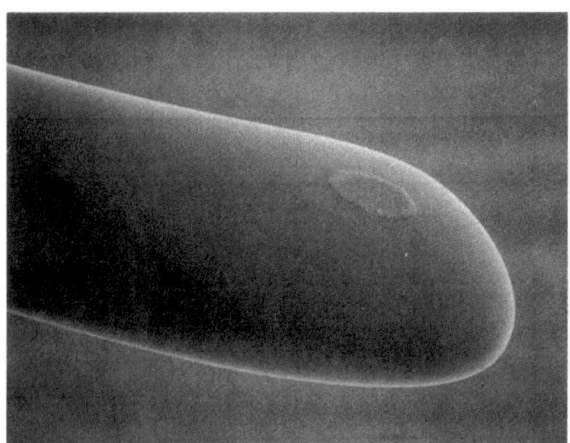

Abb. 32. AMO SI-40NB:
Übersicht (× 5,8)

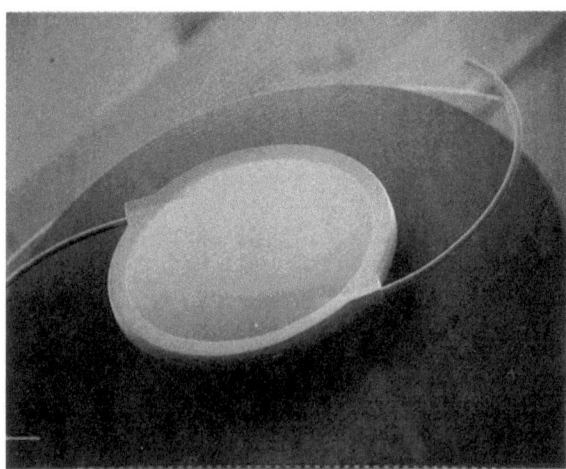

2.2 Ergebnisse

Abb. 33. AMO SI-40NB: Optikrandbereich (× 88)

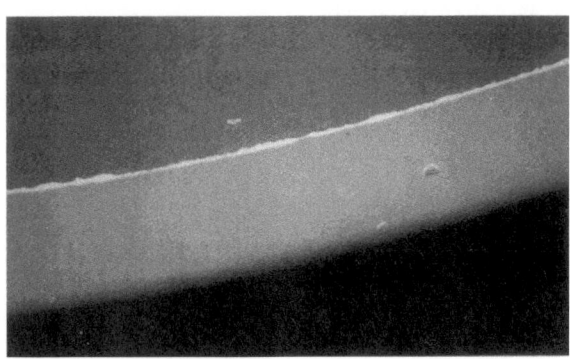

Abb. 34. AMO SI-40NB: Optik-Haptik-Übergang (× 45)

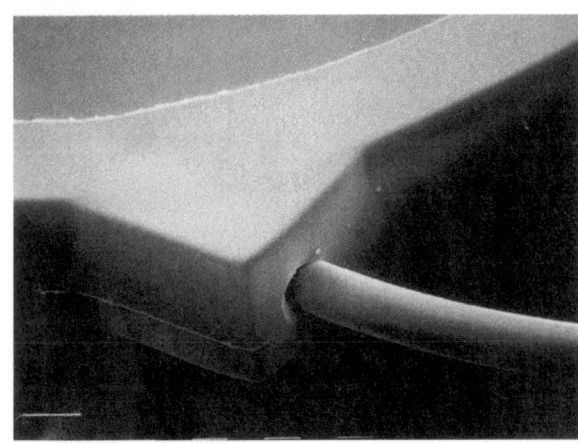

Abb. 35. AMO Array SA-40N: Übersicht (× 5,8)

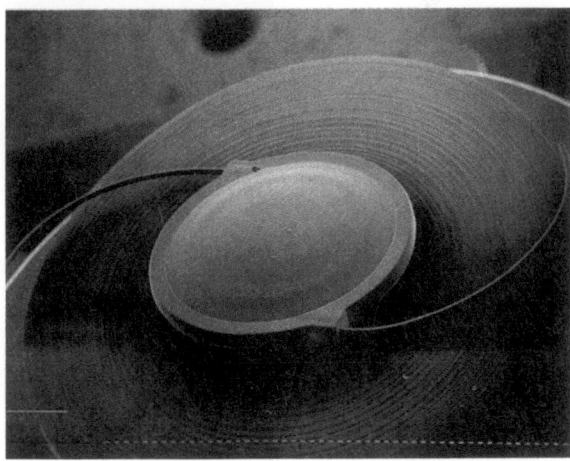

Abb. 36. AMO Array SA-40N: Optikrandbereich: Falz am Linsenrand und Risse am Haptikansatz (68fache Vergrößerung)

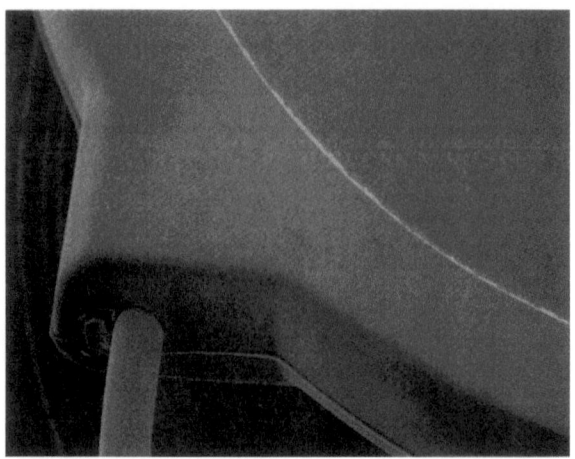

Abb. 37. AMO Array SA-40N: Optik-Haptik-Übergang (× 45)

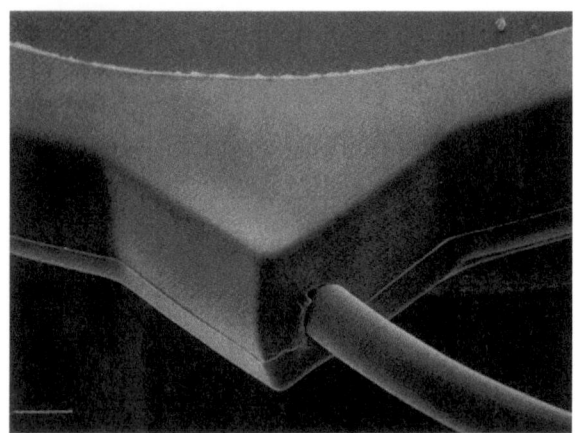

Abb. 38. AMO Array SA-40N: Haptikende (× 175)

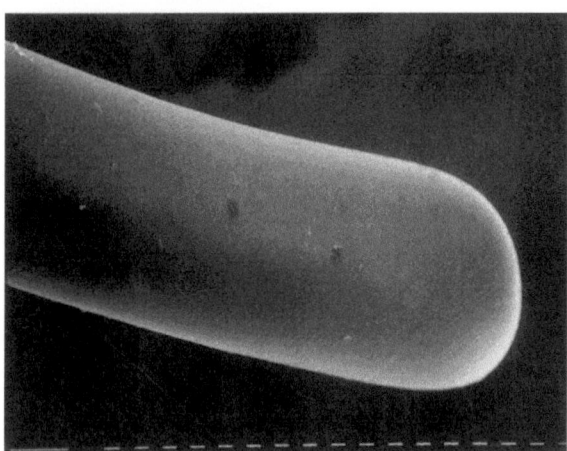

2.2.2
Ergebnisse der Messungen auf der optischen Bank

Von allen MIOL wurde anhand der PSF in beiden Brennpunkten jeweils die MTF bestimmt. Tabelle 8 stellt die aus den MTF abgeleiteten Werte für Strehl-Ratio *(SR)* und Resolution Efficiency *(RE)* dar. Im wesentlichen wird dabei das Konzept der unterschiedlich gewichteten Foki bestätigt, daß nämlich im bevorzugten Brennpunkt auch entsprechend höhere Werte für SR und RE vorliegen. Die Array-MIOL scheint, wenn man die Werte beider Hauptbrennpunkte betrachtet, einen guten Kompromiß für eine MIOL mit ungleicher Gewichtung beider Foki darzustellen: Die Werte im betonten Fernfokus entsprechen nahezu denjenigen der asymmetrischen MIOL Typ 83L, die diesen Fokus mit 70% der Lichtenergie betont (83L: SR 35,4%, RE 76,1; Array: SR 34,0%, RE 72,4). Im Nahfokus wurden jedoch für die Array-MIOL vergleichsweise günstigere Werte gemessen (83L: SR15,2%, RE 22,7; Array: SR 22,5%, RE 53,4; Tabelle 8).

Bei der Betrachtung der asymmetrischen MIOL fällt auf, daß die Linse Typ 83S (mit einer Betonung des Nahfokus mit 70% der Lichtenergie bei 30% im Fernfokus) im Nahfokus nur eine SR von 11,5% und eine RE von 21,6% erreicht. Die MTF-Kurve zeigt in diesem Brennpunkt auch einen ungewöhnlich steilen Abfall (s. Abb. 52). Die theoretische Defokussierkurve TFR dieser MIOL zeigt jedoch neben dem typischen zweigipfligen Verlauf, der die vergrößerte Tiefenschärfe dokumentiert, auch einen eindeutig höheren Peak im Nahfokus (s. Abb. 56).

Auf den Abb. 39 bis 56 sind die für die einzelnen MIOL auf der optischen Bank erhobenen Befunde graphisch dargestellt.

Tabelle 8. In-vitro-Abbildungseigenschaften in beiden Hauptbrennpunkten von MIOL mit ungleicher Gewichtung von Fern- und Nahfokus

MIOL-Typ	Fokus (dpt)	Strehl-Ratio (%)	Resol. Efficiency
Array SSM-26NB	21,0	34,0	72,4
	24,5	22,5	53,4
Morcher 83L	21,0	35,4	76,1
	25,5	15,2	22,7
Morcher 83E	21,0	25,4	65,5
	25,5	13,1	25,0
Morcher 83G	21,0	28,8	65,4
	25,5	24,8	55,7
Morcher 83F	21,0	18,8	51,1
	25,5	32,8	96,6
Morcher 83S	21,0	16,8	40,9
	25,5	11,5	21,6

Abb. 39. MTF (im Fernfokus): Allergan SSM-26NB

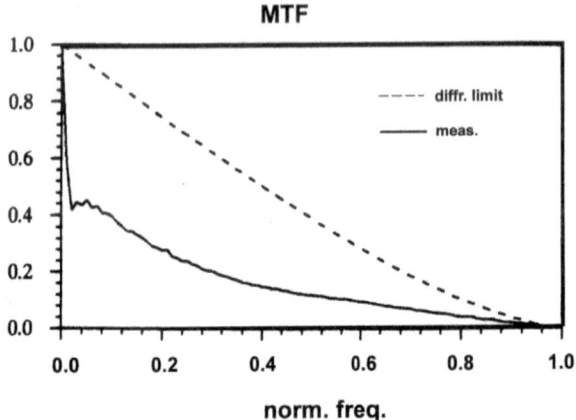

Abb. 40. MTF (im Nahfokus): Allergan SSM-26NB

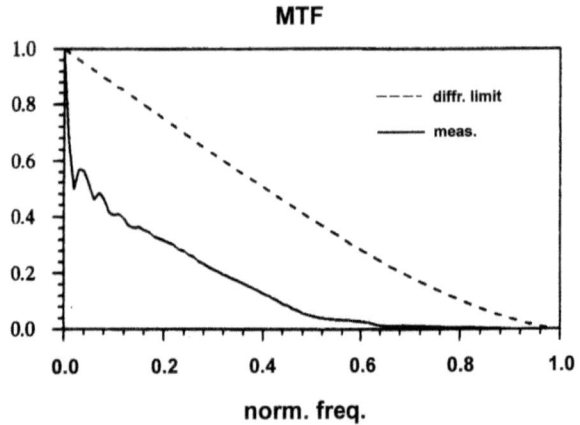

Abb. 41. Through Focus Response: Allergan SSM-26NB

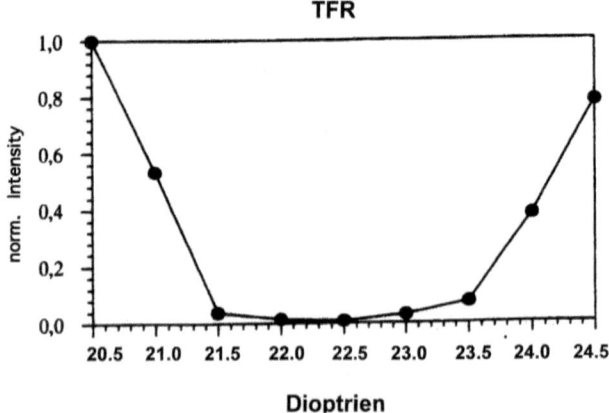

2.2 Ergebnisse

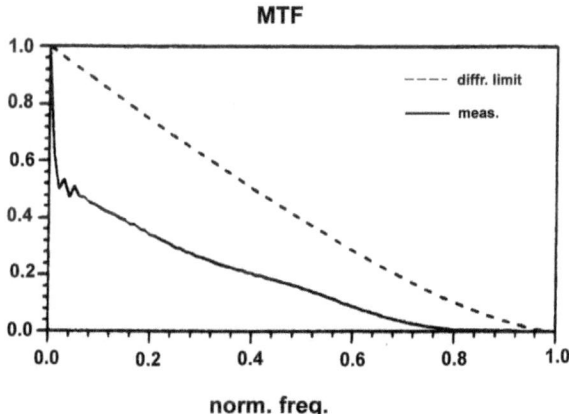

Abb. 42. MTF (im Fernfokus): Morcher 83L

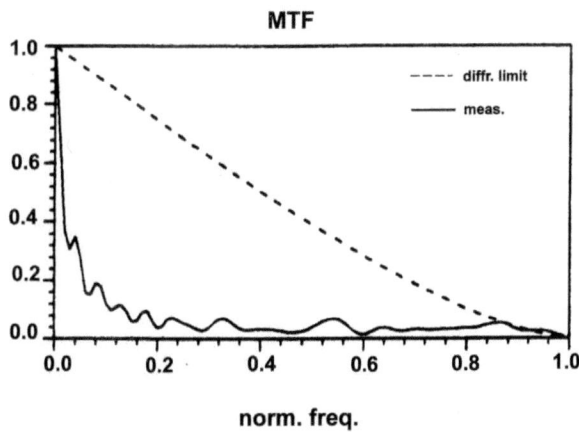

Abb. 43. MTF (im Nahfokus): Morcher 83L

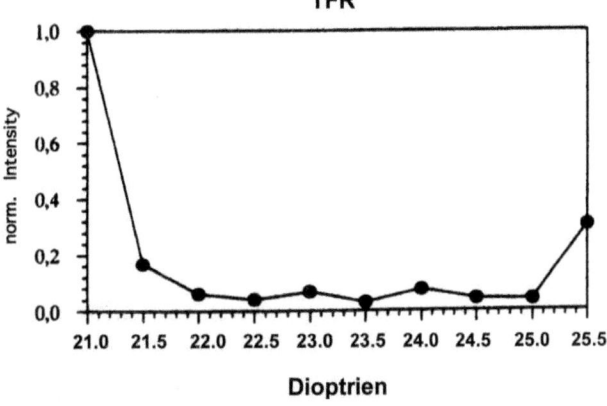

Abb. 44. Through Focus Response: Morcher 83L

Abb. 45. MTF (im Fernfokus): Morcher 83E
(Fern : Nah = 60 : 40)

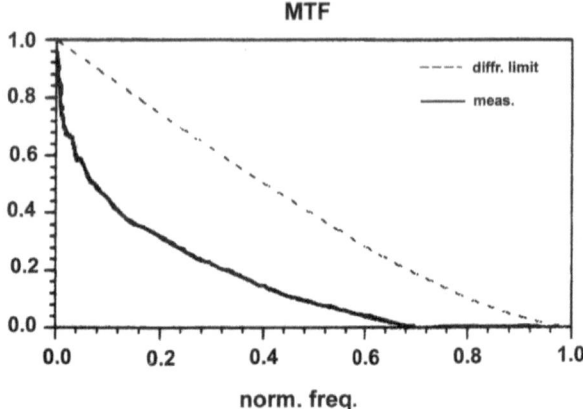

Abb. 46. MTF (im Nahfokus) Morcher 83E

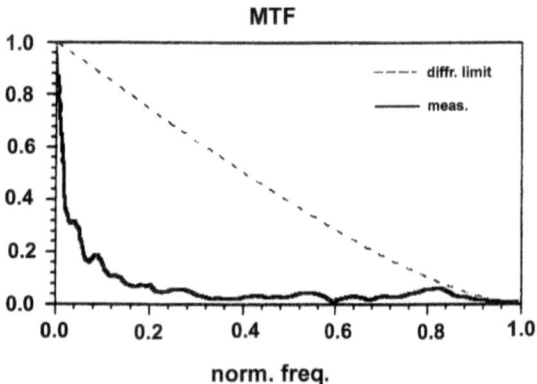

Abb. 47. Through Focus Response: Morcher 83E

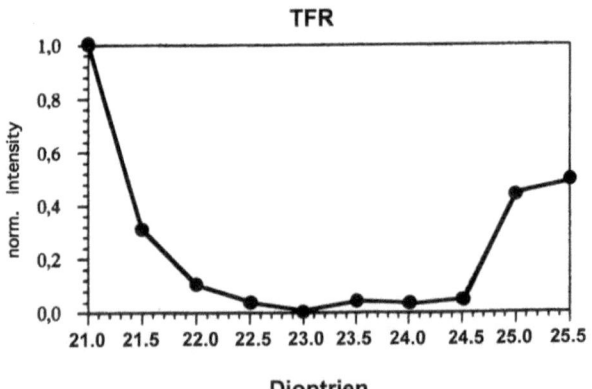

2.2 Ergebnisse

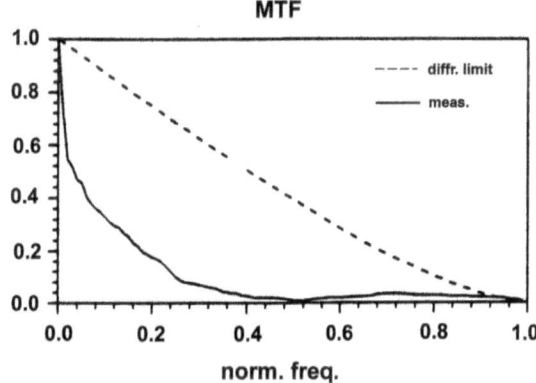

Abb. 48. MTF (im Fernfokus): Morcher 83G (Fern : Nah = 50 : 50)

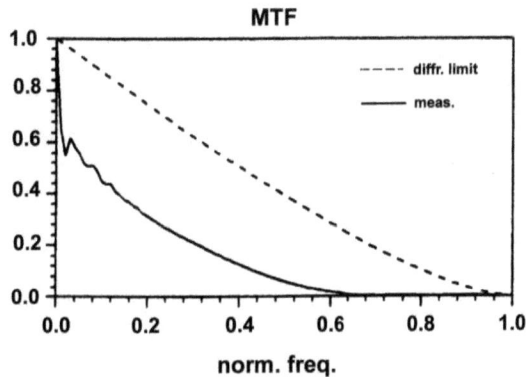

Abb. 49. MTF (im Nahfokus): Morcher 83G

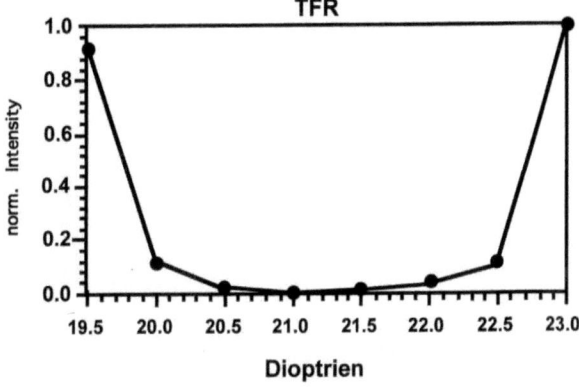

Abb. 50. Through Focus Response: Morcher 83G

Abb. 51. MTF (im Fernfokus): Morcher 83F
(Fern : Nah = 40 : 60)

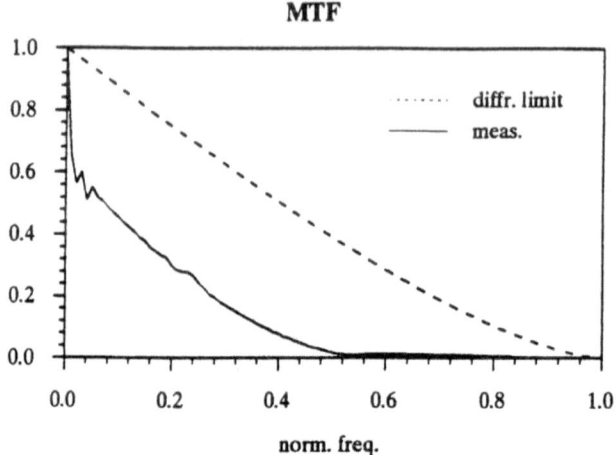

Abb. 52. MTF (im Nahfokus): Morcher 83F

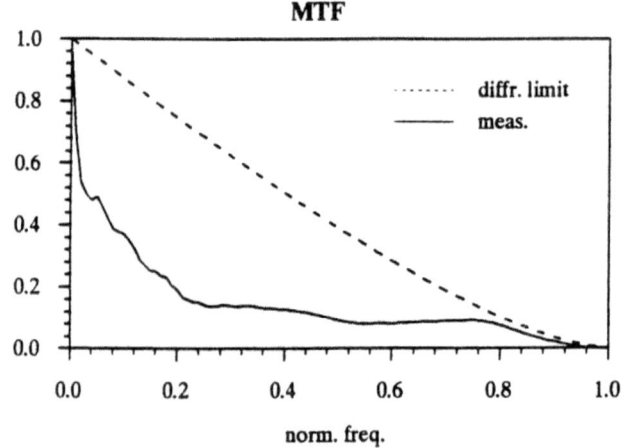

Abb. 53. Through Focus Response: Morcher 83F

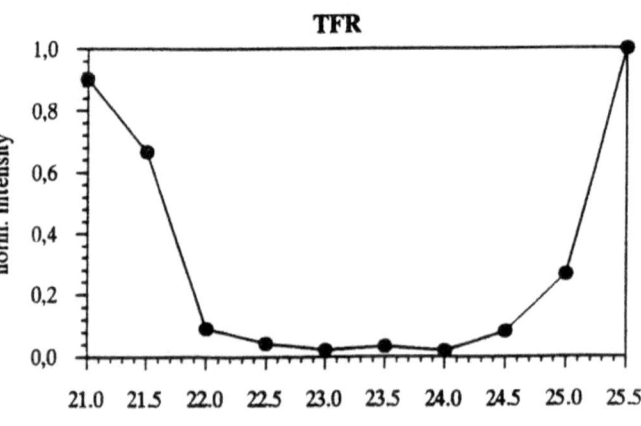

2.2 Ergebnisse

Abb. 54. MTF (im Fernfokus): Morcher 83S (Fern : Nah = 30 : 70)

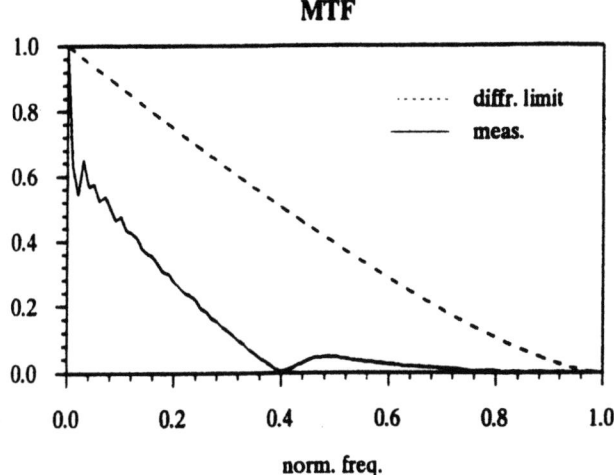

Abb. 55. MTF (im Nahfokus): Morcher 83S

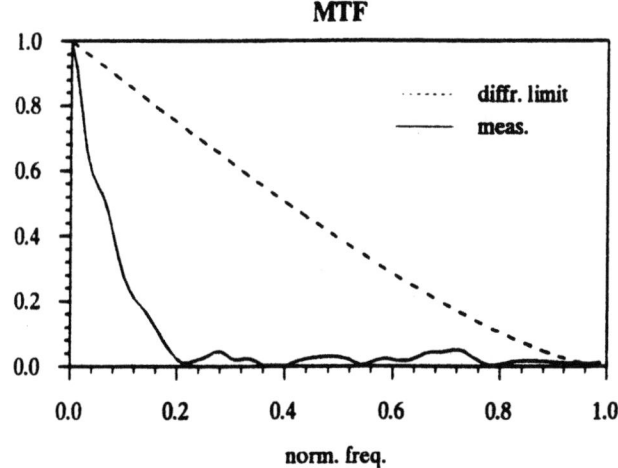

Abb. 56. Through Focus Response: Morcher 83S

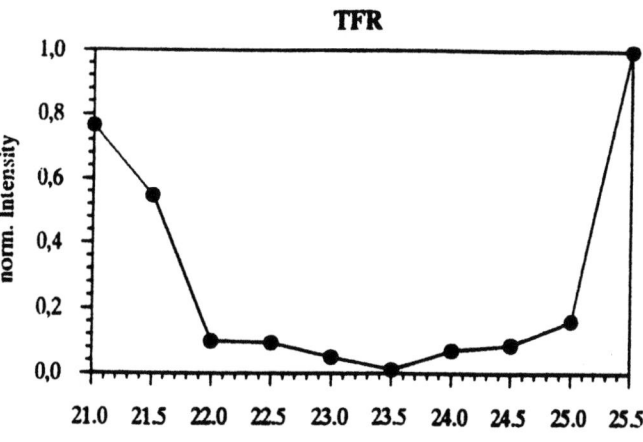

2.2.3
Ergebnisse nach „optischer Implantation" von (M)IOL in physikalische Augen

Funktionelle Ergebnisse der Array-MIOL und monofokaler IOL
Fern-, Nahvisus. Der Fernvisus beider untersuchten Linsen war nahezu identisch: Der Mittelwert der Array-MIOL betrug 1,06 (SD: ±0,1), derjenige der monofokalen IOL betrug 1,09 (SD: ±0,11; p > 0,05). Die Untersuchung des Nahvisus in Zykloplegie ergab ohne Nahaddition erwartungsgemäß ein signifikant besseres Ergebnis der MIOL (0,86; SD: ±0,1) im Vergleich zur monofokalen IOL (0,29; SD: ±0,04; p < 0,05). Somit wird die vergrößerte Tiefenschärfe der Array-MIOL eindrucksvoll dokumentiert.

Abbildungen 57 und 58 stellen die monokulare Untersuchung des Kontrastvisus für Ferne und Nähe graphisch dar: Für den Fernkontrastvisus zeigte sich bei hohen und mittleren Kontrasten (Regan 96%-, 50%-, 25%-Tafeln) nur eine tendenzielle Überlegenheit der monofokalen IOL (p > 0,05). Ein statistisch signifikanter Unterschied zwischen beiden Linsentypen ergab sich erst für den 11%-Kontrast (p < 0,05).

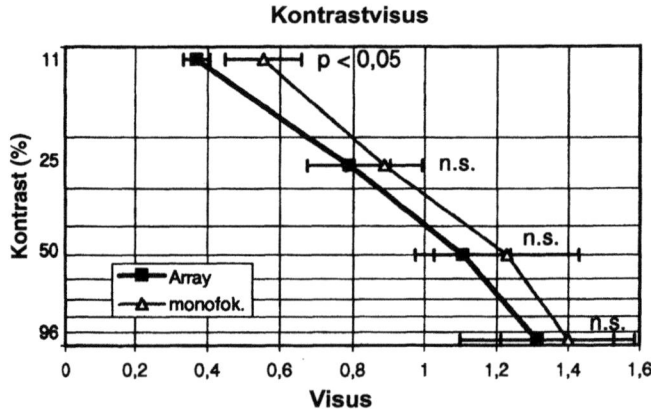

Abb. 57. Kontrastvisus Ferne. Mittelwerte und Standardabweichungen der Regan-Kontraste nach monokularer „optischer Implantation" von Array-MIOL und monofokaler IOL

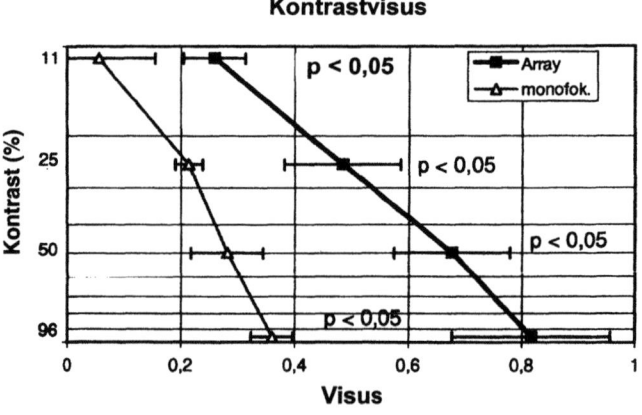

Abb. 58. Kontrastvisus Nähe. Mittelwerte und Standardabweichungen der Regan-Kontraste nach monokularer „optischer Implantation" von Array-MIOL und monofokaler IOL

2.2 Ergebnisse

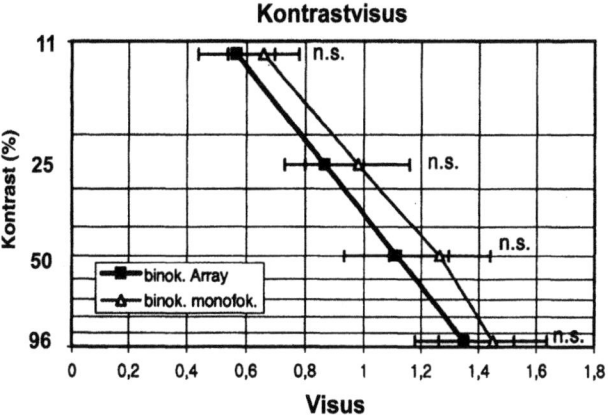

Abb. 59. Kontrastvisus Ferne. Mittelwerte und Standardabweichungen der Regan-Kontraste nach binokularer „optischer Implantation" von Array-MIOL und monofokaler IOL

Dagegen zeigte die Untersuchung des Kontrastvisus für die Nähe erwartungsgemäß für sämtliche untersuchten Kontraststufen (Untersuchung in Zykloplegie, ohne Nahaddition) eine signifikante Überlegenheit ($p < 0{,}05$) der Multifokallinse auf.

Die Ergebnisse des Fernkontrastvisus unter binokularer Prüfsituation werden in Abb. 59 wiedergegeben: Auch hierbei zeigt sich wiederum bei allen untersuchten Kontraststufen eine tendenzielle Überlegenheit der Monofokallinse. Im Gegensatz zur monokularen Prüfsituation ergibt die statistische Auswertung jedoch selbst bei der 11%-Kontrasttafel keinen signifikanten Unterschied zwischen Array-MIOL und monofokaler IOL ($p > 0{,}05$).

Binokularfunktion. Die Untersuchung der Binokularfunktionen mit bilateraler Array-MIOL zeigte bei allen Probanden im Randot-Stereotest eine intakte Stereopsis für die Nähe sowohl ohne als auch mit Nahaddition (Meridian mit Fernkorrektion: 140 Winkelsekunden; Meridian mit Nahaddition: 70 Winkelsekunden). Bei der Untersuchung der Nahaniseikonie mit dem Esser-Test ergab sich weder im Fern- noch im Nahfokus eine klinisch relevante Nahaniseikonie (alle Werte unter 1%).

Funktionelle Ergebnisse asymmetrischer 3-Zonen-MIOL
Kontrastvisus für Ferne und Nähe. Die Ergebnisse der monokularen Untersuchung des Kontrastvisus für die Ferne sind für alle untersuchten asymmetrischen 3-Zonen-MIOL sowie die monofokale Referenz-IOL in Tabelle 9 zusammengefaßt.

Die monofokale IOL erzielte für die Ferne in allen Kontraststufen bessere Ergebnisse als die asymmetrischen MIOL. Im Vergleich mit den Typen 83L und 83E, also den MIOL, die den Fernfokus betonen, war diese Überlegenheit allerdings für die Kontraststufen 96%, 50% und 11% nicht statistisch signifikant ($p > 0{,}05$).

Die Untersuchung des Nah-Kontrastvisus (in Zykloplegie nach Vorhalten von Gläsern der Stärke $-3{,}0$ dpt) zeigte, daß die MIOL Typ 83S, die den Nahfokus mit 70% des Lichtes betont, die besten Ergebnisse erzielte. Diese sind den MIOL Typ 83L und 83E, die beide den Fernfokus betonen, für alle Kontraste signifikant überlegen ($p < 0{,}05$). Die monofokale IOL lieferte ohne Nahaddition erwartungsgemäß keinen funktionell brauchbaren Kontrastvisus für die Nähe (Tabelle 10).

Bei der binokularen Untersuchung des Kontrastsehens für Ferne und Nähe wurden folgende asymmetrische 3-Zonen-MIOL-Kombinationen eingesetzt:
- 83L / 83S (Fern : Nah = 70 : 30 / 30 : 70);
- 83E / 83F (Fern : Nah = 60 : 40 / 40 : 60).

Tabelle 9. Kontrastvisus Ferne. Mittelwerte und Standardabweichungen der Regan-Kontraste nach monokularer „optischer Implantation" asymmetrischer 3-Zonen-MIOL und einer monofokalen IOL

(M)IOL-Typ	Regan 96%	Regan 50%	Regan 25%	Regan 11%
Morcher 83L	1,40 ± 0,19	1,18 ± 0,12	0,93 ± 0,19	0,59 ± 0,21
Morcher 83E	1,41 ± 0,25	1,21 ± 0,28	1,01 ± 0,18	0,52 ± 0,11
Morcher 83G	1,36 ± 0,24	1,18 ± 0,12	0.95 ± 0,17	0,49 ± 0,12
Morcher 83F	1,23 ± 0,20	1,04 ± 0,16	0,85 ± 0,16	0,42 ± 0,06
Morcher 83S	1,18 ± 0,12	0,98 ± 0,15	0,72 ± 0,12	0,40 ± 0,08
Monofokal	1,55 ± 0,13	1,31 ± 0,22	1,11 ± 0,13	0,64 ± 0,15

Tabelle 10. Kontrastvisus Nähe. Mittelwerte und Standardabweichungen der Regan-Kontraste nach monokularer „optischer Implantation" asymmetrischer 3-Zonen-MIOL und einer monofokalen IOL

(M)IOL-Typ	Regan 96%	Regan 50%	Regan 25%	Regan 11%
Morcher 83L	0,91 ± 0,27	0,76 ± 0,23	0,54 ± 0,17	0,30 ± 0,12
Morcher 83E	0,97 ± 0,26	0,75 ± 0,19	0,57 ± 0,19	0,35 ± 0,13
Morcher 83G	1,13 ± 0,37	0,91 ± 0,24	0,68 ± 0,20	0,41 ± 0,13
Morcher 83F	1,14 ± 0,13	1,01 ± 0,18	0,76 ± 0,07	0,43 ± 0,07
Morcher 83S	1,26 ± 0,17	1,14 ± 0,13	0,75 ± 0,16	0,44 ± 0,11
Monofokal	0,35 ± 0,03	0,31 ± 0,04	0,22 ± 0,03	0,06 ± 0,10

Es wurde also, wie bereits von Jacobi und Eisenmann (1993) beschrieben, an einem Auge der Fernfokus, am Gegenauge der Nahfokus betont. Vergleichend führten wir eine binokulare Untersuchung monofokaler IOL sowie „symmetrischer" 3-Zonen-MIOL mit gleicher Gewichtung von Fern- und Nahfokus (MIOL-Kombination 83G/83G; Fern : Nah = 50:50) durch.

Tabelle 11 zeigt Mittelwerte und Standardabweichungen des Fernkontrastvisus der einzelnen Linsenkombinationen auf. Auch unter binokularer Testsituation erzielte die monofokale IOL wiederum die besten Resultate, wobei die Differenz nicht so ausgeprägt war wie bei der monokularen Untersuchung. Die Ergebnisse der monofokalen IOL unterscheiden sich für die Regan-Kontraststufen 96%, 50%, 11% nicht signifikant (p > 0,05) von denen der MIOL-Kombination 83L/83S.

Der Kontrastvisus für die Nähe war binokular bei den Kontraststufen 96%, 50% und 25% für alle MIOL-Kombinationen vergleichbar (p > 0,05). Für niedrige Kontraste (Regan 11%-Kontrasttafel) war jedoch die asymmetrische MIOL-Kombination 83L/83S der Kombination mit symmetrischer Lichtverteilung (83G/83G) signifikant überlegen (p < 0,05). Mittelwerte und Standardabweichungen aller Untersuchungen unter binokularer Testsituation sind in Tabelle 12 dargestellt.

Tabelle 11. Kontrastvisus Ferne. Mittelwerte und Standardabweichungen der Regan-Kontraste nach binokularer „optischer Implantation" asymmetrischer 3-Zonen-MIOL-Kombinationen bzw. monofokaler IOL

(M)IOL-Kombination	Regan 96%	Regan 50%	Regan 25%	Regan 11%
83L/83S	1,40 ± 0,19	1,14 ± 0,13	0,91 ± 0,11	0,54 ± 0,12
83E/83F	1,40 ± 0,19	1,11 ± 0,13	0,92 ± 0,17	0,51 ± 0,08
83G/83G	1,30 ± 0,13	1,07 ± 0,12	0.82 ± 0,14	0,51 ± 0,08
Mono/Mono	1,45 ± 0,19	1,26 ± 0,17	1,08 ± 0,18	0,65 ± 0,12

2.2 Ergebnisse

Tabelle 12. Kontrastvisus Nähe. Mittelwerte und Standardabweichungen der Regan-Kontraste nach binokularer „optischer Implantation" asymmetrischer 3-Zonen-MIOL-Kombinationen bzw. monofokaler IOL

(M)IOL-Kombination	Regan 96 %	Regan 50 %	Regan 25 %	Regan 11 %
83L/83S	1,26 ± 0,17	1,07 ± 0,12	0,90 ± 0,20	0,55± 0,11
83E/83F	1,23 ± 0,20	1,07 ± 0,12	0,92 ± 0,14	0,52 ± 0,11
83G/83G	1,23 ± 0,20	1,08 ± 0,18	0.82 ± 0,14	0,46 ± 0,05
Mono/Mono	0,38 ± 0,03	0,28 ± 0,04	0,22 ± 0,03	0,09 ± 0,02

Betrachtet man nun bei binokularer Prüfsituation die Gesamtmittelwerte aller Regan-Kontraststufen, so zeigten sich für die Ferne die monofokalen IOL allen MIOL-Kombinationen signifikant überlegen ($p < 0,05$). Die asymmetrische MIOL-Kombination 83L/83S erzielte sowohl für die Ferne als auch für die Nähe den besten Kontrastvisus aller untersuchten MIOL-Kombinationen (nicht signifikant, $p > 0,05$; Mittelwerte und Standardabweichungen siehe Tabelle 13 und Tabelle 14).

Als Ergebnis der zweifaktoriellen Varianzanalyse wird ersichtlich, daß beim Blick in die Ferne neben dem Kontrast ($p < 0,05$) die Art der (M)IOL-Kombination einen signifikanten Einfluß auf den Visus ausübt ($p < 0,05$). Die Veränderung des Visus zwischen den Kontraststufen zeigte keine Unterschiede für die einzelnen Linsenkombinationen ($p > 0,05$). Für die Nähe zeigte sich ebenfalls ein signifikanter Einfluß der Linsenkombination auf den Visus ($p < 0,05$). Auch die Veränderung des Visus durch die Kontraste war in der Nähe für die einzelnen Linsenkombinationen unterschiedlich ($p < 0,05$).

Binokularfunktionen. Die Untersuchung der Binokularfunktionen mit den genannten asymmetrischen 3-Zonen-MIOL-Kombinationen ergab wiederum bei allen Probanden eine intakte Stereopsis ohne und mit Nahaddition (Median des Randot-Test jeweils 100 Winkelsekunden). Die Untersuchung der Nahaniseikonie mit dem Esser-Test ergab maximale Aniseikoniewerte von 0,9%, was im < Bereich des Meßfehlers liegt.

Tabelle 13. Kontrastvisus Ferne. Mittelwerte und Standardabweichungen aller Regan-Kontraste nach binokularer „optischer Implantation"

MIOL-Kombination	Mittelwerte aller Regan-Kontraste
83L/83S	1,00 ± 0,06
83E/83F	0,98 ± 0,12
83G/83G	0,92 ± 0,09
Mono/Mono	1,11 ± 0,12

Tabelle 14. Kontrastvisus Nähe. Mittelwerte und Standardabweichungen aller Regan-Kontraste nach binokularer „optischer Implantation"

MIOL-Kombination	Mittelwerte aller Regan-Kontraste
83L/83S	0,95 ± 0,09
83E/83F	0,94 ± 0,10
83G/83G	0,90 ± 0,11
Mono/Mono	0,24 ± 0,95

Einfluß des unkorrigierten und korrigierten Hornhautastigmatismus auf die Kontrastempfindlichkeit von (M)IOL im physikalischen Auge

In Abb. 60 wird zunächst die von einem Astigmatismus unbeeiflußte Kontrastempfindlichkeit der Array-MIOL, der diffraktiven MIOL Pharmacia und Upjohn, Typ 811E sowie einer monofokalen Standardlinse dargestellt. Der Kurvenverlauf aller untersuchten Linsen befand sich in dem von Corwin et al. (1989) ermittelten Normbereich für Probanden dieses Alters (in der Abbildung *grau* unterlegt). Bei zunehmendem Hornhautastigmatismus (+1, +2, +4, +6 dpt; Abb. 61 bis 64) verschlechterte sich die Kontrastempfindlichkeitsfunktion aller Linsen und lag schließlich für alle untersuchten Ortsfrequenzen außerhalb des Normbereichs.

Vergleicht man den jeweiligen Verlauf der Kontrastempfindlichkeitsfunktion, so fällt auf, daß sich die Kurven der unterschiedlichen Linsen bei zunehmendem Astig-

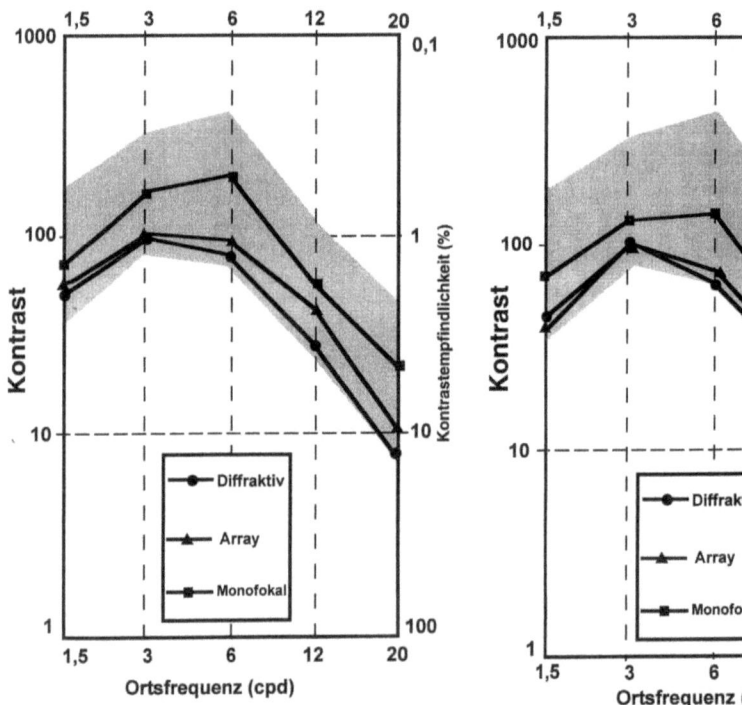

Abb. 60. Kontrastempfindlichkeit von (M)IOL am physikalischen Auge ohne Astigmatismus

Abb. 61. Kontrastempfindlichkeit von (M)IOL am physikalischen Auge bei 1 dpt Astigmatismus, unkorrigiert

2.2 Ergebnisse

Abb. 62. Kontrastempfindlichkeit bei 2 dpt Astigmatismus, unkorrigiert

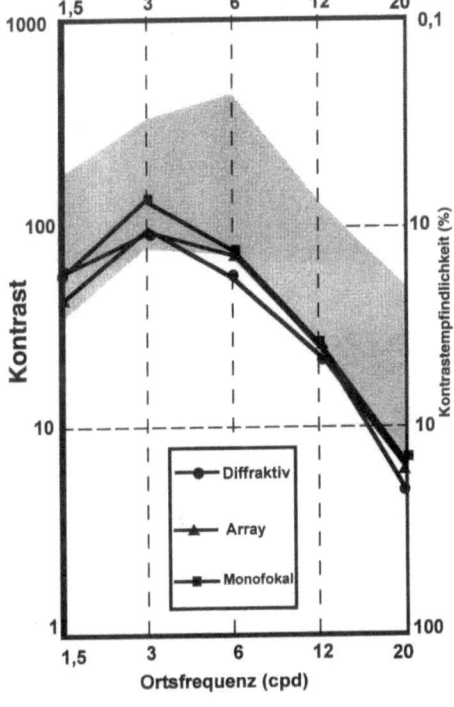

Abb. 63. Kontrastempfindlichkeit bei 4 dpt Astigmatismus, unkorrigiert

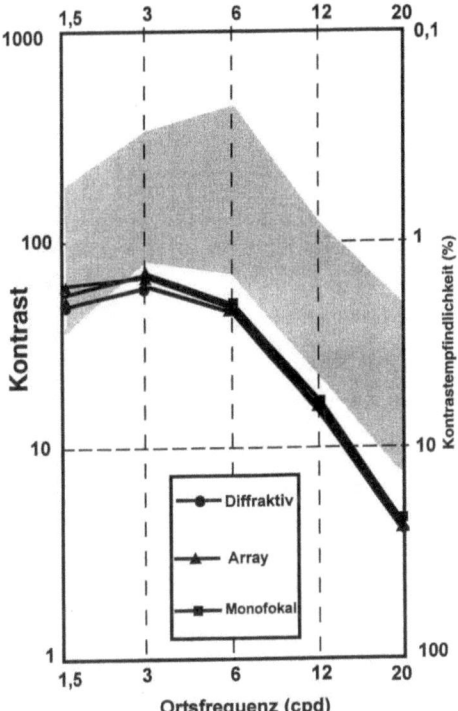

Abb. 64. Kontrastempfindlichkeit bei 6 dpt Astigmatismus, unkorrigiert

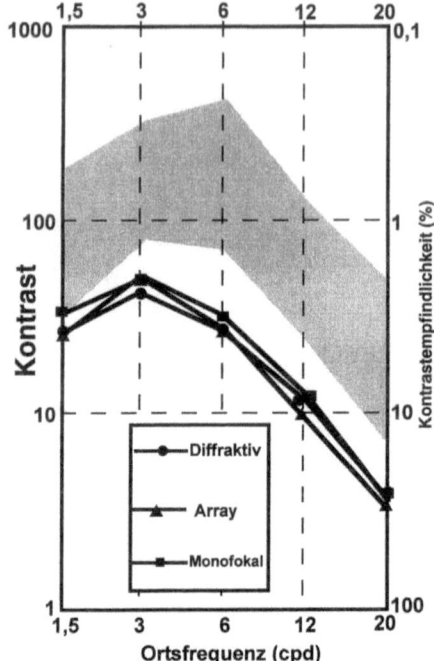

Abb. 65. Kontrastempfindlichkeit bei 1 dpt Astigmatismus, korrigiert

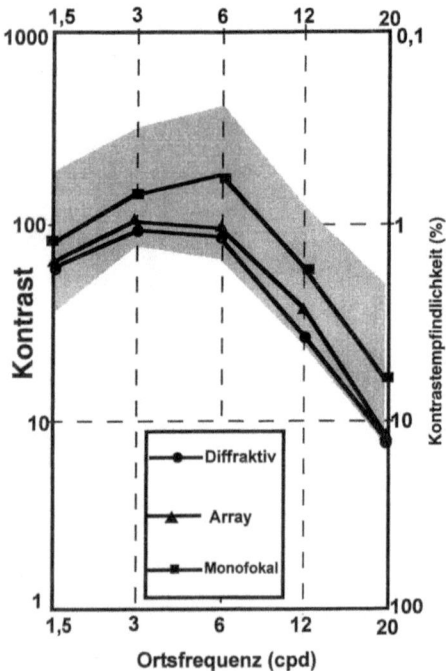

2.2 Ergebnisse

Abb. 66. Kontrastempfindlichkeit bei 2 dpt Astigmatismus, korrigiert

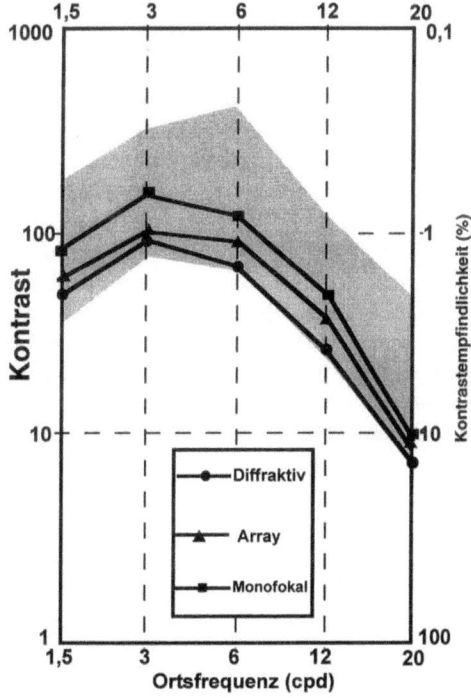

Abb. 67. Kontrastempfindlichkeit bei 4 dpt Astigmatismus, korrigiert

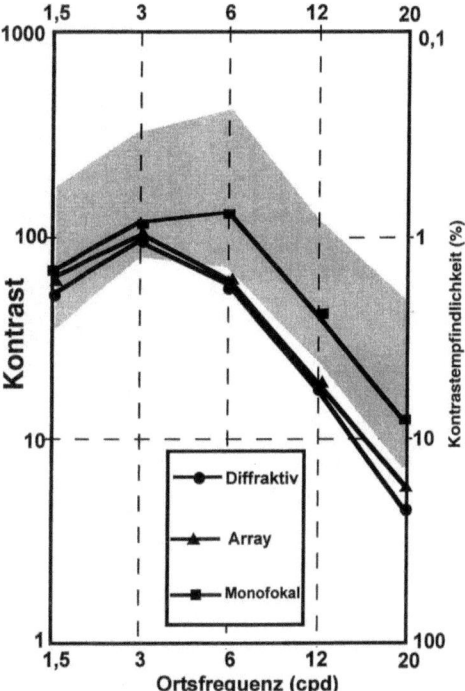

matismus immer mehr annähern: Ab einem Astigmatismus von ca. 2 dpt besteht insbesondere für mittlere und hohe Ortsfrequenzen nahezu kein Unterschied mehr zwischen mono- und multifokaler IOL.

Der unkorrigierte Hornhautastigmatismus wirkte sich somit nicht etwa auf die Kontrastempfindlichkeit der Multifokallinse stärker aus als auf die einer monofokalen IOL. Vielmehr beeinträchtigte ein hoher Astigmatismus die Kontrastempfindlichkeit der monofokalen IOL stärker als diejenige der Array-MIOL oder auch der diffraktiven Pharmacia-MIOL.

Korrigiert man nun den künstlichen Hornhautastigmatismus durch Vorhalten von Testgläsern, so kommt es zwar bei zunehmendem Astigmatismus mit entsprechender Korrektion ebenfalls zu einer Verschlechterung der Kontrastempfindlichkeit aller untersuchter Linsen. In dieser Untersuchungsreihe bleibt jedoch die Überlegenheit der monofokalen Linse gegenüber beiden MIOL konstant. Das bei zunehmendem unkorrigierten Astigmatismus beobachtete Nivellieren der Kontrastempfindlichkeitskurven läßt sich beim korrigierten Astigmatismus also nicht beobachten (Abb. 65 bis 68).

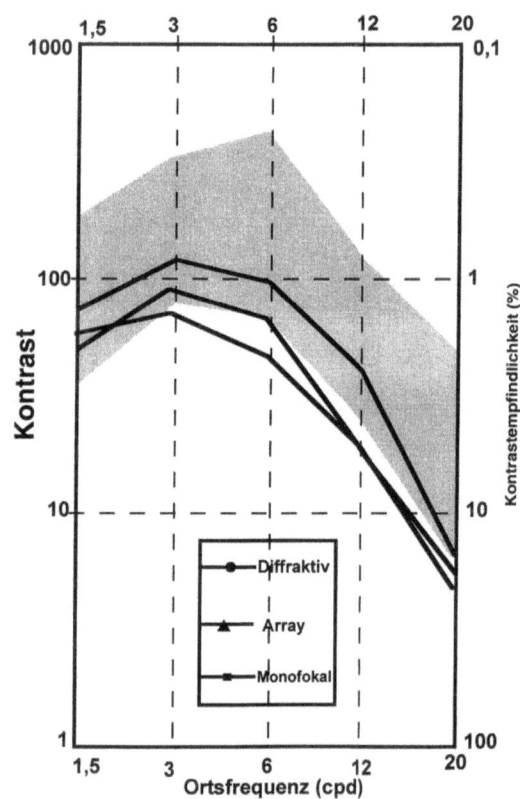

Abb. 68. Kontrastempfindlichkeit bei 6 dpt Astigmatismus, korrigiert

2.2.4
Ergebnisse nach klinischer Implantation multifokaler Intraokularlinsen

Implantationsstudie AMO Array-Modell MPC-25NB
Fern- und Nahvisus. Ein Jahr nach Implantation der Array-MIOL lag der Mittelwert des unkorrigierten Fernvisus bei 0,59 (SD: ±0,19). Mit Korrektion ergab sich ein Mittelwert von 0,94 (SD: ±0,15; Spannbreite: 0,7 bis 1,2). Es fanden sich weder statistisch signifikante Unterschiede (p>0,05) zu einer monofokalen Kontrollgruppe (unkorrigierter Fernvisus 0,55, SD: ±0,25; korrigierter Fernvisus 1,01, SD: ±0,17; Abb. 69) noch zu einem Patientenkollektiv mit diffraktiver 3M-MIOL (unkorrigierter Fernvisus 0,54, SD: ±0,20; korrigierter Fernvisus 0,89, SD: ±0,21; Abb. 70).

Der Mittelwert des unkorrigierten Nahvisus (Birkhäuser-Nahleseproben, Leseentfernung 30 cm) lag bei 0,74 (SD: ±0,13); der Nahvisus mit Fernkorrektion lag im Mit-

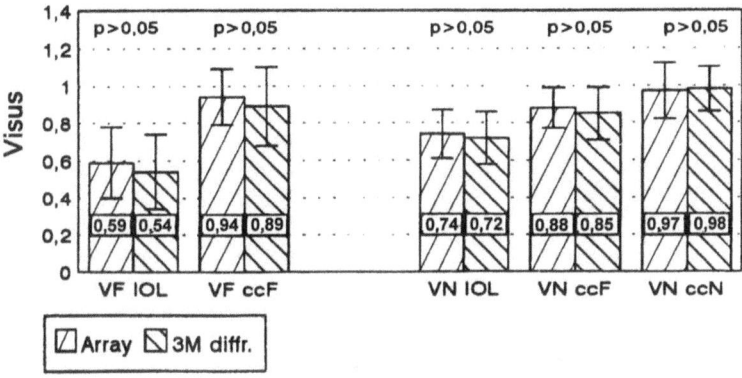

Abb. 69. Vergleich des unkorrigierten (VF IOL) und korrigierten (VF ccF) Fernvisus sowie des Nahvisus ohne Korrektion (VN IOL) mit Fernkorrektion (VN ccF) und mit Nahaddition (VN ccN) von Array-MIOL und monofokaler IOL (12 Monate postoperativ)

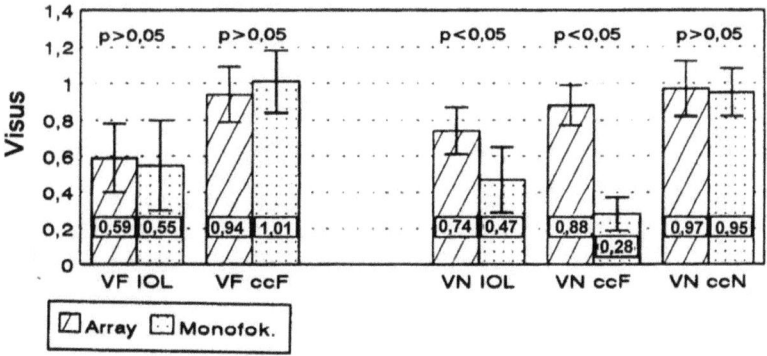

Abb. 70. Vergleich des unkorrigierten (VF IOL) und korrigierten (VF ccF) Fernvisus sowie des Nahvisus ohne Korrektion (VN IOL) mit Fernkorrektion (VN ccF) und mit Nahaddition (VN ccN) von Array-MIOL und diffraktiver MIOL (12 Monate postoperativ)

tel bei 0,88 (SD: ±0,11) und ließ sich mit bester Nahaddition nur noch geringfügig verbessern (Mittelwert 0,97, SD: ±0,15). Erwartungsgemäß waren unkorrigierter Nahvisus und vor allem der Nahvisus mit Fernkorrektion damit für die Array-MIOL statistisch signifikant besser (p<0,05) als derjenige der monofokalen IOL (Mittelwerte und Standardabweichungen s. Abb. 69). Zwischen Arrray-MIOL und diffraktiver Linse fanden sich keine statistischen Unterschiede (p>0,05; Mittelwerte und Standardabweichungen s. Abb. 70).

Kontrastvisus. Die Untersuchung des Kontrastvisus ergab für hohe und mittlere Kontraste (Regan 96%-, 50%-, und 25%- Kontrasttafeln) keine statistisch signifikanten Unterschiede (p>0,05) zwischen Array-MIOL und monofokaler IOL. Lediglich für die 11%-Kontraststufe war die monofokale IOL der Array-MIOL statistisch signifikant überlegen (p<0,05; Mittelwerte und Standardabweichungen Abb. 71). Zwischen Array-MIOL und diffraktiver 3M-MIOL fand sich bei allen untersuchten Kontraststufen kein statistisch signifikanter Unterschied (p>0,05; Mittelwerte und Standardabweichungen Abb. 72).

Tiefenschärfe. Die aus den Mittelwerten von jeweils 15 Patienten erstellten Defokussierkurven dokumentieren sowohl für die Array-MIOL als auch für die diffraktive 3M-

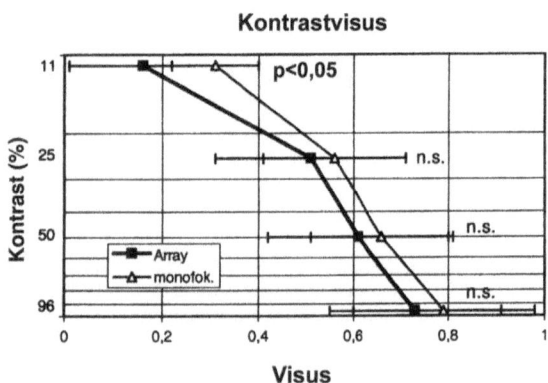

Abb. 71. Kontrastvisus Array MPC-25NB und monofokale IOL (12 Monate postoperativ)

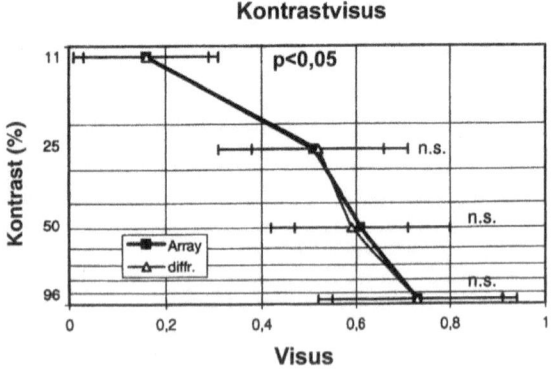

Abb. 72. Kontrastvisus Array MPC-25NB und diffraktive 3M-MIOL (12 Monate postoperativ)

2.2 Ergebnisse

Linse eine gegenüber der Monofokallinse um das 2- bis 2,5fache vergrößerte Tiefenschärfen (Abb. 73 bis 75). Beide Multifokallinsen weisen im Bereich von +1 bis –4,0 dpt einen Visus von ≥ 0,4 auf. Im intermediären Bereich zwischen beiden Brennpunkten scheint die Array-Linse die etwas günstigeren Abbildungseigenschaften im Sinne

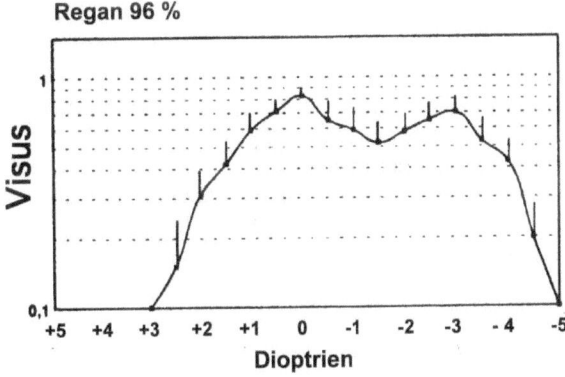

Abb. 73. Defokussierkurve Array MPC-25NB

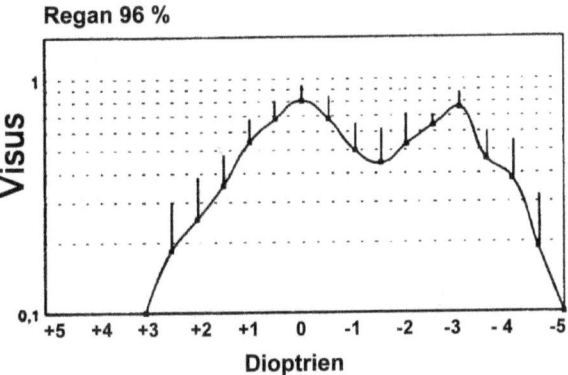

Abb. 74. Defokussierkurve 3M diffraktiv Modell 815LE

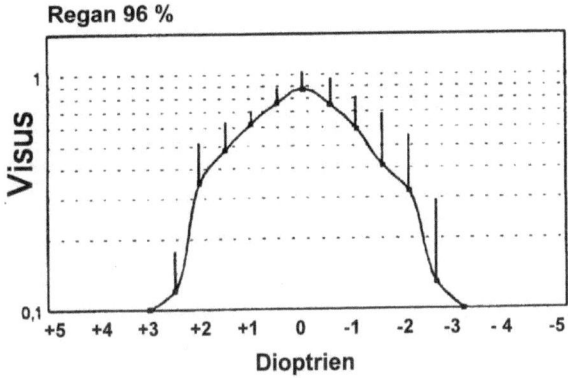

Abb. 75. Defokussierkurve einer monofokalen IOL

eines flacheren „Plateau" zu liefern. Dies scheint das optische Prinzip der Array-MIOL als „echte Multifokallinse" mit tatsächlichen Foki im intermediären Bereich zu bestätigen.

Prospektive Studie AMO Array-Modell SSM-26NB
Fern- und Nahvisus. Ohne Korrektion erzielten frühpostoperativ (am ersten bis zweiten postoperativen Tag) 67% aller Patienten einen Fernvisus von 0,5 oder besser und 55% der Patienten einen Nahvisus von Birkhäuser 5 (Snellenäquivalent: 0,5) oder besser. Mit Fernkorrektion erreichten 79% der Patienten diesen „funktionellen" Fernvisus. 67% der Patienten waren mit alleiniger Fernkorrektion in der Lage, Birkhäuser 5 oder besser zu lesen. Mit einer zusätzlichen Nahaddition von im Mittel +1,4 dpt erhöhte sich dieser Anteil auf 77% (Abb. 76 und 77).

Nach 3 Monaten lag der korrigierte Fernvisus bei Patienten mit Array-MIOL im Mittel bei 0,97 (SD: ±0,16) und bei Patienten mit einer monofokaler IOL bei 1,02 (SD: ±0,15). Die Unterschiede waren nicht signifikant (p>0,05).

Der Nahvisus ohne Korrektion und mit Fernkorrektion war erwartungsgemäß bei der Array-MIOL im Mittel signifikant besser als bei der monofokalen Patientengruppe (p<0,05). Der mittlere Nahvisus ohne Korrektion betrug in der multifokalen Gruppe 0,66 (SD: ±0,25), in der monofokalen Gruppe 0,33 (SD: ±0,11). Mit Fernkorrektur

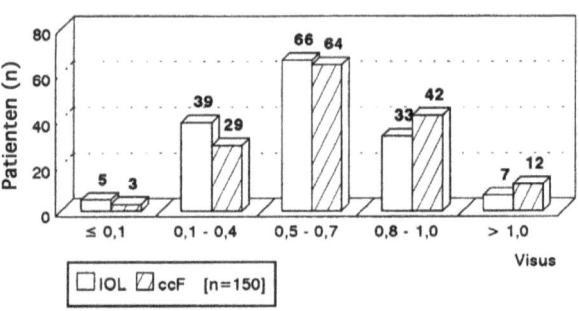

Abb. 76. Unkorrigierter (IOL) und korrigierter (ccF) Fernvisus am 1./2. Tag nach Implantation der Array SSM-26NB Multifokallinse

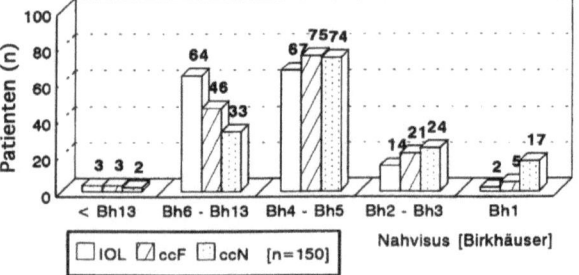

Abb. 77. Unkorrigierter Nahvisus (IOL), Nahvisus mit Fernkorrektion (ccF) sowie Nahvisus mit bester Nahaddition (ccN) am 1./2. Tag nach Implantation der AMO SSM-26NB Multifokallinse

2.2 Ergebnisse

lag der Nahvisus bei der Array-MIOL im Mittel bei 0,78 (SD: ±0,19) und bei der Monofokal-IOL im Mittel bei 0,285 (SD: ±0,09). Mit Nahkorrektion war zwischen beiden Gruppen kein Unterschied nachweisbar.

Kontrastvisus. Die Untersuchung des Kontrastvisus ergab an den 96%-, 50%- und 25%-Kontrasttafeln nach Regan keine signifikanten Unterschiede in der Kontrastsehschärfe ($p > 0,05$). Erst für die Tafel mit 11% Kontrast zeigte sich, wie schon bei der Array-MIOL Modell MPC-25NB, eine signifikante Überlegenheit der monofokalen IOL ($p < 0,05$; Mittelwerte und Standardabweichungen in Abb. 78).

Auch bei der binokularen Überprüfung der Kontrastsehschärfe erzielte die monofokale IOL bei allen Kontraststufen die tendenziell besseren Werte. Die statistische Auswertung ergab jedoch für alle Stufen, also auch den 11% Kontrast, keine signifikanten Unterschiede ($p > 0,05$; Mittelwerte und Standardabweichungen in Abb. 79).

Kontrastempfindlichkeit. Ähnlich wie die Untersuchung des Kontrastvisus mit den Regan-Kontrasttafeln ergab auch die vergleichende Untersuchung der Kontrastempfindlichkeitsfunktion mittels computergenerierter Sinusgitter keine gravierenden Differenzen zwischen Array-MIOL und monofokaler IOL. Für niedrige und mittlere Orts-

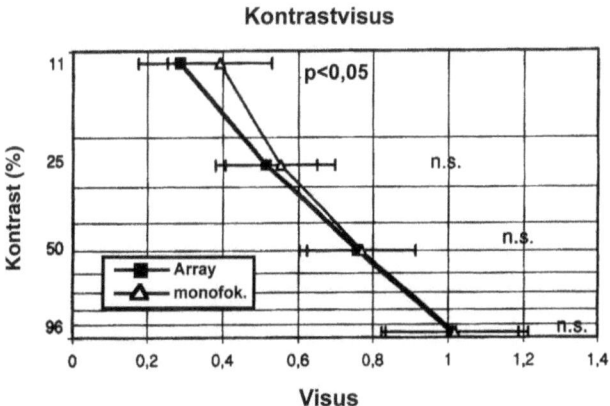

Abb. 78. Kontrastvisus Array SSM-26NB und monofokale IOL (monokulare Untersuchung, 3 Monate postoperativ)

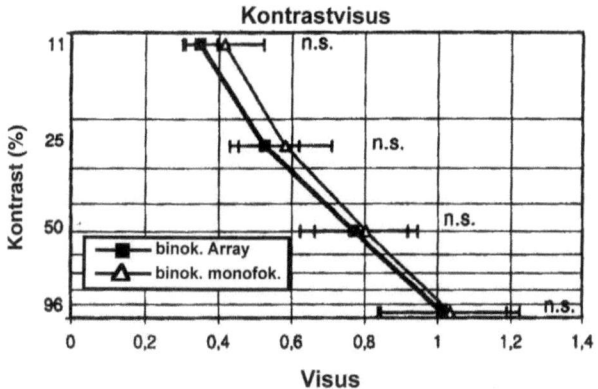

Abb. 79. Kontrastvisus Array SSM-26NB und monofokale IOL (binokulare Untersuchung, 3 Monate postoperativ)

frequenzen (1,5 cpd; 3 cpd; 6 cpd; 12 cpd) fanden sich keine statistisch signifikanten Unterschiede zwischen beiden Kunstlinsentypen (p > 0,05). Lediglich bei der höchsten von uns untersuchten Ortsfrequenz (20 cpd) erzielte die monofokale IOL im Vergleich zur Array-MIOL ein statistisch signifikant besseres Ergebnis (p < 0,05; Mittelwerte und Standardabweichungen in Abb. 80).

Blendempfindlichkeit. Wie die Abb. 81 bis 83 zeigen, erzielte erwartungsgemäß die jüngere Population mit klarer kristalliner Linse in allen untersuchten Kriterien die besten Ergebnisse, d. h. sie wies ohne und mit Blendung die beste Kontrastempfindlichkeit auf, hatte keine nachweisbaren Lichthöfe – die im Computertest gemessene Fläche entspricht praktisch der Fläche der zirkulären Lichtquelle – und hatte auch bei der Untersuchung des Gegenlichtvisus unter höchster Blendung keinen nennenswerten Visusabfall. Diese Überlegenheit zeigte sich bei der statistischen Auswertung (Mittelwerte, Konfidenzgrenzen und Ergebnisse des Scheffé-Tests in den Tabellen 15 bis 17) als meist signifikant (p < 0,05) im Vergleich mit allen übrigen untersuchten Populationen.

Patienten mit Katarakt hingegen erzielten bei allen Untersuchungskriterien die schlechtesten Resultate: die geringste Kontrastempfindlichkeit ohne und mit Blendung, die größten Lichthöfe sowie einen Visusabfall um ca. 2 logarithmische Einheiten unter stärkster Blendung.

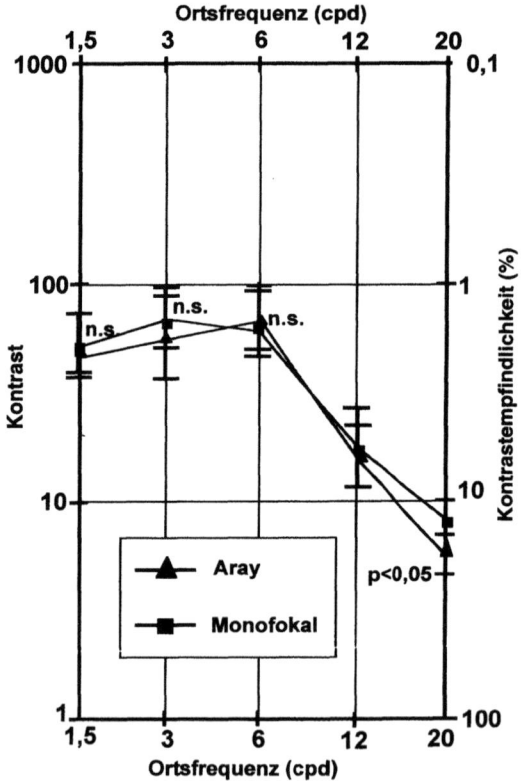

Abb. 80. Vergleichende Kontrastempfindlichkeitsfunktion zwischen Array-MIOL und monofokaler IOL

2.2 Ergebnisse

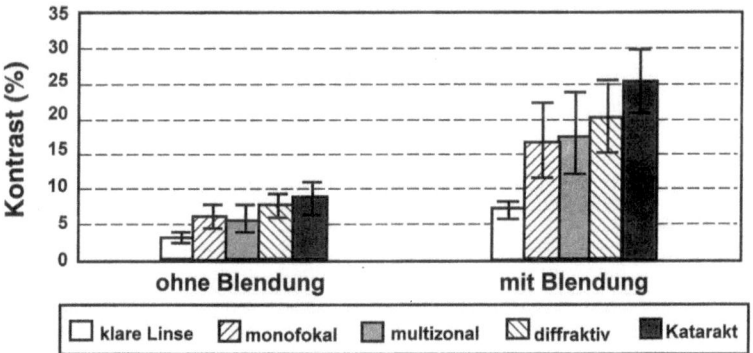

Abb. 81. Mittelwerte und Standardabweichungen der Kontrastempfindlichkeit ohne und mit Blendung (Kontrastverhältnis zwischen zentralem Flickerstimulus und Monitorhintergrund in % Kontrast

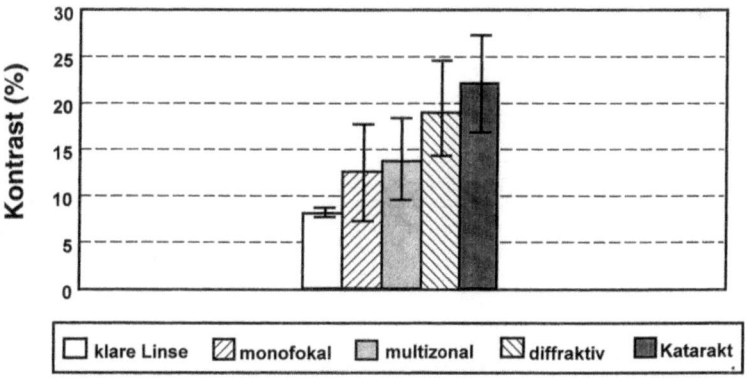

Abb. 82. Mittelwerte und Standardabweichungen der Lichthofgröße (Halo) um eine Lichtquelle (86,8 cd/m²) in 4 m Entfernung

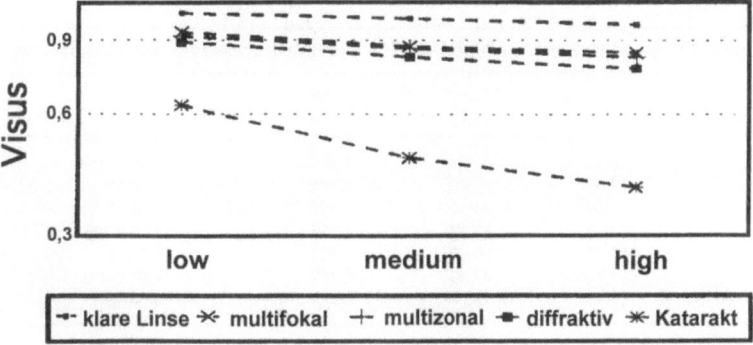

Abb. 83. Mittelwerte des Gegenlichtvisus mit dem BAT (3 Helligkeitsstufen: 12, 100, 400 foot-lambert)

Die statistische Auswertung ergab für Patienten mit Katarakt bei allen untersuchten Kriterien signifikant schlechtere Resultate ($p < 0{,}05$; Scheffé-Test in den Tabellen 15 bis 17) als die der Patienten mit monofokaler IOL und multizonal progressiver

Tabelle 15. Kontrastempfindlichkeit *ohne* Blendung. Mittelwert, Konfidenzgrenzen und Irrtumswahrscheinlichkeit p der Gruppe 1 (klare Linse), Gruppe 2 (monofokale IOL), Gruppe 3 (Array-MIOL), Gruppe 4 (3M-MIOL) und Gruppe 5 (Katarakt). Ergebnisse des Scheffé-Tests im Anschluß an die Varianzanalyse

Gruppenindex J-K	Mittelwert J	Mittelwert K	Konfidenzgrenzen	Irrtumswahrscheinlichkeit
1-2	3,01	6,07	2,401	0,0049
1-3	3,01	5,63	2,376	0,0218
1-4	3,01	7,69	2,431	3,75E-06
1-5	3,01	9,00	2,401	2,49E-09
2-3	6,07	5,63	1,781	0,9612
2-4	6,07	7,69	1,854	0,1177
2-5	6,07	9,00	1,815	0,0001
3-4	5,63	7,69	1,821	0,0176
3-5	5,63	9,00	1,781	5,96E-06
4-5	7,69	9,00	1,854	0,3085

Tabelle 16. Kontrastempfindlichkeit *mit* Blendung. Mittelwert, Konfidenzgrenzen und Irrtumswahrscheinlichkeit p der Gruppe 1 (klare Linse), Gruppe 2 (monofokale IOL), Gruppe 3 (Array-MIOL), Gruppe 4 (3M-MIOL) und Gruppe 5 (Katarakt). Ergebnisse des Scheffé-Tests im Anschluß an die Varianzanalyse

Gruppenindex J-K	Mittelwert J	Mittelwert K	Konfidenzgrenzen	Irrtumswahrscheinlichkeit
1-2	7,37	16,78	6,295	0,0005
1-3	7,37	17,38	6,228	0,0002
1-4	7,37	20,23	6,372	1,20E-06
1-5	7,37	25,34	6,295	1,82E-11
2-3	16,78	17,38	4,669	0,9945
2-4	16,78	20,23	4,861	0,2994
2-5	16,78	25,34	4,758	0,0001
3-4	17,38	25,34	4,774	0,5157
3-5	17,38	9,00	4,669	0,0001
4-5	20,23	9,00	4,861	0,0334

Tabelle 17. Lichthofgröße. Mittelwerte, Konfidenzgrenzen und Irrtumswahrscheinlichkeit p der Gruppen 1-5 (vergl. auch vorhergehende Tabelle). Ergebnisse des Scheffé-Tests im Anschluß an die Varianzanalyse

Gruppenindex J-K	Mittelwert J	Mittelwert K	Konfidenzgrenzen	Irrtumswahrscheinlichkeit
1-2	8,14	12,62	5,684	0,1982
1-3	8,14	13,70	5,624	0,05415
1-4	8,14	19,17	5,754	4,19E-06
1-5	8,14	22,24	5,684	2,94E-09
2-3	12,62	13,70	4,217	0,9557
2-4	12,62	19,17	4,389	0,0006
2-5	12,62	22,24	4,297	7,25E-08
3-4	13,70	19,17	4,311	0,0051
3-5	13,70	22,24	4,217	1,08E-06
4-5	19,17	22,24	4,389	0,3146

Array-MIOL sowie der Probanden mit klarer Linse. Auch Patienten mit diffraktiver MIOL hatten eine signifikant bessere Kontrastempfindlichkeit unter Blendung als Patienten mit Katarakt ($p < 0{,}05$; Scheffé-Test in Tabelle 16)

Betrachtet man die Ergebnisse der pseudophaken Patienten, so findet sich zwischen Patienten mit monofokaler IOL und multizonal progressiver MIOL vom Typ Array SSM-26NB kein statistisch signifikanter Unterschied ($p > 0{,}05$; Scheffé-Test, s. Tabellen 15 bis 17) für die Kontrastempfindlichkeit ohne und mit Blendung sowie auch für die Lichthofgröße. Patienten mit diffraktiver MIOL wiesen im Vergleich zu den beiden anderen pseudophaken Gruppen zwar nur eine tendenziell, aber nicht signifikant erhöhte Blendempfindlichkeit auf ($p > 0{,}05$; Scheffé-Test, s. Tabelle 16), hatten jedoch signifikant größere Halos als Patienten mit monofokaler Linse oder Array-MIOL ($p < 0{,}05$; Scheffé-Test, s. Tabelle 17). Bei der Untersuchung des Gegenlichtvisus mit dem BAT fand sich kein Unterschied zwischen den pseudophaken Patientengruppen. Bei höchster Helligkeitsstufe (400 footlambert) zeigte sich übereinstimmend ein Visusabfall von einer logarithmischen Zeile (s. Abb. 83).

Binokularfunktionen mit bilateraler Array-MIOL. Bei allen 12 Patienten mit bilateraler Array-MIOL Modell SSM-26NB ließ sich mittels der stereoskopischen Bildvorlagen (Randot-Test) sowohl mit alleiniger Fernkorrektion als auch mit bester Nahaddition Stereosehen nachweisen. Mit Fernkorrektion lag der Median bei 70 Winkelsekunden (Spannbreite 25 bis 400 Winkelsekunden), mit zusätzlicher Nahaddition verbesserte sich der Median auf 45 Winkelsekunden (Spannbreite 20 bis 120 Winkelsekunden).

Dagegen wiesen Patienten mit bilateraler monofokaler IOL mit Fernkorrektion, also ohne Nahzusatz, nur grobes oder kein stereoskopisches Sehen in die Nähe auf (7 von 10 Patienten: keine Stereopsis, 2 von 10 Patienten: 3.800 Winkelsekunden (= Titmus: Fliege positiv), 1 Patient: 400 Winkelsekunden).

Mit Fernkorrektion war bei keinem der untersuchten Patienten eine Aniseikonie am Phasendifferenzhaploskop nachweisbar. In der Nähe zeigte sich mit dem Esser-Test bei Patienten mit Array-MIOL ebenfalls keine klinisch relevante Aniseikonie (maximal 0,9%, was im Meßfehlerbereich liegt), und zwar sowohl mit Fern- als auch mit Nahkorrektion. Auch bei Patienten mit bilateraler monofokaler IOL zeigte sich im Esser-Test nach Anbieten einer Nahaddition keine Aniseikonie in die Nähe.

Wahrnehmung optischer Nebenwirkungen, subjektive Zufriedenheit, Tragen einer Brille. Die Befragung der Patienten nach dem Auftreten subjektiver optischer Nebenwirkungen am multi- oder monofokal pseudophaken Auge ergab eine erhebliche Diskrepanz zwischen beiden Linsenprinzipien: Insgesamt gaben 54% der Patienten mit Array-MIOL Modell SSM-26NB, aber nur 20% der Patienten mit monofokaler IOL die Wahrnehmung sog. optischer Phänomene an. So spielte insbesondere die Wahrnehmung von Halos, d.h. von Lichthöfen oder Strahlenkränzen um eine Lichtquelle, bei Patienten mit MIOL eine ungleich größere Rolle als bei Patienten mit monofokaler IOL. Drei Monate postoperativ wurden diese bei 29 von 61 Augen mit Array-MIOL (= 47,5%) beschrieben, bei monofokaler Pseudophakie jedoch nur in 20% (5 von 25 Augen). Diese subjektiven Angaben stehen im Gegensatz zu den zuletzt beschriebenen Ergebnissen der objektiven computerisierten Lichthofgrößenbestimmung, bei der keine Unterschiede zwischen monofokaler IOL und Array-MIOL festgestellt wurden (s. Tabelle 17). Allerdings gaben nur fünf Patienten (= 8%) mit Array-MIOL an, diese Halos als störend zu empfinden gegenüber 3 Patienten (6%) mit monofokaler

Linse. Vier Patienten (vier Augen) mit Array-MIOL nahmen Ringe um Lichtquellen wahr; von drei Patienten wurden diese als störend empfunden. Tabelle 18 gibt das Auftreten der beschriebenen optischen Phänomene bei multi- und monofokaler Pseudophakie wieder (in Prozent der untersuchten Augen).

Trotz dieses vermehrten Auftretens optischer Phänomene war die subjektive Zufriedenheit der Patienten mit Array-MIOL ausgesprochen hoch. 59 von 61 Patienten gaben an, bei einer erforderlichen Operation am zweiten Auge wieder die Implantation dieses Linsentyps zu wünschen. Dieser Wunsch wurde selbst von der Mehrzahl der Patienten geäußert, die sich subjektiv von optischen Phänomenen gestört fühlten. Alle zwölf Patienten, die im Verlauf der Studie zur Kataraktoperation des zweiten Auges vorstellig wurden, wünschten die erneute Implantation einer MIOL vom Typ Array.

Tabelle 19 gibt die subjektive Einschätzung der Zufriedenheit der Patienten (in Prozent) mit Array-MIOL und monofokaler IOL an.

Im Zusammenhang mit der subjektiven Zufriedenheit mit Multifokallinsen ist natürlich die Frage, wieviele der Patienten denn postoperativ tatsächlich auf das Tragen einer Brille oder einer sonstigen Sehhilfe verzichten konnten, von besonderem Interesse. Da bei Patienten mit monokularer IOL die Situation des Partnerauges diese Frage ganz entscheidend mitbeeinflußt, wurden in unserer Studie nur Patienten (n = 12) mit bilateraler Array-MIOL bzw. bilateraler monofokaler IOL (n = 10) befragt.

Tabelle 20 gibt Aufschluß über die Art der getragenen Brille(n): Während 9 von 10 Patienten mit bilateraler monofokaler IOL eine Bifokalbrille oder eine Fern- und Lesebrille benutzen, sind dies nur 4 von 12 Patienten mit bilateraler Array-MIOL.

Zwar besitzen auch die Patienten mit bilateraler Array-MIOL in der Mehrzahl eine (oder mehrere) Sehhilfe(n). Wie aus Tabelle 21 hervorgeht, wird diese jedoch im täglichen Leben nur vergleichsweise selten benutzt. So gab keiner der Patienten mit bilateraler Array-MIOL, wohl aber 3 von 10 Patienten mit bilateraler monofokaler IOL an,

Tabelle 18. Subjektives Auftreten optischer Phänomene bei Patienten mit Array-MIOL SSM-26NB und monofokaler IOL Allergan SI-30NB

Optische Phänomene	Array-MIOL (61 Augen)	monofokale IOL (25 Augen)
Halos, wahrgenommen	47,5%	20%
Halos, störend	8,2%	8%
Ringe	6,6%	0%
monokulare Doppelbilder	1,6%	0%
Nebenwirkungen, gesamt (z. T. Mehrfachnennungen)	**54,0%**	**20%**

Tabelle 19. Einschätzung des Grades der subjektiven Zufriedenheit mit der implantierten Kunstlinse (Angaben in Prozent der untersuchten Augen)

Subjektive Zufriedenheit mit der eingesetzten IOL	Array-MIOL (61 Augen)	monofokale IOL (25 Augen)
sehr zufrieden	65,6%	68,0%
zufrieden	24,6%	20,0%
neutral	6,6%	8,0%
unzufrieden	3,3%	4,0%

2.2 Ergebnisse

Tabelle 20. Benutzte Sehhilfen bei Patienten mit bilateraler Array-MIOL SSM-26NB (n = 12) und Patienten mit monofokaler IOL Allergan SI-30NB (n = 10)

Art der getragenen Sehhilfe	Bilat. Array-MIOL (n = 12)	Bilat. monofokale IOL (n = 10)
keine Brille	4/12	0/10
nur Fernbrille	3/12	0/10
nur Lesebrille	1/12	1/10
Fern- und Nahbrille	2/12	1/10
Bifokalbrille	2/12	8/10

Tabelle 21. Tagesanteil (in Prozent), in dem Patienten mit bilateraler Array-MIOL (n = 12) bzw. Patienten mit bilateraler monofokaler IOL (n = 10) eine Brille tragen

Tagesanteil mit Brille (in Prozent)	Bilat. Array-MIOL (n = 12)	Bilat. monofokale IOL (n = 10)
>75%	0/12	3/10
51–75%	1/12	2/10
26–50%	2/12	4/10
≤25%	5/12	1/10
nie	4/12	0/10

ständig auf eine Brille angewiesen zu sein. Umgekehrt waren 9 von 10 Patienten mit monofokaler IOL in mehr als 50% ihres Alltags auf eine Brille angewiesen, während 9 von 12 Patienten mit Multifokallinse in allenfalls 25% der Zeit eine Brille trugen.

In einer Umfrage von Javitt et al. (1997) an Patienten nach bilateraler Implantation entweder ausschließlich der monofokalen SI-30NB/SI-26NB-IOL (n = 103 Patienten) oder der multifokalen Array SSM26NB-IOL (n = 100 Patienten) trugen signifikant mehr Patienten nach beideitiger Multifokallinsenimplantation (38,4%) als Patienten nach Monofokallinsenimplantation (9,8%) *niemals* eine Brille für ihre Tätigkeiten in der Nähe. Beide Vergleichsgruppen unterschieden sich hinsichtlich des postoperativen sphärischen Äquivalents nicht (-0,11 vs. -0,09 dpt). Die Patienten mit bilateraler Multifokallinse gaben ein höheres Gesundheits- und Zufriedenheitsgefühl an als die Patienten mit bilateraler Monofokallinse. Ein Zusammenhang zwischen der Angabe von Halos oder Ringen und diesen globalen Angaben zur Lebensqualität konnte nicht gefunden werden.

Implantationsstudie AMO Array Modell SA-40N

Fern- und Nahvisus. Nach drei Monaten lag der Mittelwert des unkorrigierten Fernvisus bei 0,78 (SD: ±0,14), der Mittelwert des korrigierten Fernvisus bei 0,98 (SD: ±0,16). Der unkorrigierte Nahvisus betrug 0,75 (SD: ±0,18), der Nahvisus mit Fernkorrektion 0,85 (SD: ±0,16) und der Nahvisus mit bester Nahkorrektion 0,96 (SD: ±0,13). Diese Ergebnisse entsprechen im wesentlichen den Visusresultaten der Array-MIOL Modell SSM-26NB.

Ein Schwerpunkt dieser Implantationsstudie galt dem Einfluß des chirurgisch induzierten Hornhautastigmatismus auf die visuellen Funktionen. Der nach Jaffe berechnete chirurgisch induzierte Astigmatismus betrug bei den Patienten mit SA-40N-MIOL drei Monate nach Phakoemulsifikation und Implantation über einen temporalen Hornhauttunnel im Mittel 0,78 dpt (SD: ±0,54). Im Vergleich hierzu war der Astigmatismus der Patienten mit Array-MIOL Modell MPC-25NB drei Monate nach geplanter ECCE mit 2,67 dpt (SD: ±1,5) signifikant (p<0,05) höher.

Kontrastvisus. Der Kontrastvisus der Patienten mit Array-MIOL Modell SA-40N lag bei den Regan 96%-Kontrasttafeln im Mittel bei 1,12 (SD: ±0,16) und bei den Regan 25%-Kontrasttafeln bei 0,84 (SD: ±0,22). Diese Ergebnisse waren denjenigen der Patienten mit Modell MPC-25NB statistisch signifikant überlegen (Regan 96%: 0,88 SD: ±0,22; Regan 25%: 0,45 SD: ±0,18; p < 0,05).

Durch den nach geplanter ECCE beobachteten höheren chirurgisch induzierten Astigmatismus wurde der Kontrastvisus der multizonal progressiven Optik also in erheblichem Ausmaß beeinträchtigt.

Tiefenschärfe. Die aus den Mittelwerten von jeweils 7 Patientenaugen erstellten Defokussierkurven dokumentieren für die Array-MIOL eine gegenüber der monofokalen SI-40NB-IOL um das 2- bis 2,5fache vergrößerte Tiefenschärfe (Abb. 84 und 85). Die Augen mit MIOL wiesen im Bereich von +1,5 bis −4,0 dpt einen Visus von ≥0,4 auf. Im intermediären Bereich erreichten die Augen mit Array-MIOL ein flaches „Plateau".

Der Mittelwert des unkorrigierten Nahvisus (Birkhäuser-Nahleseproben, Leseentfernung 30 cm) lag nach Implantation der MIOL über eine sklerokorneale Inzision bei 0,62 ± 0,26; der Nahvisus mit Fernkorrektion lag im Mittel bei 0,62 ± 0,27 und ließ sich mit bester Nahaddition geringfügig bessern (Mittelwert: 0,79 ± 0,28).

Der Mittelwert des unkorrigierten Nahvisus nach Implantation der MIOL über eine korneale Inzision lag bei 0,65 ± 0,18; der Nahvisus mit Fernkorrektion lag im Mittel bei 0,68 ± 0,20 und ließ sich mit bester Nahaddition ebenfalls geringfügig bessern (Mittel-

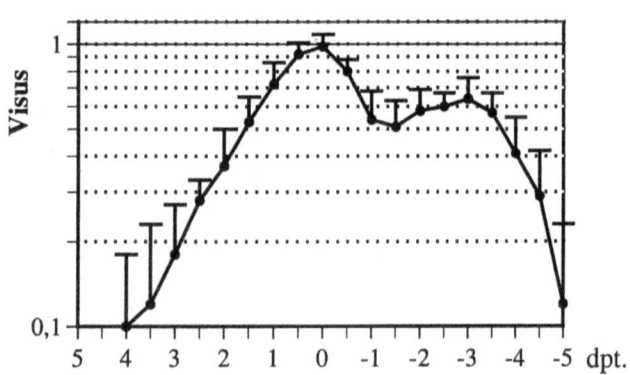

Abb. 84. Defokussierkurve der AMO Array SA-40N (multifokal)

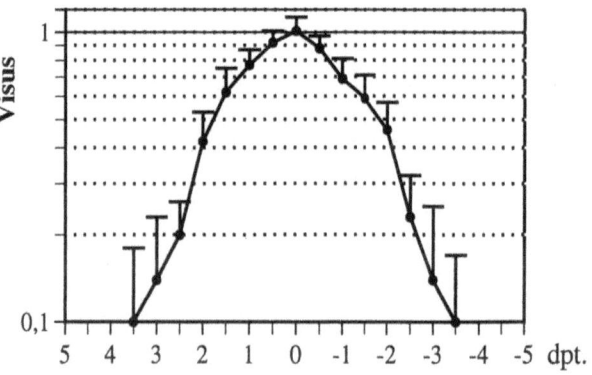

Abb. 85. Defokussierkurve der AMO SI-40NB (monofokal)

2.2 Ergebnisse

wert: 0,82 ± 0,26). Zwischen den beiden Inzisionsgruppen (sklerokorneale versus korneale Tunnelinzision) nach MIOL-Implantation fanden sich keine statistischen Unterschiede (p > 0,05).

Erwartungsgemäß waren in beiden Inzisionsgruppen der unkorrigierte Nahvisus und vor allem der Nahvisus mit Fernkorrektion für die Array-MIOL statistisch signifikant besser (p < 0,005) als derjenige der monfokalen IOL (Abb. 86 und 87).

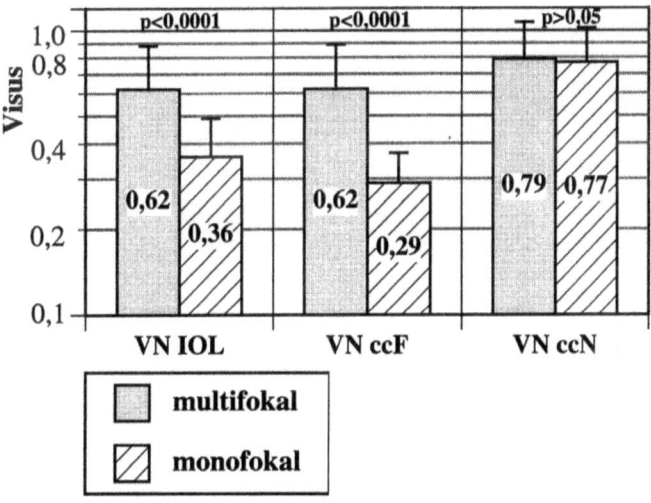

Abb. 86. Vergleich des Nahvisus ohne Korrektion (VN IOL), mit Fernkorrektion (VN ccF) und mit Nahaddition (VN ccN) 2–3 Tage nach Phakoemulsifikation über eine sklerokorneale Tunnelinzision: Array-MIOL versus monofokale IOL

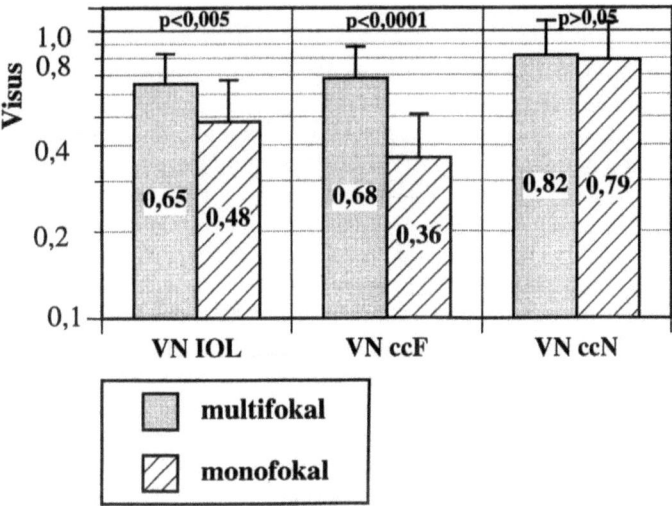

Abb. 87. Vergleich des Nahvisus ohne Korrektion (VN IOL), mit Fernkorrektion (VN ccF) und mit Nahaddition (VN ccN) 2–3 Tage nach Phakoemulsifikation über eine korneale Tunnelinzision: Array-MIOL versus monofokale IOL

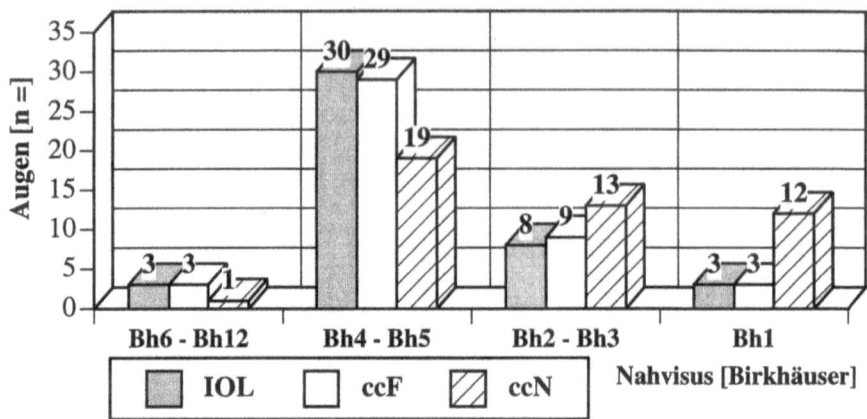

Abb. 88. Unkorrigierter Nahvisus (IOL), Nahvisus mit Fernkorrektion (ccF) sowie Nahvisus mit bester Nahaddition (ccN) nach Implantation der AMO SDA-40N MIOL über eine schmale temporale Tunnelinzision (n = 44)

93% aller Patienten nach Implantation einer MIOL über eine schmale Tunnelinzision waren ohne jegliche Korrektion in der Lage, Birkhäuser 5 oder besser zu lesen. Mit einer zusätzlichen Nahaddition von im Mittel +1,4 dpt (±1,2; Spannbreite: 0 bis 3; Median 1 dpt) erhöhte sich dieser Anteil auf 98% (Abb. 88). 25% der Patienten konnten unkorrigiert Birkhäuser 3 oder besser lesen, nach Addition der erforderlichen Korrektur erhöhte sich dieser Anteil auf 57%.

Einflußfaktoren der Blendempfindlichkeit und Lichtsensationen. Insgesamt 56 Augen von 56 Patienten (38 Frauen und 18 Männer) im Mittel fünf Monate postoperativ wurden eingeschlossen. Es bestand kein statistisch signifikanter Unterschied hinsichtlich des Alters zwischen den beiden Gruppen. Die Charakteristika der beiden Gruppen sind in Tabelle 22 zusammengefaßt. Es lagen keine Unterschiede hinsichtlich der untersuchten Eigenschaften einschließlich Pupillendurchmesser und Hornhautoberflächencharakteristika zwischen den beiden Gruppen vor.

Die mittlere Halogröße (square degrees ± SD) betrug 6,1 (±1,3) in der MONO-Gruppe und 7,2 (±2,3) in der MIOL-Gruppe ohne statistisch signifikanten Unterschied zwischen diesen Gruppen (Tabelle 23, Abb. 89). Patienten der MIOL-Gruppe älter als 70 Jahre hatten signifikant größere Halos als die der MONO-Gruppe (p = 0,04) (Abb. 90), wohingegen die Patienten unter 70 Jahre beim Gruppenvergleich bezüglich der Halogröße sich nicht signifikant voneinander unterschieden.

Bei den Augen mit einem Astigmatismus ≤ 1 dpt, war die Halogröße in der MIOL-Gruppe (Median: 6,7) signifikant größer (p = 0,04) als die in der MONO-Gruppe (Median: 5,8). In den Augen mit einem Astigmatismus > 1 dpt fand sich kein statistisch signifikanter Unterschied zwischen der MONO- (n = 10; Median: 5,8) und MIOL-Gruppe (n = 5; Median: 5,6).

Die Ergebnisse des stratifizierten Vergleichs für die objektiven Endpunkte innerhalb der MONO bzw. MIOL-Gruppe mit definierten Trennpunkten bei einem Alter von 70 Jahren, einem Astigmatismus von 1 dpt, 6,0 µm peak distance und 6,4 µm distorsion index sind in den Tabellen 24 und 25 zusammengefaßt.

2.2 Ergebnisse

Tabelle 22. Charakteristika der Patienten

Charakteristikum	Monofokal (n = 28)	Multifokal (n = 28)	p
Alter (Jahre)			
Mittel (SD)	68,9 ± 12,6	66,2 ± 11,6	ns
Bereich	38–88	44–85	
Geschlecht			
weiblich	20	18	
männlich	8	10	
Auge			
rechts	18	15	
links	10	13	
Fernvisus (Korrigiert, log Analogon)			
Mittel (SD)	16,9 ± 0,9	17,2 ± 0,8	ns
Bereich	16–18	16–18	
Zeitraum postop (Wochen)			
Mittel (SD)	21,4 ± 5,4	23,0 ± 3,9	ns
Bereich	11–30	15–30	
Pupillendurchmesser (μm)			
Mittel (SD)	3077 ± 390	3205 ± 341	ns
Bereich	2400–3700	2500–3600	
Astigmatismus (dpt)			
Mittel (SD)	0,9 ± 0,7	0,7 ± 0,4	ns
Bereich	0,02–2,9	0,21–1,51	
Peak distance (μm)			
Mean (SD)	7,1 ± 2,3	6,1 ± 1,4	ns
Bereich	4–14	4–9	
Distortion index			
Mean (SD)	6,0 ± 1,0	5,9 ± 0,8	ns
Bereich	4,8–8,0	4,8–8,0	

SD = Standardabweichung
ns = nicht statistisch signifikant

Tabelle 23. Halogröße (square degree), Flicker und Glare (% hinzugefügter Kontrast) bei den Augen 4–5 Monate nach Phakoemulsifikation mit Monofokal- oder Multifokallinsenimplantation

	Monofokal (n = 28)	Multifokal (n = 28)	p
Halogröße (square degree)			
Mittel (SD)	6,08 ± 1,32	7,18 ± 2,29	0,84 ns
Median	5,75	6,43	
Bereich	3,91–9,81	4,44–12,82	
Flicker (% Kontrast)			
Mean (SD)	− 0,65 ± 2,88	− 0,99 ± 4,19	0,64 ns
Median	− 1,01	− 0,93	
Bereich	− 5,15–9,07	− 10,65–14,82	
Glare (% contrast)			
Mean (SD)	5,52 ± 16,48	6,50 ± 18,0	0,86 ns
Median	6,62	7,96	
Bereich	− 23,5–35,72	− 25,77–44,59	

SD = Standardabweichung
ns = nicht statistisch signifikant

Abb. 89. Box plot-Darstellung der Halogröße (square degree) nach Monofokallinsen- versus Multifokallinsenimplantation

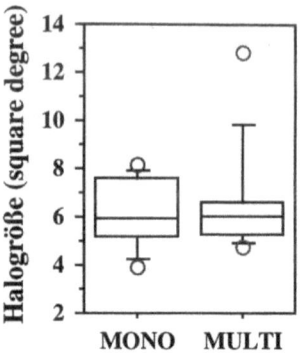

Abb. 90. Box plot-Darstellung der Halogröße (square degree) der monofokalen und multifokal Augen getrennt nach dem Alter: Bei den Patienten über 70 Jahre waren die Halos in der MIOL-Gruppe statistisch signifikant größer als die der MONO-Gruppe (p < 0.05)

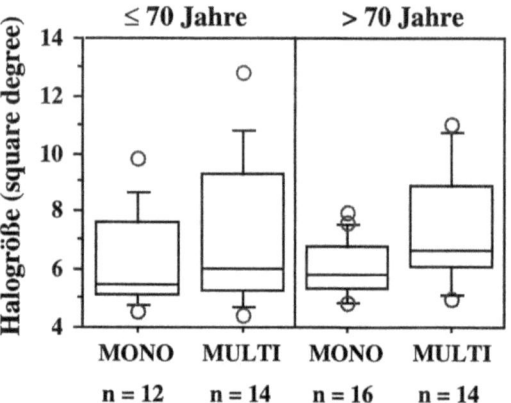

Innerhalb der MONO-Gruppe hatten die Patienten über 70 Jahre statistisch signifikant mehr Blendempfindlichkeit als die Patienten unter 70 Jahre. Eine stärkere Blendempfindlichkeit wurde auch von den über 70 Jahre alten Patienten in der MIOL-Gruppe im Vergleich zu den unter 70 Jahre alten Patienten angegeben, jedoch ohne statistisch signifikanten Unterschied (p = 0,07).

Tabelle 24. P-Werte oder Mediane nach stratifiziertem Gruppenvergleich bezüglich der objektiven Endpunkte innerhalb der MONO-Gruppe

	Alter (Jahre): ≤ 70 vs. > 70	Astigmatismus (dpt): ≤ 1 vs. > 1	Peak distance (µm)*: ≤ 6.0 vs. > 6.0	Distorsion index (µm): ≤ 6.4 vs. > 6.4
Halogröße	0,835	0,981	5,8–5,8	0,836
Halo/Peak distance	1	0,222	–	0,012
Halo/Distorsion index	0,531	0,684	1,2–1,0	–
Glare	0,031	0,684	8,3–5,8	0,476
Mittelwert von Glare/SD	0,017	0,905	1,48–1,37	0,505
Flicker	1	0,350	(– 2,2)–(– 0,97)	0,597
Mittelwert von Flicker/SD	0,626	0,457	(– 0,5)–(– 0,39)	0,260

* Median anstatt des P-Werts aufgrund der geringen Anzahl an Augen in einer der beiden Gruppen

2.2 Ergebnisse

Tabelle 25. Stratifizierter Gruppenvergleich (P-Werte oder Median) für die objektiven Endpunkte innerhalb der MIOL-Gruppe

	Alter (Jahre): ≤ 70 vs. > 70	Astigmatismus (dpt): ≤ 1 vs. > 1	Peak distance (µm)*: ≤ 6.0 vs. > 6.0	Distorsion index (µm): ≤ 6.4 vs. > 6.4
Halo	0,312	**0,041**	9,1–6,2	0,593
Halo / Peak distance	0,909	**0,002**	–	0,082
Halo / Distorsion index	0,550	**0,048**	1,9–1,0	–
Glare	0,094	0,509	7,3–8,7	0,255
Mittelwert von Glare / SD	0,069	1,000	2,0–1,9	0,296
Flicker	1	0,905	(– 0,2)–(– 1,3)	0,417
Mittelwert von Flicker / SD	0,909	1,000	(– 0,1)–(– 0,5)	0,501

* Median anstatt des P-Werts aufgrund der geringen Anzahl an Augen in einer der beiden Gruppen

Es bestand kein signifikanter Unterschied zwischen der MONO und MIOL-Gruppe hinsichtlich der Kontrastempfindlichkeit ohne Streulichtquelle (Flicker, % Kontrast, ± SD, wobei im Mittel –0,7 (± 2,9) von der MONO-Gruppe und –1,0 (± 4,2) von der MIOL-Gruppe erreicht wurde (Abb. 91). Mit zusätzlicher Streulichtquelle (Glare, % Kontrast, ± SD) mußte sowohl in der MONO (5,5 ± 16,5) als auch in der MIOL-Gruppe (6,5 ± 18,0) mehr Kontrast hinzugefügt werden, ohne sich zwischen den beiden Gruppen statistisch signifikant voneinander zu unterscheiden (Abb. 91). Bei Vorliegen einer Hornhautoberflächenirregularität (Peak distance > 6,0 µm) oder einem Astigmatismus über 1 dpt wurden von den Patienten der MIOL-Gruppe statistisch signifikant größere Halos angegeben als von den Patienten der MONO-Gruppe.

Außer von einem Patienten der MONO-Gruppe wurden alle Fragebögen ausgefüllt wieder an uns zurückgesendet. 3 von 27 (11,1%) Patienten der MONO-Gruppe und 9 von 28 (32,1%) Patienten der MIOL-Gruppe bemerkten nach der Kataraktoperation Lichterscheinungen, die sie vor der Operation nicht bemerkt hatten (Tabelle 26). Bei 2 von 3 Patienten (66,6%) der MONO-Gruppe und 5 von 9 Patienten der MIOL-Gruppe (55,6%) waren diese Lichterscheinungen innerhalb von 2–4 Monaten fast vollständig verschwunden. In beiden Gruppen wurde am häufigsten über Lichthöfe (Halos) gefolgt von flash berichtet, wobei in der MIOL-Gruppe die Inzidenz statistisch signifi-

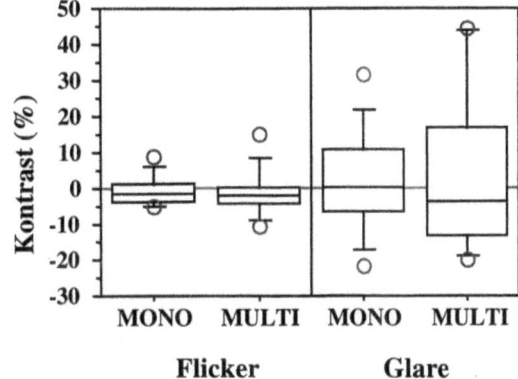

Abb. 91. Box plot-Darstellung des Zusammenhangs zwischen dem Augenstatus (monofokal oder multifokal) und der Bestimmung des gestreuten Lichts (in Prozent hinzugefügtem Kontrast) ohne (Flicker) und mit (Glare) Streulichtquelle. Die monofokalen und multifokalen Augen weisen ein sehr ähnliches Kontrastniveau auf (flicker). Die zusätzliche Streulichtquelle reduzierte die Kontrastempfindlichkeit in beiden Gruppen ohne statistisch signifikanten Unterschied

Tabelle 26. Antworten auf den Fragebogen

	Monofokal (n = 27)	Multifokal (n = 28)	Fisher's exact test
1) *Postoperative Lichterscheinung, die präoperativ nicht wahrgenommen wurden*			
Ja	3	9	s.
Nein	24	19	
2) *Wenn ja, welche Art von Lichtsensation*			
Lichtstrahlenkranz	1	0	n.s.
Lichthof (Halo)	3	9	s.
Ausbuchtung/Strahl	0	0	n.s.
Lichtpunkt/-fleck	0	2	s.
herabgesetzte Bildschärfe	0	0	n.s.
3) *Sind diese Lichtwahrnehmungen wieder weniger intensiv geworden?*			
Ja	1	1	n.s.
fast vollständig verschwunden	1	4	s.
Nein	1	4	s.
4) *Fühlen Sie sich hierdurch gestört?*			
Ja			
leicht	0	1	n.s.
mäßig	1	1	n.s.
stark	0	0	n.s.
Nein	2	7	s.

n.s. = nicht statistisch signifikant
s. = statistisch signifikant

kant höher war als in der MONO-Gruppe. Die Halogröße der Patienten der MONO-Gruppe, die über Halos berichteten, betrug im Mittel 7,0 ± 0,5 square degrees verglichen mit einer Halogröße von 8,4 ± 2,1 square degrees in der MIOL-Gruppe, wobei diese durchschnittliche Halogröße der jeweiligen Gruppe größer war als die mittlere Halogröße aller Patienten der Gruppe. Es bestand eine positive Korrelation zwischen dem subjektiven Bericht von Halos und der objektiven Quantifizierung der Halogröße stratifiziert nach jedem der beiden Linsentypen.

Die Mehrzahl der Patienten beider Gruppen fühlten sich durch die Lichterscheinungen nicht gestört. Ein Patient der MONO-Gruppe (3,7%) und zwei Patienten der MIOL-Gruppe (7,1%) fühlten sich gering bis mäßig gestört, kein Patient war stark gestört.

Alle Patienten der MIOL-Gruppe, die postoperativ von Halos berichteten, waren bezüglich der Refraktion im sphärischen Äquivalent myop bis emmetrop. Das durchschnittliche sphärische Äquivalent (dpt) dieser Patienten betrug −0,7 ± 0,5 (Min: 0; Max: −1).

Zentrierung, Verkippung, Biometrie und Berechnung der Intraokularlinsenbrechkraft. Anläßlich des Symposiums „Pro und Contra in der modernen Kataraktchirurgie" 1998 in Mainz wurden 220 vorwiegend auch operativ tätige Ophthalmologen befragt, worin sie die größten Schwierigkeiten im Umgang mit multifokalen Intraokularlinsen sehen. 31% der Befragten sahen dabei das Erreichen der Zielrefraktion als am kritischsten im Umgang mit multifokalen IOL an (Abb. 92), gefolgt von erhöhter Blendempfindlichkeit und verminderter Kontrastempfindlichkeit.

2.2 Ergebnisse

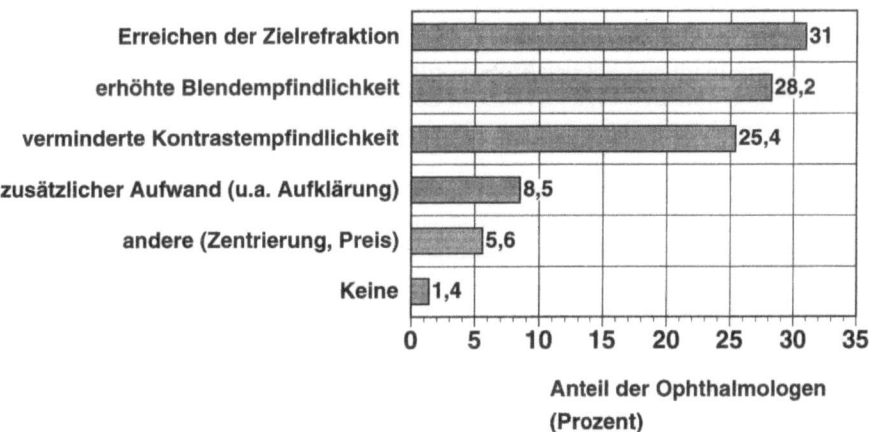

Abb. 92. Antworten auf die anonyme Frage „Worin sehen Sie die größten Schwierigkeiten im Umgang mit multifokalen IOL" anläßlich einer Veranstaltung 1998 in Mainz (n = 220)

Bei Verwendung der SRK-II-Formel und einer individualisierten A-Konstante (117,73) lagen 93,3% von insgesamt 46 Augen nach Implantation der Array-MIOL Modell SA-40N mit ihrer postoperativen Refraktion (sphärisches Äquivalent) im Bereich von ±1 dpt um den Wert der Zielrefraktion und 100% der Patienten innerhalb von ±2 dpt. Die Differenz des sphärischen Äquivalents (dpt) zwischen der Refraktion 6 Monate und 3 Tage postoperativ lag überwiegend im Bereich von ±1 dpt, wobei drei Augen eine Differenz von bis zu ±1,5 dpt aufwiesen (Abb. 93). Ein Hinweis auf eine tendenzielle Änderung der Refraktion im postoperativen Verlauf über 6 Monate war auch bei der Bestimmung der Vorderkammertiefe mittels Scheimpflugaufnahmen nicht feststellbar: Nach Implantation der Array SA-40N-IOL betrug die Vorderkammertiefe am 1.-3. Tag postoperativ im Median 4,90 mm (Range: 4,30-6,27; Mittelwert: 5,00 ± 0,44) und nach 6 Monaten im Median 4,78 mm (Range: 4,19-5,60; Mittelwert: 4,78 ± 0,35). Sehr ähnliche Ergebnisse fanden wir auch nach Implantation der monofokalen SI-40NB-IOL: Vorderkammertiefe am 1.-3. Tag postoperativ im Median

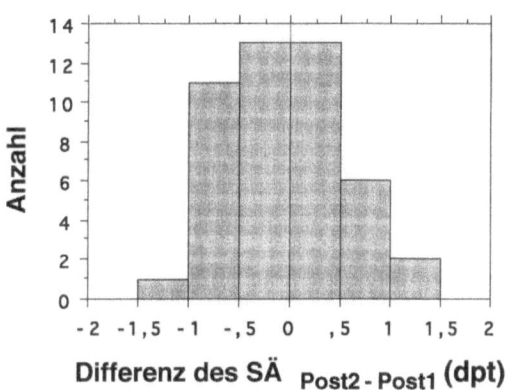

Abb. 93. Verteilung der Differenz des sphärischen Äquivalents (dpt) zwischen der Refraktion 6 Monate und 3 Tage postoperativ

4,96 mm (Range: 4,54–5,81; Mittelwert: 4,98 ± 0,28) und nach 6 Monaten im Median 4,88 mm (Range: 4,14–5,70; Mittelwert: 4,85 ± 26).

Der intraindividuelle Vergleich der Vorderkammertiefe unmittelbar postoperativ mit der nach 6 Monaten ergab sowohl in der MONO- als auch in der MIOL-Gruppe keinen statistisch signifikanten Unterschied. Somit ist nach Implantation der SI-40NB sowie SA-40N nicht von einer Änderung der Refraktion im weiteren postoperativen Verlauf auszugehen. Eine präoperative Berücksichtigung etwaiger postoperativer Refraktionsänderungen, wie beispielsweise eine hyperope Refraktionsänderung nach Implantation einstückiger schiffchenförmiger Silikon-IOL, ist bei diesen IOL offenbar nicht erforderlich. Beide IOL wiesen nach Kapselsackimplantation eine sehr gute Zentrierung auf. Eine klinisch relevante Dezentrierung (mm) im Rahmen der Scheimpflug-Untersuchung nach 6 Monaten war weder bei der SA-40N (n = 39; Median: 0; Range: −0,45–0,58, Mittelwert: 0,04 ± 0,23) noch bei der SI-40NB (n = 51; Median: 0,14; Range: 0–0,9, Mittelwert: 0,17 ± 0,17) feststellbar. Auch die IOL-Verkippung (Grad) im Rahmen der prospektiven Scheimpflug-Untersuchung nach 6 Monaten war bei der SA-40N (Median: 1,0; Range: 0–2,6, Mittelwert: 1,07 ± 0,81) wie auch bei der SI-40NB (Median: 1,0; Range: 0–2,5, Mittelwert: 0,96 ± 0,75) gering. Eine statistisch signifikante Änderung der Zentrierung bzw. IOL-Verkippung ergab sich beim intraindividuellen Vergleich des Zustands unmittelbar postoperativ zu dem nach 6 Monaten nicht.

Diese Ergebnisse sind gerade in Hinblick auf die Möglichkeit der Entstehung optisch störender Phänomene (z. B. Doppelbilder) bei einer IOL-Verkippung von mehr als 8° oder bei einer Dezentrierung von mehr als 2 mm nach Array-IOL-Implantation wichtig und als positiv zu werten.

Vorhersage des korrigierten Visus anhand des Ray-Tracing-Moduls der Videokeratoskopie. Der postoperative korrigierte Fernvisus wurde im Zustand der stabilen Refraktion bei der MONO-Gruppe nach 22,9 ± 5,1 Wochen und der MIOL-Gruppe (AMO Array Modell SA-40N) nach 23,8 ± 3,3 Wochen bestimmt. Der postoperative Zeitraum unterschied sich zwischen den beiden Gruppen nicht statistisch signifikant (p = 0,76). Die durch das computerisierte Videokeratoskop ermittelte Qualität der Hornhautoberfläche innerhalb des erfaßten Pupillendurchmessers betrug in allen Fällen 100%. Bezüglich des Patientenalters (Gruppe MONO: 68,1 ± 13,8 Jahre; Gruppe MIOL: 65,4 ± 12,5 Jahre; p = 0,22), sowie des Astigmatismus (präoperativ: Gruppe MONO: 0,82 dpt ± 0,67; Gruppe MIOL: 0,64 dpt ± 0,42; postoperativ: Gruppe MONO: 0,89 dpt ± 0,72; Gruppe MIOL: 0,69 dpt ± 0,37) bestand zu den Untersuchungszeitpunkten zwischen beiden Gruppen kein statistisch signifikanter Unterschied (p = 0,37 bzw. p = 0,29). Für die Augen der MONO-Gruppe ermittelten wir präoperativ mittels Ray-Tracing Modul einen besten korrigierten Visus (best corrected visual acuity, BCVA) der Visusstufe 17,00 (= 1,00 logarithmischer Skalierung), sowie postoperativ mit Korrektur einen Fernvisus von 17,09 (= 1,02). Für die Augen der Patienten der MIOL-Gruppe ergaben sich folgende Werte: BCVA präoperativ 17,48 (= 1,17) und korrigierter Fernvisus postop. 17,33 (= 1,08). Vergleicht man nun den „Vorhersagewert" BCVA präoperativ mit dem tatsächlichen Fernvisus 5 Monate postoperativ, so ergeben sich nahezu identische Werte (Abb. 94):

- *Gruppe MONO:* BCVA präoperativ = 17,00, FV postoperativ = 17,09; p = 0,80 (gepaarter t-Test);
- *Gruppe MIOL:* BCVA präoperativ = 17,48, FV postoperativ = 17,33; p = 0,60 (gepaarter t-Test).

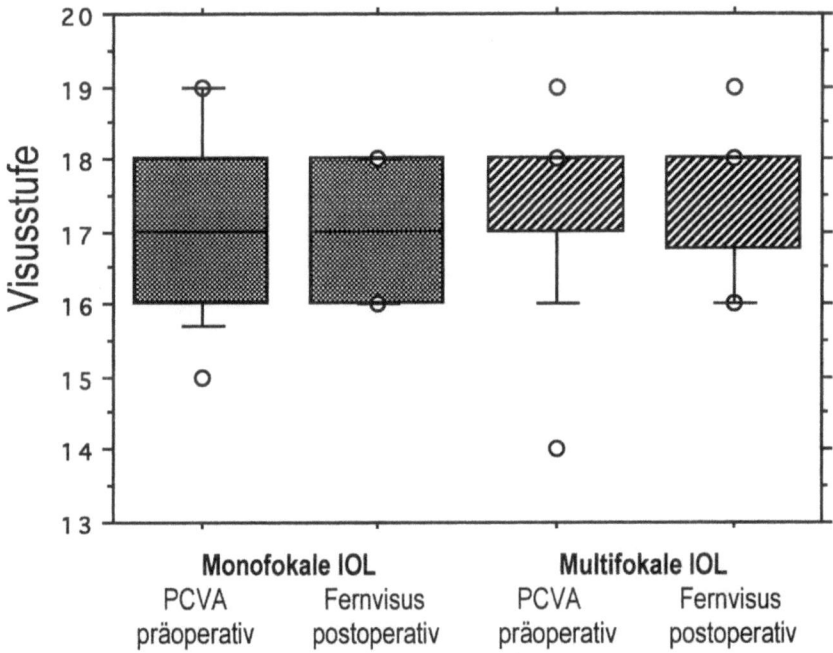

Abb. 94. Vergleich des mittels Ray-Tracing-Modul vorhergesagten Visus (PCVA) ermittelt anhand der Videokeratoskopie mit dem tatsächlich erreichten Fernvisus 5 Monate postoperativ nach Implantation monofokaler und multifokaler IOL

Ergebnisse asymmetrischer refraktiver 3-Zonen-MIOL

Fern- und Nahvisus. Für den korrigierten Fernvisus fanden sich keine signifikanten Unterschiede zwischen den untersuchten Linsentypen ($p > 0,05$). Auch für den Typ 83S ergab sich also kein signifikant reduzierter Fernvisus, obwohl auf den Fernteil dieser MIOL nur 30% der Lichtenergie entfallen. Die Mittelwerte für unkorrigierten und korrigierten Fernvisus sind in Abb. 95 graphisch dargestellt.

Der Nahvisus der monofokalen IOL war mit alleiniger Fernkorrektion signifikant niedriger als der aller MIOL ($p < 0,05$). Auch das entsprechende Ergebnis der MIOL Typ 83L und 83E, die den Fernfokus betonen, war signifikant reduziert ($p < 0,05$) im Vergleich zu den übrigen MIOL. Mittelwerte für unkorrigierten Nahvisus sowie Nahvisus mit Fernkorrektion und Nahaddition sind in Abb. 96 dargestellt.

Kontrastvisus. Mittelwerte und Standardabweichungen des Fern-Kontrastvisus aller MIOL sowie der monofokalen IOL sind in Tabelle 27 aufgeführt. Bei abnehmender Gewichtung des Fernfokus zeigt sich auch eine entsprechende Abnahme des Kontrastvisus insbesondere für niedrige Kontraste. Für hohe Kontraste weist nur MIOL Typ 83S einen im Vergleich zur monofokalen IOL signifikant reduzierten ($p < 0,05$) Kontrastvisus auf. Abbildung 97 zeigt die Ergebnisse von MIOL 83L und monofokaler IOL: Es ergibt sich für alle untersuchten Kontraststufen kein signifikanter Unterschied zwischen beiden Linsen ($p > 0,05$).

Die Untersuchung des Kontrastvisus in die Nähe, durchgeführt in 3 m nach Vorhalten eines –3,0-dpt-Glases, zeigte für die MIOL, die den Nahfokus betonen, die besten

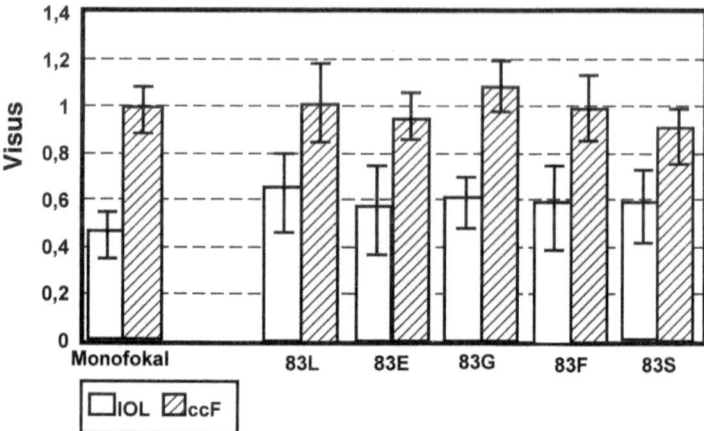

Abb. 95. Mittelwerte und Standardabweichungen des Fernvisus asymmetrischer 3-Zonen-MIOL ohne (IOL) und mit Korrektion (ccF)

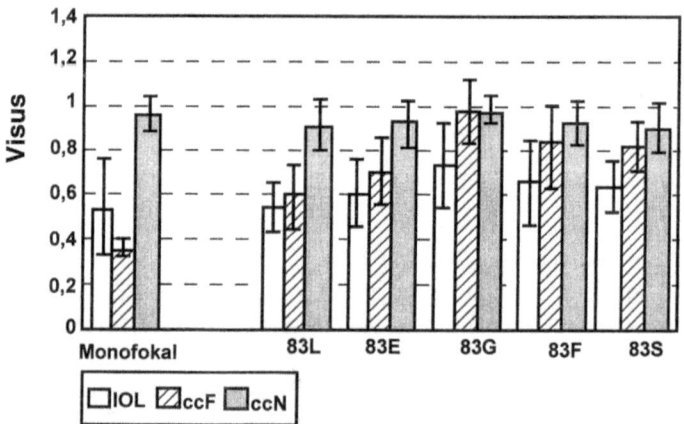

Abb. 96. Mittelwerte und Standardabweichungen des Nahvisus asymmetrischer 3-Zonen-MIOL: unkorrigiert (IOL), mit Fernkorrektion (ccF) und mit Nahaddition (ccN)

Tabelle 27. Kontrastvisus Ferne. Mittelwerte und Standardabweichungen der Regan-Kontraste nach klinischer Implantation asymmetrischer 3-Zonen-MIOL und einer monofokalen IOL

(M)IOL-Typ	Regan 96%	Regan 50%	Regan 25%	Regan 11%
Morcher 83L	0,85 ± 0,1	0,67 ± 0,11	0,50 ± 0,09	0,28 ± 0,06
Morcher 83E	0,76 ± 0,07	0,66 ± 0,10	0,46 ± 0,09	0,28 ± 0,05
Morcher 83G	0,81 ± 0,11	0,61 ± 0,13	0,47 ± 0,09	0,31 ± 0,07
Morcher 83F	0,77 ± 0,06	0,59 ± 0,10	0,45 ± 0,10	0,27 ± 0,05
Morcher 83S	0,73 ± 0,07	0,56 ± 0,12	0,41 ± 0,06	0,25 ± 0,04
Monofokal	0,83 ± 0,10	0,66 ± 0,10	0,56 ± 0,11	0,31 ± 0,05

2.2 Ergebnisse

Tabelle 28. Kontrastvisus Nähe. Mittelwerte und Standardabweichungen der Regan-Kontraste nach klinischer Implantation asymmetrischer 3-Zonen-MIOL und einer monofokalen IOL

(M)IOL-Typ	Regan 96%	Regan 50%	Regan 25%	Regan 11%
Morcher 83L	0,41 ± 0,13	0,28 ± 0,12	0,19 ± 0,11	0,08 ± 0,02
Morcher 83E	0,48 ± 0,11	0,35 ± 0,08	0,24 ± 0,09	0,15 ± 0,10
Morcher 83G	0,63 ± 0,10	0,41 ± 0,08	0,29 ± 0,08	0,17 ± 0,12
Morcher 83F	0,58 ± 0,09	0,44 ± 0,11	0,33 ± 0,07	0,21 ± 0,10
Morcher 83S	0,71 ± 0,07	0,54 ± 0,07	0,37 ± 0,04	0,25 ± 0,04
Monofokal	0,23 ± 0,04	0,13 ± 0,09	0,04 ± 0,03	0,02 ± 0,01

Ergebnisse (Mittelwerte und Standardabweichungen sind in Tabelle 28 dargestellt). MIOL Typ 83S, die den Nahfokus mit 70% der Lichtenergie betont, erzielte für alle untersuchten Kontraststufen die besten Ergebnisse. Sie war für den 50%- und den 11%-Kontrast allen anderen Linsen signifikant überlegen ($p < 0{,}05$).

Wie Abb. 98 zeigt, wies die MIOL 83S für alle Kontraste einen Kontrastvisus für die Nähe auf, der sowohl der MIOL 83L, als auch der monofokalen IOL signifikant ($p < 0{,}05$) überlegen war. MIOL 83L, die den Nahfokus nur mit 30% der Lichtenergie gewichtet, erzielte wiederum für alle Kontraste signifikant bessere Ergebnisse ($p < 0{,}05$) als die monofokale IOL.

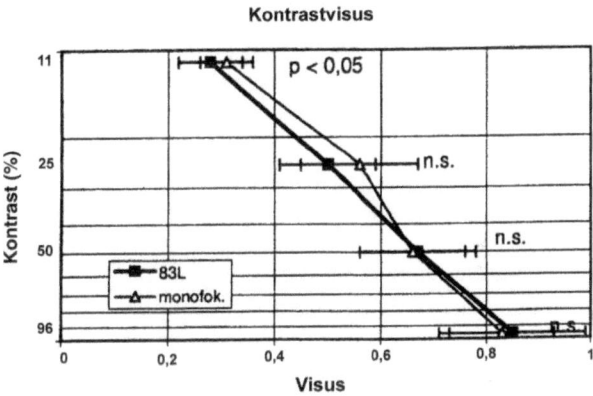

Abb. 97. Kontrastvisus für die Ferne der asymmetrischen MIOL 83L (Fern : Nah = 70 : 30) und einer monofokalen IOL

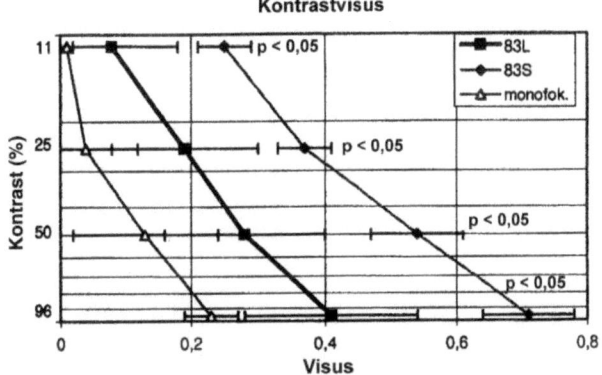

Abb 98. Kontrastvisus für die Nähe der asymmetrischen MIOL 83S (Fern : Nah = 30 : 70) und 83L (Fern : Nah = 70 : 30) sowie einer monofokalen IOL

Tiefenschärfe. Die klinische Untersuchung der Tiefenschärfe wurde anhand von Defokussierkurven durchgeführt. Die Abb. 99 bis 103 zeigen die für die einzelnen MIOL-Typen erhobenen Kurven. In der überwiegenden Mehrzahl zeigte sich ein typischer zweigipfliger Kurvenverlauf. Lediglich beim Linsentyp 83L wiesen 3 von 10 Patienten, bei der MIOL 83E einer von 10 Patienten keine nennenswerte Vergrößerung der Tiefenschärfe auf, d. h. sie konnten den bei diesen MIOL nur schwach dimensionierten Nahteil nicht befriedigend nutzen. Entsprechend der Gewichtung der Brennpunkte war der peak des Fernteils mehr oder weniger stark ausgeprägt; erst beim MIOL-Typ

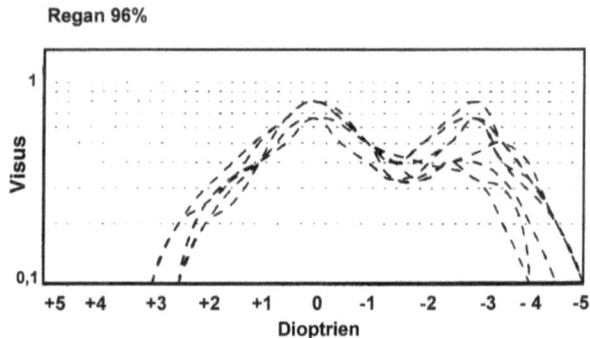

Abb. 99. Klinische Defokussierkurven der MIOL 83L

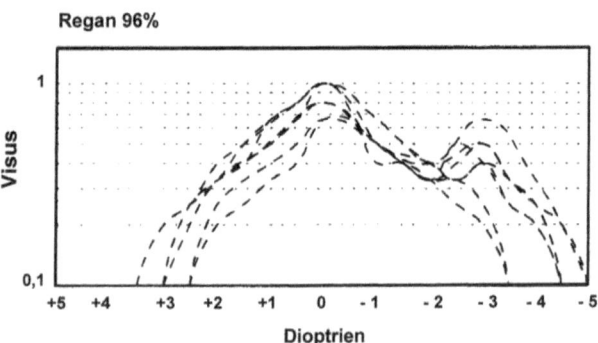

Abb. 100. Klinische Defokussierkurven der MIOL 83E

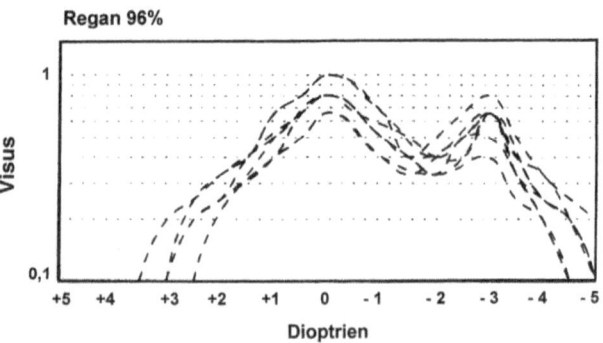

Abb. 101. Klinische Defokussierkurven der MIOL 83G

Abb. 102. Klinische Defokussierkurven der MIOL 83F

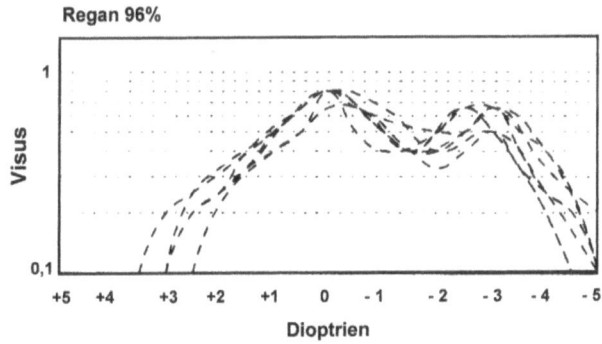

Abb. 103. Klinische Defokussierkurven der MIOL 83S

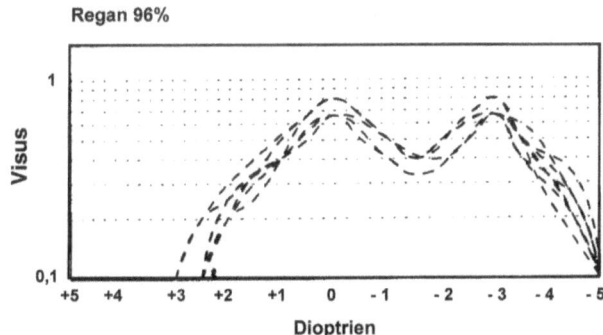

83S erreichten beide peaks die gleiche Höhe, d. h. die Kontrastabbildung für die Ferne und für die Nähe waren klinisch gleich dimensioniert.

Binokularfunktionen. Bei allen Patienten fand sich mit entsprechender Nahkorrektion positives Stereosehen (20–200 Winkelsekunden) für die Nähe. Auch bei der Untersuchung mit alleiniger Fernkorrektion fand sich bei allen bis auf einen Patienten (mit MIOL-Kombination 83L/83S; Fliege negativ) ein positives Stereosehen für die Nähe.

Die Untersuchung mit dem Phasendifferenzhaploskop konnte bei allen fünf Patienten mit bilateralen asymmetrischen MIOL das Vorliegen einer Fernaniseikonie ausschließen. Die Nahaniseikonie, gemessen mit dem Test nach Esser, lag sowohl mit Fernkorrektion als auch mit Nahaddition jeweils unter 1% und war somit klinisch nicht relevant.

Nachstar und MIOL

Neben den bekannten Problemen einer Nachstarbildung bei monofokaler Intraokularlinse (Visusreduktion, Blendungempfindlichkeitszunahme) wird durch die Nachstarbildung bei MIOL-Träger auch die Multifokalität gestört (Reimann et al., 1995).

Anhand des eigenen Patientengutes wurde bei insgesamt 31 Augen von 29 Patienten einen Nachstarkapsulotomie unter standardisierten Bedingungen durchgeführt und die erforderlichen Parameter, die Visusergebnisse und die Komplikationen analysiert.

Es wurden insgesamt drei MIOL-Typen in die Verlaufsbeobachtung mit einbezogen:

- die multizonalen progressiven Multifokallinsen AMO „ARRAY" (Modell MPC-25NB, Modell SSM-26NB sowie Modell SA-40N),
- die diffraktive Multifokallinse Pharmacia Modell 811 E sowie
- die refraktive drei Zonen MIOL mit ungleicher Gewichtung von Fern- und Nahfokus (Typ Morcher 83).

Alle Kapsulotomien erfolgten in Kenntnis des vorliegenden MIOL-Typs bei medikamentöser Mydriasis. Die hintere Kapsel wurde jeweils auf einen Durchmesser von 3 mm erweitert. Die Neodymium:YAG-Kapsulotomien wurden in Mittel nach 14 Monaten (± 12,5, Minimun: 2, Maximum 56, Median: 9 Monate) durchgeführt. In 93,6% der behandelten Fälle verbesserte sich der korrigierte Fernvisus, in 97% der Nahvisus durch die Nd:YAG-Kapsulotomie. Als Komplikation der Behandlung trat in einem Fall 5 Monate postoperativ eine Amotio retinae auf. Während der Behandlung traten die biomikroskopisch materialspezifischen intralentalen Schadensformen auf (Dick et al., 1997).

Bei Durchführung einer Nd:YAG-Kapsulotomie bei MIOL-Trägern sollte grundsätzlich immer in Betracht gezogen werden, daß die optisch wirksame Fläche der MIOL einerseits durch die Pupillenweite, andererseits aber auch durch die neuzuschaffende Kapselöffnung definiert wird. (vergl. auch Kap. Veränderungen der Pupillenbeweglichkeit). In Bezug auf ihre theoretische Abhängigkeit vom Pupillen- bzw. Kapsulotomiedurchmesser können die MIOL in zwei Gruppen unterteilt werden:

- Die Gruppe der diffraktiven und zonal progressiven IOL sind weitestgehend unabhängig vom Pupillen- bzw. vom Kapsulotomiedurchmesser. Die refraktiven Anteile der MIOL für Nähe und Ferne sind nämlich sowohl über den zentralen als auch über den parazentralen Anteil der Optik verteilt.
- Die Gruppe der refraktiven bifokalen IOL weist dagegen separate Zonen auf, die jeweils für den Nah- bzw. Fernfokus verantwortlich sind. Ist z. B. der Fernfokus zentral lokalisiert, wird derjenige Anteil der MIOL, der für den Nahvisus maßgeblich ist, bei kleiner Kapsulotomie nicht nutzbar gemacht.

Die Größe der Hinterkapseleröffnung muß also dem Linsendesign Rechnung tragen. Zudem ist zu bedenken, daß in der Regel postoperativ mit einem Anstieg des Kapsulotomiedurchmessers (mindestens 7%) zu rechnen ist.

Neben der direkten Wirkung der Eintrübung der hinteren Linsenkapsel können auch indirekte nachteilige Effekte durch Faltenbildung oder durch Dezentrierung im Rahmen einer einsetzenden Kapselfibrose beobachtet werden. Feine, wellblechartige Hinterkapselfalten führten im eigenen Patientengut zu einer stärkeren Sehverschlechterung bzw. zum Auftreten störender Phänomene als große, grobe Fältelungen der Hinterkapsel.

Das Komplikationsprofil der Kapsulotomie bei MIOL unterschied sich nicht von demjenigen bei monofokalen IOL. In zahlreichen Studien wird das Auftreten einer Amotio retinae bei IOL mit einer Inzidenz von 0,17 bis 3,6% angegeben.

Die Durchführung der Nd:YAG-Kapsulotomie bei MIOL ist mitunter durch die schwierige Fokussierung am Übergang optischer Zonen und das vermehrte Auftreten von Lichtreflexen erschwert. Bei Optiken aus Silikon ist die Behandlung durch teilweise kräftige Adhärenz der Hinterkapsel an die Hinterkammerlinsenrückfläche erschwert. Zudem zeigt Silikon bei Verwendung geringer Energie eine relativ geringe Resistenz gegenüber dem Nd:YAG-Beschuß (Bath et al., 1986; Joo und Kim, 1992). Nachstarprophylaktische Maßnahmen sind deshalb sinnvoll, damit die Patienten ununterbrochen von den Vorteilen der Multifokalität profitieren können. Der Patient sollte auch über die Symptomatik des Nachstares informiert werden, da grundsätzlich die Kapsulotomie zu einer wesentlichen Sehverbesserung insbesondere im Nahbereich beiträgt. Im übrigen gelten dieselben Empfehlungen wie bei der Behandlung von monofokaler IOL. Ein letztendlicher Durchmesser von 4 mm ist ratsam, lediglich bei refraktiven MIOL muß er in Abhängigkeit vom Linsendesign größer gewählt werden.

3 Diskussion unter Berücksichtigung der eigenen Ergebnisse

3.1
Qualitätskontrolle von (M)IOL mit dem Rasterelektronenmikroskop

Die Rasterelektronenmikroskopie ist bestens geeignet als Methode zur Beurteilung von Oberflächenstrukturen. In der Ophthalmochirurgie wurde sie erstmals von Drews et al. (1978), später von Dersch (1981) eingesetzt, um Inhomogenitäten in der Oberflächenbeschaffenheit von Intraokularlinsen nachzuweisen, ferner wurde mikrochirurgisches Operationsinstrumentarium im Rahmen der Qualitätskontrolle rasterelektronenmikroskopisch untersucht (Adams, 1991; Thornton, 1991; Eisenmann und Jacobi 1993b).

Während herstellungsbedingte Oberflächendefekte und -inhomogenitäten bei PMMA-Intraokularlinsen noch vor wenigen Jahren beschrieben wurden (Strobel und Jacobi, 1986; Drews et al., 1978), sind diese bei der heutigen perfektionierten Fertigungstechnik nicht mehr zu beobachten. Beschrieben wurden zuletzt bei diesem Materialtyp allerdings Oberflächenalterationen durch Implantationsinstrumente (Kohnen et al., 1994; Dick et al., 1995) sowie teilweise erhebliche Materialdefekte nach YAG-Laser-Mikroexplosionen (Kohnen et al., 1993; Kohnen et al., 1995).

Anders verhält es sich bei IOL aus Silikonmaterial: Diese zeigten sich bei früheren Untersuchungen erheblich weniger empfindlich gegenüber Laserbeschuß und Manipulation durch Instrumente (Bröhl et al., 1990; Kohnen et al., 1993; Brady et al., 1994; Kohnen und Magdowski, 1995; Dick et al., 1997), wiesen jedoch übereinstimmend in mehreren neueren Studien Oberflächenunregelmäßigkeiten auf, die vor allem am Optikrand, im Übergangsbereich von Optik zu Haptik sowie in der Peripherie der Haptikbügel lokalisiert waren (Tsai et al., 1992; Schwarz et al., 1994; Kohnen und Magdowski, 1995). Derartige Veränderungen sind zwar nicht zu vergleichen mit Qualitätsmängeln an der Optikoberfläche, wie sie vor einigen Jahren noch von Rochels und Stofft (1988) oder von Kulnig et al. (1987) nachgewiesen wurden. Es kann jedoch nicht ausgeschlossen werden, daß auch kleinere periphere Oberflächeninhomogenitäten eine Beeinträchtigung der Biokompatibilität mit konsekutiver, durch Entzündungsreaktion bedingter Auflagerung von Fibrin und Entzündungszellen darstellen.

Von besonderem Interesse scheint uns eine perfekte Oberflächenqualität bei multifokalen IOL. Die bereits physikalisch bedingte Reduktion an Bildkontrast der MIOL (Holladay et al., 1990; Haigis et al., 1991; Rassow und Kusel, 1991; Knorz et al., 1992; Kusel, 1993; Eisenmann et al., 1993a) würde durch das Auftreten von Streulicht an Inhomogenitäten der Linsenoptik zusätzlich verstärkt. Dies hätte eine weitere Beeinträchtigung von Kontrastvisus und -empfindlichkeit und wohl auch eine vermehrte Blendempfindlichkeit zur Folge. Eine solche konnte zum Beispiel bei Intraokularlinsen nachgewiesen werden, welche Oberflächendefekte nach YAG-Laserbeschuß aufwiesen (Bath et al., 1987).

Im Rahmen früherer Studien waren Mängel in der Oberflächenbeschaffenheit sowohl im Bereich der diffraktiv wirksamen Stufen auf der Rückseite diffraktiver PMMA-MIOL (Wenzel und Teping, 1989; Reich et al., 1991) als auch auf Optik und Haptik einer refraktiven Silikon-MIOL mit asphärischem Funktionsprinzip (Eisenmann et al., 1991; Hessemer et al., 1993) festgestellt worden. Refraktive PMMA-MIOL mit drei, fünf und sieben refraktiven Zonen wiesen dagegen eine einwandfreie Oberflächenqualität auf (Eisenmann et al., 1991).

Die von uns eingesetzten und rasterelektronenmikroskopisch untersuchten PMMA-MIOL mit ungleicher Gewichtung von Fern- und Nahfokus zeigten ebenfalls weder im Bereich der Optik noch der Haptiken irgendwelche Qualitätsmängel. Dagegen fanden sich bei den beiden Silikon-MIOL vom Typ Array SSM-26NB und Array SA-40N kleinere Oberflächenalterationen, wie sie bereits bei monofokalen Silikonlinsen des gleichen Herstellers beschrieben wurden (Schwarz et al., 1994; Kohnen und Magdowski, 1995): Insbesondere imponierte bei beiden Linsen eine falzartige gering prominente Nahtstelle im Randbereich der Optik. Diese ist bei der Herstellung von Silikonlinsen im Spritzgußverfahren wohl produktionstechnisch bedingt, da es bei der Verbindung der MIOL aus zwei Gußhälften im Verbindungsbereich zu einem geringen Übertritt von Silikonmaterial kommt, was zu der beschriebenen Aufwerfung führt. Eine Korrektur dieses Befundes durch ein zusätzliches Politurverfahren scheint uns möglich und wäre anzustreben.

Bei der MIOL Array Typ SSM-26NB wurden darüber hinaus kleine Rißbildungen an der Insertionsstelle der Prolene-Haptik sowie in der Haptikperipherie beobachtet. Beim Nachfolgemodell SA-40N, das PMMA-Haptiken aufweist, waren diese Oberflächenveränderungen nicht nachzuweisen.

3.2
Untersuchung der Abbildungseigenschaften von (M)IOL auf der optischen Bank

Nach Markteinführung bi- und multifokaler IOL herrschte zunächst eine recht euphorische Bewertung dieses Linsentyps vor (Percival, 1989; Hansen et al., 1990; Nowak und Jacobi, 1990). Nach Vorliegen der ersten theoretischen Untersuchungen wich diese anfängliche Euphorie einer eher kritischen Bewertung: Messungen auf der optischen Bank ergaben, daß eine um das zwei- bis dreifach vergrößerte Tiefenschärfe von MIOL auf Kosten einer Kontrastreduktion von wenigstens 50% erzielt wird (Holladay et al., 1990). Dabei ergab die Bestimmung der MTF von verschiedenen MIOL-Designs im Fernfokus für die Strehl Ratio (SR) Werte zwischen 24% und 35% und für die Resolution Efficiancy (RE) Werte zwischen 66% und 83%.

Auch die Array-MIOL sowie die von uns konzipierten refraktiven 3-Zonen-MIOL wiesen bei der In-vitro-Untersuchung im stärker gewichteten Fokus in etwa die gleichen Ergebnisse auf. In der Literatur gilt eine SR von 80% als beugungsbegrenzt und somit als ideal (Holladay et al, 1987a). Monofokale IOL sollten Werte besser als 0,6 erreichen, um in etwa den momentanen ISO-Vorschlag mit der Begrenzungsgeraden von 0,7–0,7 auf der normierten Abszisse und Ordinate zu erfüllen. Weiter kann man als ungefähre Faustregel feststellen, daß sich die SR genauso verhält wie das Intensitätsverhältnis der beiden Foki. Eine SR zwischen 30 und 40% erscheint für MIOL also durchaus akzeptabel.

Sämtliche MIOL, deren optisches Konzept eine Betonung des Fernfokus intendiert, wiesen bei der Messung auf der optischen Bank in diesem Brennpunkt auch die günstigeren Werte auf. Untersuchungen am physikalischen Auge sowie unsere klinischen Ergebnisse bestätigten diese Befunde: Der Kontrastvisus lag im Fernbrennpunkt jeweils höher als im Nahbrennpunkt. Auch Knorz et al. (1993) fanden diese gute qualitative Übereinstimmung zwischen theoretischen Messungen und klinischen Abbildungseigenschaften.

Die theoretische Untersuchung der Tiefenschärfe anhand der Trough Focus Response (TFR) ergab für alle MIOL mit ungleicher Gewichtung von Fern- und Nahfokus einen zweigipfligen Verlauf, wobei der stärker gewichtete Brennpunkt jeweils den höheren peak aufwies. Am physikalischen Auge und bei der klinischen Untersuchung bestätigten sich diese Befunde dahingehend, daß bei allen MIOL eine vergrößerte Tiefenschärfe nachgewiesen werden konnte.

Berücksichtigt man, daß die Kontrastempfindlichkeit als klinisches Korrelat der MTF auch noch durch die neuronale Bildverarbeitung geprägt wird, so fanden wir eine gute qualitative Korrelation theoretischer und klinischer Resultate. Die Bestimmung der künstlichen Akkommodationsbreite ergab nicht nur qualitativ, sondern auch quantitativ eine gute Übereinstimmung zwischen theoretischer TFR-Messung und klinischen Defokussierkurven.

3.3
„Optische Implantation" physikalischer Augen mit (M)IOL

3.3.1
Ergebnisse der Array-MIOL

Fern- und Nahvisus

Wie schon in mehreren früheren Studien (Eisenmann et al., 1992; Eisenmann und Jacobi, 1993d; Eisenmann et al., 1994; Jacobi und Eisenmann, 1994; Wagner et al., 1995), so konnten wir auch in der vorliegenden Arbeit eine ausgezeichnete Übereinstimmung zwischen funktionellen Ergebnissen nach „optischer Implantation physikalischer Augen mit (M)IOL" und klinischen funktionellen Ergebnissen aufzeigen. Dies gilt für sämtliche theoretisch und klinisch untersuchten Parameter, nämlich Fern- und Nahvisus, Kontrastvisus sowie Binokularfunktionen.

So ergaben die theoretischen Untersuchungen an der von Reiner (1992) konzipierten optischen Anordnung für die Array-MIOL jeweils einen Fernvisus, der sich statistisch nicht von demjenigen einer monofokalen IOL unterschied. Dagegen war der Nahvisus der MIOL ohne Nahaddition den entsprechenden Ergebnissen der monofokalen erwartungsgemäß hoch signifikant überlegen und dokumentierte so die vergrößerte Tiefenschärfe dieser Linse. Entsprechende klinische Ergebnisse wurden von Steinert et al. (1992), Eisenmann und Jacobi (1993c), Jacobi et al. (1994), Lorger et al. (1994) sowie Schmidt et al., (1994, 1995) für die PMMA-Array-MIOL Modell MPC-25NB und von Liekfeld et al. (1995), Eisenmann et al. (1996) für die Silikon-Array-MIOL Modell SSM-26NB beschrieben.

Kontrastvisus

Für den Kontrastvisus unter monokularer Prüfsituation fand sich nach optischer Implantation der Array-MIOL bei hohen und mittleren Kontrasten (Regan 96%-, 50%-

und 25%-Kontrasttafel) kein statistisch signifikanter Unterschied zur monofokalen IOL. Lediglich bei der 11%-Kontraststufe ließ sich unter monokularer Prüfsituation eine signifikante Überlegenheit der Monofokallinse nachweisen. Dieses Ergebnis stimmt mit klinischen Untersuchungen des Kontrastvisus von Steinert et al. (1992), Eisenmann et al. (1993) sowie Jacobi und Konen (1995) überein. Ebenso konnte die aufgrund der theoretischen Untersuchungen gewonnene Erkenntnis, daß unter binokularer Prüfsituation auch für niedrige Kontraste (Regan 11%-Kontrasttafel) kein signifikanter Unterschied mehr zwischen monofokaler IOL und Array-MIOL nachweisbar ist, durch eigene klinische Messungen bestätigt werden (Eisenmann et al., 1996).

Bei der theoretischen Untersuchung mit der von Reiner (1992) konzipierten optischen Anordnung wurden für den Kontrastvisus der verschiedenen (M)IOL jeweils absolute Werte bestimmt, die höher lagen als die klinisch ermittelten Resultate. Dies läßt sich damit erklären, daß wir die optischen Implantationen an jungen Probanden (mit einem Durchschnittsalter von unter 30 Jahren) durchführten, während die klinisch untersuchten pseudophaken Patientengruppen ein Durchschnittsalter von über 60 Jahren aufwiesen. Die altersbedingte Reduktion der Kontrastwahrnehmung wurde in mehreren Arbeiten an phaken (Derefeldt et al., 1979; Owsley et al., 1983, 1985) und pseudophaken Patienten (Nadler et al., 1984; Lachenmayr und Pateras, 1987; Miyajima et al., 1992; Jacobi et al., 1995) nachgewiesen.

Binokularfunktionen
Auch die Untersuchung der Binokularfunktionen zeigte übereinstimmende theoretische und klinische Ergebnisse für die untersuchten Parameter Stereosehen und Nahaniseikonie. Mit bilateraler Array-MIOL ließ sich Stereosehen für die Nähe sowohl mit als auch ohne Nahaddition dokumentieren. Das Vorliegen einer klinisch relevanten Nah-aniseikonie konnte im Esser-Test ausgeschlossen werden.

Hornhautastigmatismus und Kontrastempfindlichkeit
Die Ergebnisse unserer theoretischen Untersuchung am physikalischen Auge dokumentieren eindrucksvoll den negativen Effekt des Astigmatismus auf die Kontrastempfindlichkeit mit (M)IOL. So zeigte es sich, daß ab einem unkorrigierten Astigmatismus ≥ 2 dpt die Kontrastempfindlichkeit aller (M)IOL für mittlere und hohe Ortsfrequenzen unterhalb des Normbereichs lag. Ferner fanden wir, daß sich bei einem Astigmatismus ≥ 2 dpt praktisch kein Unterschied mehr zwischen mono- und multifokaler IOL nachweisen läßt. Die monofokale IOL scheint also stärker durch den unkorrigierten Astigmatismus beeinträchtigt als die MIOL. Dies könnte daran liegen, daß die Modulationsübertragungsfunktion generell durch den höheren Astigmatismus so stark reduziert wird, daß das optische Prinzip der eingesetzten Intraokularlinse letztendlich keine Rolle mehr spielt.

Da der Patient mit MIOL in der Regel ohne Korrektion auskommen möchte, wird für ihn der Vorteil der Pseudoakkomodation also nicht durch eine im Vergleich zur monofokalen IOL reduzierte Kontrastempfindlichkeit eingeschränkt. Somit ist auch ein präoperativer Astigmatismus über 1–1,5 dpt in unseren Augen nicht als absolute Kontraindikation für eine MIOL anzusehen.

Auch nach Korrektion fanden wir bei zunehmendem Astigmatismus eine Reduktion der Kontrastempfindlichkeit. Dies mag durch Abbildungsfehler (chromatische Aberration, anamorphotische Verzerrung) des Systems Korrektionsglas – Hornhaut – IOL erklärt werden. Dennoch verlaufen die Kontrastempfindlichkeits-Funktionen aller (M)IOL bis zu einem korrigierten Astigmatismus von 2 dpt noch im Normbereich, wobei es allerdings im Gegensatz zum unkorrigierten Astigmatismus nicht zu der beschriebenen Nivellierung der Kurven von monofokaler IOL und MIOL kommt.

3.3.2
Ergebnisse asymmetrischer 3-Zonen-MIOL

Das Prinzip asymmetrischer MIOL wurde erstmals von Jacobi (1992a) vorgestellt. Er beschreibt dabei ein Paar unterschiedlicher MIOL mit ungleicher Gewichtung von Fern- und Nahfokus, wobei am einen – dem führenden – Auge der Fernbrennpunkt, am Gegenauge der Nahbrennpunkt stärker gewichtet wird. Somit soll nach binokularer Implantation beider asymmetrischer MIOL eine im Vergleich mit herkömmlichen MIOL verbesserte Abbildungsqualität sowohl für die Ferne als auch für die Nähe ermöglicht werden. In ersten klinischen Untersuchungen an wenigen Patienten wurde diese Theorie mit refraktiven 7-Zonen-MIOL und refraktiven 3-Zonen-MIOL bestätigt (Jacobi und Eisenmann, 1993, 1993a). Hierbei zeigte sich das refraktive 3-Zonen-Modell der 7-Zonen-Linse bezüglich der funktionellen Ergebnisse als überlegen, so daß wir in der vorliegenden Arbeit ausschließlich asymmetrische 3-Zonen-MIOL einsetzten, deren unterschiedliche Lichtaufteilung durch ein Variieren der Breite der mittleren Nahzone erzielt wird.

Unsere theoretischen Untersuchungen mit der Optik nach Reiner sind für die Beurteilung der Abbildungseigenschaften der asymmetrischen refraktiven Linsen diesen ersten klinischen Studien in mehrerer Hinsicht überlegen: Zum einen wurden die Untersuchungen an jungen, gesunden Probanden durchgeführt, die mit Sicherheit keine die Sehfunktion limitierenden Veränderungen aufwiesen. Ferner ließen sich mit der zum binokularen Gebrauch erweiterten Optik verschiedene MIOL-Kombinationen unter Betrachtung der binokularen Funktionen durchführen und schließlich lag – im Gegensatz zur Situation nach klinischer Implantation – stets ein Pupillendurchmesser von exakt 3 mm vor, für den die Lichtverteilung der refraktiven MIOL primär berechnet worden war.

Die Ergebnisse des Kontrastvisus für die Ferne und für die Nähe unter monokularer Prüfsituation zeigen, daß sowohl für hohe Kontraststufen (Regan 96%-Kontrasttafel) als auch für niedrige Kontraste (Regan 11%-Kontrasttafel) bei stärkerer Gewichtung eines Fokus ein entsprechend besserer Kontrastvisus erzielt wird. Die MIOL mit gleicher Gewichtung von Fern- und Nahfokus (Morcher 83G) zeigte jeweils Ergebnisse, die den MIOL mit Betonung des entsprechenden Fokus unterlegen und den MIOL mit reduzierter Gewichtung dieses Fokus überlegen waren.

Die Untersuchung bei binokularer Prüfsituation lieferte das interessante Resultat, daß die asymmetrische MIOL-Kombination Morcher 83L/83S (mit Lichtverteilung Fern : Nah = 70:30 / 30:70) bei hohem und niedrigem Kontrast einen besseren Visus für Ferne und Nähe ermöglicht als alle anderen untersuchten MIOL-Kombinationen. Somit scheint die bevorzugte Kontrastabbildung an einem Auge auch unter binokularer Situation eine Verbesserung der visuellen Funktionen zu bewirken, ohne daß sich die reduzierte Kontrastabbildung am Gegenauge negativ auswirkt. Damit können zwar die funktionellen Ergebnisse, wie sie nach Implantation zweier monofokaler IOL für die Ferne vorliegen, nicht ganz erreicht werden, jedoch verringert sich der Kontrastverlust weiter und ist selbst bei niedrigen Kontraststufen statistisch nicht mehr signifikant.

Bei der binokularen Implantation asymmetrischer MIOL kommt der Untersuchung der Binokularfunktionen – insbesondere der Stereopsis und der Aniseikonie – eine besondere Bedeutung zu, liegt doch eine Situation vor, die in gewisser Hinsicht mit der von Boerner und Trasher (1984) beschriebenen „monovision correction" nahekommt. Diese Konstellation zweier monofokaler IOL mit unterschiedlicher postoperativer Refraktion war bekanntlich mit einer nicht unerheblichen Beeinträchtigung der Binokularfunktionen verbunden. Hessemer et al. (1992) konnten ferner eine nicht unerhebliche Nah-aniseikonie bis 8% bei Patienten feststellen, die an einem Auge eine monofokale IOL, am Gegenauge eine diffraktive MIOL aufwiesen.

Für asymmetrische MIOL konnten wir dagegen eine gute Stereopsis nachweisen und fanden keine klinisch relevante Aniseikonie für Ferne oder Nähe. Diese theoretisch mit der Reiner-Optik erhobenen Befunde konnten klinisch untermauert werden (Eisenmann et al., 1994a; Krzizok et al., 1994).

3.4
Ergebnisse nach klinischer Implantation diffraktiver und multizonal-progressiver MIOL

3.4.1
Fern- und Nahvisus

In der überwiegenden Mehrzahl klinischer Studien über MIOL läßt sich keine statistisch signifikante Reduktion des Fernvisus mit MIOL im Vergleich zur monofokalen IOL nachweisen. Lediglich in wenigen Arbeiten über die ersten diffraktiven MIOL der Fa. 3M wurde über eine reduzierte Sehschärfe berichtet (Tabelle 29). Das neue diffraktive Modell der Fa. Pharmacia und Upjohn scheint jedoch bezüglich der klinischen Ergebnisse der früheren diffraktiven MIOL geringfügig überlegen zu sein (Allen, 1996; Liekfeld et al., 1995a), so daß heute auch für die diffraktive MIOL keine nennenswerte Beeinträchtigung der Sehschärfe vorliegen dürfte. Für die Array-MIOL berichten dagegen alle bisherigen Arbeiten übereinstimmend von einem der monofokalen IOL vergleichbaren Fernvisus. Eine Überlegenheit der Array-MIOL bezüglich der Abbildungseigenschaften in die Ferne ist im Vergleich zur diffraktiven MIOL aufgrund der Tatsache zu erwarten, daß ihr optisches Prinzip eine Betonung des Fernfokus bewirkt (Tabelle 30).

Der ohne Nahaddition erzielte Nahvisus aller bisher klinisch eingesetzter MIOL ist demjenigen der monofokalen IOL signifikant überlegen, auch wenn man berücksichtigt, daß die Biometrie bei monofokaler IOL in der Regel eine leichte Myopisierung anstrebt. Während bei der diffraktiven MIOL das Anbieten einer Nahaddition in der Mehrzahl der Fälle zu keiner wesentlichen Zunahme des Nahvisus führt, wird bei der Array-MIOL aufgrund der ungleichen Gewichtung beider Foki mit zusätzlicher Nahaddition eine Verbesserung der Sehschärfe in die Nähe erzielt (Eisenmann und Jacobi, 1993c; Percival und Setty, 1993; Schmidt et al., 1994, 1995; Liekfeld et al., 1995).

So läßt sich mit der Array-MIOL ohne Nahzusatz zwar in der Regel ein Nahvisus erzielen, der auch noch das Lesen kleinster Schrift erlaubt. Bei klinischen Nachuntersuchungen geben viele Patienten jedoch an, daß bei längerem Lesen oder bei sehr kleiner Schrift das Lesen mit einer Lesebrille – also mit Nahaddition – komfortabler wird. Dies widerspricht nicht der Philosophie der Array-Linse, die zwar den Patienten in vielen Situationen des täglichen Lebens unabhängig von einer Sehhilfe machen soll, dabei aber besonderen Wert auf eine gute Abbildungsqualität für die Ferne legt und

Tabelle 29. Ergebnisse von Fern- und Nahvisus mehrerer klinischer Studien mit Vergleich der diffraktiven bzw. der multizonal-progressiven MIOL und einer monofokalen IOL

Autor, Datum	MIOL-Typ, postop. Intervall	Fernvisus	Nahvisus ohne Nahaddition
Lehmann, 1990	3M diffr., 1 Jahr postop.	nicht signifikant reduziert	signifikant besser
Percival, 1990	3M diffr., 4–8 Monate postop.	**signifikant reduziert**	signifikant besser
Bonnet et al., 1991	3M diffr., 3 Monate postop.	nicht signifikant reduziert	signifikant besser
Gimbel, 1991	3M diffr., 4–11 Monate postop.	nicht signifikant reduziert	signifikant besser
Post, 1991	3M diffr., 1 Jahr postop.	nicht signifikant reduziert	signifikant besser
Teping et al., 1991	3M diffr., 6 Wochen postop.	nicht signifikant reduziert	signifikant besser
Hessemer et al., 1993	3M diffr., 2 Jahre postop.	nicht signifikant reduziert	signifikant besser
Wille et al., 1993	3M diffr. + Morcher diffr., 4–20 Monate postop.	**signifikant reduziert**	signifikant besser
Eisenmann u. Jacobi, 1994	3M diffr., 5 Jahre postop.	nicht signifikant reduziert	signifikant besser
Liekfeld et al., 1994	Pharmacia u. Upjohn diffr., 5–6 Monate postop.	nicht signifikant reduziert	signifikant besser
Rossetti et al., 1994	3M diffr., 1 Jahr postop.	nicht signifikant reduziert	signifikant besser
Williamson et al., 1994	3M diffr., 6–43 Monate postop.	nicht signifikant reduziert	signifikant besser
Steinert et al., 1992	Array (PMMA), 3 Monate postop.	nicht signifikant reduziert	signifikant besser
Eisenmann u. Jacobi, 1993c	Array (PMMA), 1 Jahr postop.	nicht signifikant reduziert	signifikant besser
Percival u. Setty, 1993	Array (PMMA), 4–6 Monate postop.	nicht signifikant reduziert	signifikant besser
Lindstrom et al., 1993	3M diffr., 1 Jahr postop.	nicht signifikant reduziert	signifikant besser
Eisenmann et al., 1996	Array (Silikon), 3 Monate postop.	nicht signifikant reduziert	signifikant besser

dem Patienten dafür die Möglichkeit beläßt, bei manchen Tätigkeiten – wie z. B. bei längerem Lesen – mit zusätzlichen Gläsern noch eine Verbesserung der Sehfunktion zu erzielen (auch wenn nach unserer Erfahrung nur wenige Patienten von dieser Möglichkeit tatsächlich Gebrauch machen).

Bei der Untersuchung des Fernvisus der asymmetrischen 3-Zonen-MIOL überraschte der Befund, daß sämtliche MIOL einen Fernvisus erlaubten, der sich statistisch nicht von dem der monofokalen IOL unterschied. Selbst mit einem Fernteil, der lediglich 30% der Lichtenergie sammelt, läßt sich also ein Visus erzielen, der in etwa dem einer monofokalen Linse entspricht. Somit wird auch verständlich, daß die diffraktive MIOL ausgezeichnete Visusresultate ermöglicht, obwohl bei diesem Linsentyp auf jeden der beiden Brennpunkte nur jeweils 41% des Lichts entfallen (Simpson, 1989; Rassow und Kusel, 1991).

Tabelle 30. Ergebnisse von Fern- und Nahvisus mehrerer klinischer Studien mit Vergleich der diffraktiven versus der multizonal-progressiven MIOL

Autor, Datum	MIOL-Typ, postop. Intervall	Fernvisus ohne und mit Korrektur	Nahvisus ohne Nahaddition
Walkow et al., 1997	811E diffr., Array PA154N, 4 Wochen postop.	nicht signifikant	signifikant besser signifikant besser
Liekfeld et al., 1998	811E diffr., Array PA154N, 4–6 Wochen postop.	nicht signifikant	signifikant besser bei der 811E
Pieh et al., 1998	3M815LE diffr., Array SSM-26NB, ca. 6 Monate postop.	ohne: signifikant besser bei der Array-IOL (t-Test) mit: nicht signifikant	nicht geprüft
Weghaupt et al., 1998	3M815X diffr., Array SSM-26NB, ca. 5 Monate postop.	nicht signifikant	signifikant besser bei der 3M (Defokussierkurve)

Umgekehrt war der Nahvisus aller asymmetrischen MIOL dem der monofokalen IOL signifikant überlegen. Dies belegt, daß auch eine MIOL mit einem Nahteil von nur 30% in der Regel noch eine signifikante Vergrößerung der Tiefenschärfe erlaubt.

3.4.2
Vorhersage der potentiellen Sehschärfe

Bei mäßiger bis mittelgradig fortgeschrittener Medientrübung haben sich die verschiedenen Interferometer (Visometer von Haag-Streit; Retinometer von Heine; SITE-IRAS-Interferometer von Interzeag; Retinometer von Rodenstock) zur Funktionsprüfung und quantitativen Bestimmung der potentiellen Sehschärfe für die Implantation von Monofokallinsen und auch Multifokallinsen im Rahmen der präoperativen Diagnostik im klinischen Alltag sehr bewährt. Die präoperative Vorhersage der postoperativen potentiellen Sehschärfe nach Implantation monofokaler oder multifokaler IOL mittels des computertopografiebasierten Ray-Tracing-Moduls erwies sich bei unauffälligem Makulabereich und Ausschluß einer Amblyopie als sehr zuverlässig. Da bei dichten Medientrübungen im Bereich des Vorderabschnitts die üblichen quantitativen Meßverfahren zur Bestimmung der potentiellen Sehschärfe versagen, stellt diese Verfahren eine klinisch praktikable und hilfreiche Ergänzung des präoperativen diagnostischen Spektrums neben den sonst üblichen qualitativen Prüfmethoden (Farbwahrnehmungsuntersuchung, entoptische Verfahren wie die Prüfung der Aderfigur oder des Blaufeldphänomens) dar. Die Bestimmung der potentiellen Sehschärfe, also der erzielbaren Sehschärfe bei Vorliegen normaler optischer Medien, hilft, eine Enttäuschung beim Patienten und beim Operator zu verhindern und ist wesentlicher Bestandteil für die Entscheidungsfindung und Indikationsstellung. Ein Unterschied in der Vorhersagegenauigkeit der Anwendung der Methoden zur Bestimmung der potentiellen Sehschärfe nach Kleinschnitt-Kataraktchirurgie und Monofokallinsen versus Array-Multifokallinsenimplantation ergab sich im Verlaufe der klinischen Erfahrung über Jahre nicht, was in der eigenen prospektiven Studie bestätigt wurde. Die Vorhersagegenauigkeit bei Anwendung eines Potential Acuity Meters darf mit

86–96% der Patienten (Minkowski et al., 1983; Ing, 1986; Cuzzani et al., 1998), die eine postoperative Sehschärfe im Bereich von maximal einer Visuszeile unter oder über der vorhergesagten potentiellen Sehschärfe erreichen, beziffert werden. Die gängigen Bestimmungsmethoden werden jedoch beispielsweise um so ungenauer, je dichter die Katarakt ist oder je geringer der Erfahrungsgrad des Untersuchers mit der jeweiligen Methode ist. Auch bei subkapsulärer Katarakt wird die potentielle Sehschärfe nicht selten unterschätzt, was bei Verwendung des Ray-Tracing-Moduls oder auch Scanning-Laser-Ophthalmoskops deutlich weniger auftritt (Cuzzani et al., 1998).

3.4.3
Kontrastvisus und Kontrastempfindlichkeit

Außer in extrem wenigen Studien beim Vergleich monofokaler IOL mit diffraktiven MIOL (Wille, 1993) läßt sich bezüglich des Fernvisus in der weit überwiegenden Mehrzahl der klinischen Studien kein signifikanter Unterschied zwischen monofokaler und multifokaler IOL nachweisen. Hingegen wird in nahezu allen vergleichenden Untersuchungen über die klinische Kontrastabbildung mono- und multifokaler IOL eine signifikante Überlegenheit der monofokalen Linse dokumentiert. Diese läßt sich jedoch in der Regel nur für sehr niedrige Kontraststufen oder hohe Ortsfrequenzen feststellen (Tabellen 31 und 32) und ist sicherlich nicht so ausgeprägt, wie aufgrund der theoretischen Messungen auf der optischen Bank zu erwarten wäre.

Teilweise widersprüchliche Ergebnisse mögen durch nicht identisch standardisierte Untersuchungsmethoden mitbedingt sein, sind aber sicherlich auch entscheidend beeinflußt durch verschiedene Operationsmethoden und vor allem durch den hieraus resultierenden unterschiedlichen chirurgisch induzierten Astigmatismus.

Ein signifikanter Einfluß des Hornhautastigmatismus wurde erstmals von Mannis et al. (1987) bei Patienten mit penetrierender Keratoplastik nachgewiesen. Für MIOL konnten Knorz et al. (1994) bei der refraktiven 3-Zonen-Linse Storz „True Vista" eine signifikante Reduktion des Kontrastvisus bei zunehmendem Hornhautastigmatismus nachweisen. Jacobi und Konen (1995) fanden bei der Array-MIOL zwar keinen signifikanten Unterschied im Kontrastvisus von zwei Patientengruppen mit einem Astigmatismus < 1,25 dpt und ≥ 1,25 dpt; bei zusätzlicher Blendquelle fiel der Kontrastvisus der Patienten mit höherem Astigmatismus jedoch signifikant ab. Masket (1991) hält bei monofokaler IOL einen Astigmatismus von 2 dpt für akzeptabel, während er bei multifokaler Pseudophakie einen Astigmatismus von 1 dpt als höchsten zu tolerierenden Wert ansieht. Wie mehrere klinische Untersuchungen belegen, erfüllt die von uns praktizierte temporale Hornhauttunnelinzision (Pham, 1994; Dick et al., 1995a) diese Anforderung. Gleichzeitig bietet diese Technik den Vorteil einer minimalen postoperativen Entzündungsreaktion (Hessemer et al., 1995) bei akzeptablem Endothelzellverlust (Dick et al., 1994).

Unsere vergleichende Untersuchung des Kontrastvisus der Array-MIOL nach Implantation des PMMA-Modells MPC-25NB mittels ECCE und des neuen Silikon-Modells SA-40N mittels Phakoemulsifikation über eine temporale Hornhauttunnelinzision zeigte drei Monate postoperativ eine signifikant bessere Kontrastabbildung nach Kleinschnittchirurgie auf. Die früher nach ECCE-Technik postulierte Adaptationsphase an die multifokale Optik (Hessemer et al., 1993a) bis zum Eintreten der optimalen Kontrastabbildung scheint eher durch den relativ hohen frühpostoperativen Astigmatismus bedingt gewesen zu sein.

Tabelle 31. Ergebnisse von Kontrastvisus und -empfindlichkeit mehrerer klinischer Studien mit Vergleich der diffraktiven bzw. der multizonal-progressiven MIOL und einer monofokalen IOL

Autor, Datum	MIOL-Typ, postop. Intervall	Untersuchungsmethode	Kontrastvisus (KV)/ -empfindlichkeit (KE)
Lehmann, 1990	3M diffr., 1 Jahr postop.	Regan-Tafeln	KV nur bei 11%-Kontrast signifikant reduziert
Olsen et al., 1990a	3M diffr., 4-6 Monate postop.	VCTS	KE nicht signifikant reduz. bei allen 5 Ortsfrequenzen
Gimbel, 1991	3M diffr., 4-11 Monate postop.	Regan-Tafeln	KV bei 25%- und 11%-Kontrast signifikant reduziert
Post, 1991	3M diffr., 1 Jahr postop.	Regan-Tafeln Pelli-Robson-Tafel	KV nur bei 4%-Kontrast signifikant reduziert KV nicht signifikant reduz.
Wollensak et al., 1991	3M diffr., 1 Jahr postop.	Pelli-Robson-Tafel	KV **signifikant** reduziert
Lindstrom et al., 1993	3M diffr., 1 Jahr postop.	Regan-Tafeln	KV bei allen Kontraststufen reduziert, bei 11%-Kontrast am stärksten
Ravalico et al., 1993	3M diffr., 12-22 Monate	VCTS	KE **signifikant** reduziert für 1.5, 3, 6 cpd
Liekfeld et al., 1994	Pharmacia und Upjohn diffr., 5-6 Monate postop.	Pelli-Robson-Tafel VCTS	KV nicht signifikant reduz. KE nicht signifikant reduz.
Williamson et al., 1994	3M diffr., 6-43 Monate postop.	BVAT II-SG	KE **signifikant** reduziert für alle Ortsfrequenzen
Steinert et al., 1992	Array (PMMA), 3 Monate postop.	Regan-Tafeln	KV nur bei 11%-Kontrast signifikant reduziert
Eisenmann u. Jacobi, 1993c	Array (PMMA), 1 Jahr postop.	Regan-Tafeln	KV nur bei 11%-Kontrast signifikant reduziert
Percival u. Setty, 1993	Array (PMMA), 4-6 Monate postop.	Regan-Tafeln	KV nur bei 11%-Kontrast signifikant reduziert
Jacobi u. Konen, 1995	Array (PMMA), 4-16 Monate postop.	Regan-Tafeln	KV nur bei 11%-Kontrast signifikant reduziert
Eisenmann et al., 1996	Array (Silikon), 3 Monate postop.	Regan-Tafeln BVAT II-SG	KV nur bei 11%-Kontrast signifikant reduziert KE nur bei 20 cpd reduz.

Nach unseren Erfahrungen darf heute nach Kleinschnitt-Kataraktchirurgie und MIOL-Implantation bereits frühpostoperativ mit stabilen Ergebnissen für Kontrastvisus und -empfindlichkeit gerechnet werden.

Betrachtet man die Ergebnisse des Kontrastvisus nach bilateraler Implantation, der Array-MIOL, so fällt auf, daß für alle untersuchten Kontraststufen – also auch für die Regan 11%-Kontrasttafel – kein signifikanter Unterschied zu einer bilateralen monofokalen Pseudophakie mehr besteht. Der Kontrastvisus der MIOL verbessert sich also unter binokularer Situation nicht nur, er erreicht auch die Qualität der monofokalen IOL.

Tabelle 32. Ergebnisse von Kontrastvisus und -empfindlichkeit mehrerer klinischer Studien mit Vergleich der diffraktiven versus der multizonal-progressiven MIOL

Autor, Datum	MIOL-Typ, postop. Intervall	Untersuchungsmethode	Kontrastvisus (KV)/ -empfindlichkeit (KE)
Walkow et al., 1997	811E diffr., Array (PMMA), 4 Wochen postop.	Humphrey-Autorefraktor, Pelli-Robson-Tafel	KV und KE nicht signifikant unterschiedlich
Pieh et al., 1998	3M815LE diffr., Array SSM-26NB	Nicolet CS 200 (tv monitor)	KE: nicht signifikant für 0,5, 1, 3, 11,4 und 22,8 cpd; signifikant niedriger bei der 3M-IOL bei 6 cpd
Liekfeld et al., 1998	811E diffr., Array (PMMA), 4–6 Wochen postop.	Humphrey-Autorefraktor, Pelli-Robson-Tafel	KV und KE nicht signifikant unterschiedlich

Verbesserte funktionelle Ergebnisse nach binokularer Implantation im Vergleich zu monokularer MIOL beschrieben bereits Liekfeld et al. (1995) für die Array-MIOL und Schuster et al. (1995) für die Storz „True Vista"-MIOL. Beide stellten eine signifikante Verbesserung des Fernvisus fest, auch Nahvisus, Stereosehen und Tiefenschärfe weisen nach binokularer MIOL-Implantation bessere Resultate auf. Die Kontrastsehschärfe ist in der Arbeit von Liekfeld nicht signifikant verbessert im Vergleich zu den monokularen Ergebnissen, ein Vergleich zur monofokalen IOL wird in beiden Studien nicht durchgeführt.

Wir interpretieren unsere Ergebnisse dahingehend, daß die verbesserte Kontrastabbildung bei bilateraler MIOL, die ja auch in unseren theoretischen Untersuchungen mit der Reiner-Optik nachgewiesen wurde, eine Kontrastabbildung ermöglicht, welche die Auflösungsgrenze der Retina bzw. des optischen Gesamtsystems näherungsweise erreicht. Bei bilateraler monofokaler IOL dürfte diese – bei einem Patientenkollektiv unserer Alterszusammensetzung – bereits überschritten sein und somit keine nennenswerte weitere funktionelle Verbesserung erlauben. Somit sollte bei MIOL möglichst eine beidäugige Implantation angestrebt werden, zumal unter dieser Konstellation auch die Möglichkeit, ohne Sehhilfe auszukommen, ungleich größer ist als bei monokularer MIOL.

3.4.4
Blendempfindlichkeit und optische Nebenwirkungen

Vergleichende Untersuchungen der Blendempfindlichkeit zwischen monofokaler IOL und MIOL kommen zu unterschiedlichen Aussagen über das Ausmaß der Beeinträchtigung dieser Qualität des Sehens durch die multifokale Optik. Wie bei der Kontrastempfindlichkeit muß aufgrund physikalischer Überlegungen auch bei der Blendempfindlichkeit prinzipiell von schlechteren Resultaten der MIOL ausgegangen werden. In klinischen Studien wird jedoch teilweise keine signifikante Reduktion der Wahrnehmung unter Blendung festgestellt (Tabelle 33).

Dies mag, wie bereits erwähnt, einerseits bedingt sein durch die Vielzahl der hierbei eingesetzten Untersuchungsmethoden. Wie unsere Ergebnisse aber zeigen, liegt auch bei monofokaler Pseudophakie eine im Vergleich zum gesunden phaken Auge des jüngeren Menschen erhöhte Blendempfindlichkeit vor.

Tabelle 33. Ergebnisse mehrerer klinischer Studien mit Vergleich der Blendempfindlichkeit von MIOL und monofokaler IOL

Autor, Datum	MIOL-Typ, postop. Intervall	Untersuchungsmethode	Blendempfindlichkeit (KE)
Nowak et al., 1991	3M diffr., ≥ 3 Monate postop.	Ocutrast	kein signifikanter Unterschied
Wenner et al., 1991	3M diffr., 4–8 Wochen postop.	Mesoptometer II	signifikant schlechtere Resultate der MIOL
Wollensak et al., 1991	3M diffr., 12 Monate postop.	Humphrey-Autorefraktometer	signifikant schlechtere Resultate der MIOL
Winther-Nielsen et al., 1993	3M diffr., 4–9 Monate postop.	Vistech MTC 800	signifikant schlechtere Resultate der MIOL
Auffahrt et al., 1993a, b, c	3M diffr., 2 Jahre postop.	Mesoptometer II	signifikant schlechtere Resultate der MIOL
Hessemer et al., 1994	3M diffr., 3 Monate postop.	Ocutrast	signifikant schlechtere Resultate der MIOL
Wiemer et al., 1994	3M diffr., 6 Monate postop.	Humphrey-Autorefraktometer	kein signifikanter Unterschied
Teping und Backes-Teping, 1993	Storz ‚True Vista‘, 4–6 Monate postop.	Mesoptometer II	kein signifikanter Unterschied
Liekfeld et al., 1994	Pharmacia und Upjohn diffr., 5–6 Monate postop.	Humphrey-Autorefraktometer	kein signifikanter Unterschied
Eisenmann u. Jacobi, 1995a	Array, ≥ 6 Monate postop.	Computertest ‚glare und halo‘	kein signifikanter Unterschied

Erwartungsgemäß erzielte diese letztere Gruppe sowohl für die Blendempfindlichkeit als auch für die Halogröße signifikant bessere Resultate als alle übrigen Patientengruppen. Dagegen fanden sich bei den Patienten mit pseudophaken Augen nicht die erwarteten dramatischen Unterschiede: Insbesondere die multizonal-progressive MIOL zeigte Ergebnisse, die denen der monofokalen IOL weitgehend entsprachen. Dies könnte zum einen damit erklären werden, daß die Optik der Array-MIOL den Fernfokus stärker gewichtet als den Nahfokus, ferner erscheint das optische Prinzip der Array-MIOL mit seinen asphärisch ondulierenden, d. h. stufenlos gleitenden Übergängen zwischen den einzelnen refraktiven Zonen weniger anfällig für das Auftreten störenden Streulichts zu sein als das der diffraktiven MIOL, die auf der Optikrückfläche eine Vielzahl diffraktiv wirksamer stufenförmiger Ringe aufweist.

Für die diffraktive MIOL ließen sich dann auch signifikant größere Lichthöfe nachweisen als für die monofokale IOL. Allerdings ergab sich für die Blendempfindlichkeit kein signifikanter Unterschied zwischen beiden Linsentypen. Eine mögliche Erklärung für diesen Befund, der im Widerspruch zu früheren Untersuchungen steht (Wenner et al., 1992; Auffahrt et al., 1993a; Winther-Nielsen et al., 1993; Hessemer et al., 1994), könnte in der Tatsache liegen, daß die „direct compensation method" nach van den Berg ein langsames „Herantasten" an die Kontrastschwelle erlaubt, während in den genannten Arbeiten Methoden eingesetzt wurden, die ein spontanes Erkennen definierter Stufen erfordern.

Generell scheint jedoch weniger der IOL-Typ, das Linsendesign oder Material (PMMA vs. Silikon), sondern vielmehr das Patientenalter die Kontrast- und auch die Blendempfindlichkeit zu beeinträchtigen (Jacobi et al., 1995), weshalb bei der vorliegenden Studie auch auf die Erstellung exakt altersgleicher Patientengruppen besonders geachtet wurde.

Drei Fragen sollten durch die subjektive und objektive postoperative Erfassung von Lichterscheinungen beantwortet werden:
1. Geht die Array mit einer objektiv quantifizierbaren Zunahme an Halo oder Blendempfindlichkeit einher?
2. Korrelieren die objektiven Daten mit den subjektiven Angaben?
3. Welche Faktoren verursachen Halos und Blendempfindlichkeit in den Augen nach Implantation von monofokalen und multifokalen IOL mit identischer Struktur, die sich nur im Design des Vorderflächenanteils der Optik unterscheiden?

Die übliche Bestimmung der Sehschärfe spiegelt nicht ausreichend das Sehvermögen bei hellem indirekten Licht, ähnlichen Situationen an einem Tag mit hellem Sonnenlicht oder Licht von entgegenkommenden Autoscheinwerfern wider. Die Bestimmung der Kontrastempfindlichkeit mit zusätzlicher Streulichtquelle stellt eine adäquate Methode der Erfassung der visuellen Funktion dar, wie sie im täglichen Leben gefordert wird.

Der in der Studie verwendete Computertest erlaubt eine objektive Bestimmung der Kontrastempfindlichkeit mit zusätzlichem Streulicht und bietet eine quantitative Messung der Halogröße um eine definierte Lichtquelle. Dieses Computerprogramm wurde von Lohmann et al. (1993) entwickelt und basiert auf der „direct compensation method", die von van den Berg erstmalig beschrieben wurde. Die Validität und Sensitivität wurde in mehreren unabhängigen Studien (Lohmann et al., 1993; Eisenmann et al., 1996) belegt. Im Gegensatz zu theoretischen Überlegungen (Holladay et al., 1990) und unserer eigenen Erwartung war in der vorliegenden Studie in der MIOL-Gruppe keine verminderte Kontrastempfindlichkeit (ohne zusätzliches Streulicht) im Vergleich zur MONO-Gruppe meßbar. Nach Hinzugeben eines zusätzlichen Streulichts war sowohl in der MONO- Gruppe als auch in der MULTI-Gruppe ein leichter Abfall der Kontrastempfindlichkeit zu verzeichnen. Patienten der MONO-Gruppe älter als 70 Jahre wiesen eine statistisch signifikant stärkere Blendempfindlichkeit auf als die Patienten, die 70 Jahre oder jünger waren. Patienten der MIOL-Gruppe älter als 70 Jahre hatten eine Tendenz hin zu stärkerer Blendempfindlichkeit als diejenigen, die 70 Jahre oder jünger waren, ohne dabei einen statistisch signifikanten Unterschied aufzuweisen. Die Blendempfindlichkeit nimmt im allgemeinen mit zunehmendem Alter zu (Scharwey, Krzizok und Herfurth, 1998), was auch nach Implantation einer Vielzahl verschiedener monofokaler IOL beschrieben wurde (Jacobi, Kohnen und Dick, 1995).

Die verminderte Kontrastempfindlichkeit wird von einigen Autoren als ein prinzipieller Nachteil der MIOL angesehen. Diese Verminderung ist bei bifokalen und multifokalen IOL aufgrund der simultanen Projektion von zwei oder mehr Abbildungen auf die Netzhaut zu erwarten. Bei den multizonal-progressiven MIOL fand sich eine statistisch signifikant geringere Kontrastempfindlichkeit nicht in allen, sondern nur in einigen klinischen Studien, dann meistens bei der niedrigsten Kontraststufe, der Regan 11%-Kontrasttafel (Jacobi und Konen, 1995). In Gegensatz zu diesen Ergebnissen, gingen diffraktive IOL neben einer in allen Studien reproduzierbaren Verringerung der Kontrastempfindlichkeit zusätzlich mit einer erhöhten Blendempfindlichkeit einher, die mittels verschiedener Methoden, besonders unter mesopischen Bedingungen, festgestellt wurden (Auffarth et al., 1993; Hessemer et al., 1994; Rüther et al., 1994).

Nach der Implantation mußten in einigen Fällen die diffraktiven IOL wegen optischer Nebenwirkungen, besonders Halos, ausgetauscht werden (Ellingson, 1990). Auch nach Array-IOL-Implantation mußten 87 von 1666 IOL explantiert und wegen von den Patienten nicht tolerierten Halos bzw. erhöhter Blendempfindlichkeit ausgetauscht werden. Als Ursache hierfür wurde eine fehlende Patientenselektion angesehen (Gills, persönliche Mitteilung). Sorgfältige Patientenselektion einschließlich einer Evaluation der Hornhautoberfläche scheint wichtig zu sein, um die Möglichkeit des Auftretens von Halo oder erhöhter Blendempfindlichkeit nach IOL-Implantation zu minimieren.

Die Halogröße unterschied sich zwischen den beiden Gruppen nicht statistisch signifikant voneinander. Innerhalb der MONO- und auch MIOL-Gruppe war keine Zunahme der Halogröße bei Patienten im Alter von über 70 Jahren, verglichen mit den Patienten, die 70 Jahre oder jünger waren, zu verzeichnen. Jedoch waren die Halos der über 70jährigen Patienten der MIOL-Gruppe größer als die der Patienten der MONO-Gruppe. In einer anderen eigenen Studie waren die Halos bei den Patienten mit diffraktiver IOL statistisch signifikant größer als die der Patienten mit monofokaler oder multizonal-progressiven MIOL. Als eine mögliche Erklärung für diesen Umstand mag das unterschiedliche optische Prinzip gelten: Die multizonal-progressiv asphärische Array-IOL ist eine ferndominante IOL, wohingegen bei der diffraktiven IOL das Licht in gleiche Teile für die Ferne und Nähe verteilt wird (41%) und 18% des Lichtes als Streulicht auf die Netzhaut gelangt. Darüber hinaus scheint die geglättete asphärische vordere Optikoberfläche der Array-IOL mit kontinuierlichen stufenlosen Übergängen (Abb. 104) weniger Streulicht zu erzeugen als die diffraktive IOL, die ja eine Vielzahl an Ringen mit einer Stufenhöhe von 2 μm aufweist (Abb. 105).

Ein weiterer Grund für die vorliegenden Ergebnisse, die im Widerspruch zu vorherigen Ergebnissen stehen, ist der Umstand, daß die „direct compensation"-Methode nach van den Berg eine Messung des individuellen Kontrastniveaus durch langsames Herantasten erlaubt. In vorherigen Studien mußten, im Gegensatz zu den Bedingungen in dieser Studie, die Probanden bzw. Patienten rasch und ohne viel Zeit eine bestimmte Kontraststufe erkennen.

Bei Patienten der MIOL-Gruppe mit einem Astigmatismus von 1 dpt oder weniger war die Halogröße statistisch signifikant größer als bei Patienten der MONO-Gruppe. Gleiche Ergebnisse fanden sich für die Patienten mit einem Astigmatismus von mehr

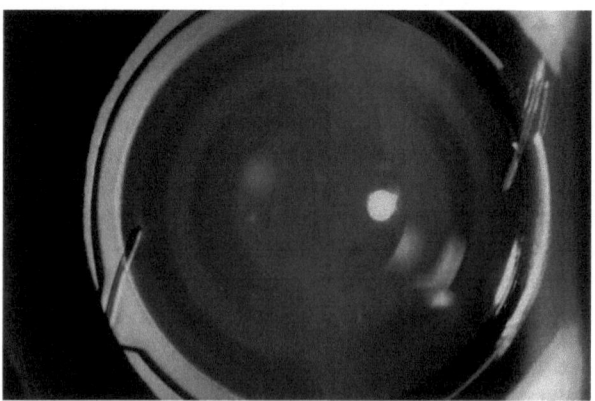

Abb. 104. Optik der multifokalen Array SA-40N-IOL mit kontinuierlichen stufenlosen Übergängen im regredienten Licht

Abb. 105. Optik der bifokalen diffraktiven IOL mit einer Vielzahl konzentrischer Ringe

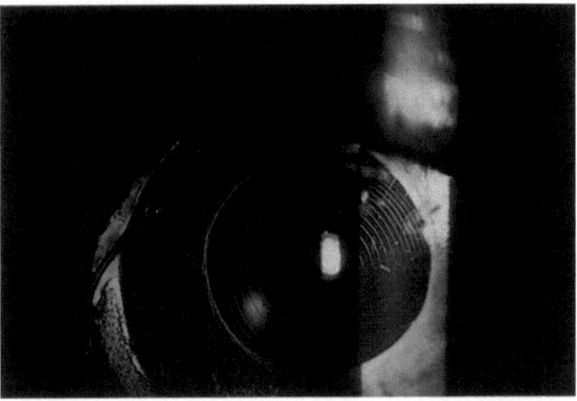

als 1 dpt oder mit kornealer Oberflächenirregularität (Distorsion index), die mittels computerisierter Videokeratographie ermittelt wurde. Auch bei einem exzellenten postoperativen Befundergebnis nach Multifokallinsenimplantation können offenbar periphere korneale Aberrationen die Halogröße beeinflussen. Dieser Effekt konnte durch die Ray-tracing-Analyse gut demonstriert und dargelegt werden.

Die computerisierte Bestimmung der Halogröße ist ein bewährter Ansatz, die Halos von Patienten nach Intraokularlinsenimplantation objektiv zu quantifizieren. Als nachteiligen Aspekt des verwendeten Computerprogramms zur objektiven Quantifizierung von Halos sehen die Autoren an, daß lediglich die Halofläche berücksichtigt wird, nicht jedoch die Halointensität oder -form. So war interessanterweise bei den MIOL-Patienten die Haloform oftmals eher sternförmig, wohingegen die der MONO-Patienten eher rund war. Auch aus der unterschiedlichen Form der Halos könnte die unterschiedliche Verteilung der Inzidenz der Halos herrühren.

Da alle Patienten der MIOL-Gruppe, die postoperativ eine Halowahrnehmung angaben, eine myope bis emmetrope Refraktion aufwiesen, empfehlen wir für die Implantation der Array-IOL, sich bei der Wahl der zu implantierenden Brechkraft eher die etwas geringere Brechkraftstärke mit leicht hyperoper Restrefraktion zu entscheiden, um die Wahrscheinlichkeit des Auftretens von Halos zu reduzieren. Wenn die Refraktion für die Ferne 0,4 dpt beträgt, wird die unkorrigierte Sehschärfe unbeeinflußt bleiben, und der Nahzusatz von 3,5 dpt in der IOL wird eine effektive Verstärkung für die Nähe von gut 2 dpt bewirken. Da die Patienten der MIOL-Gruppe mit einem Astigmatismus von > 1 dpt statistisch signifikant größere Halos und häufiger Halos angaben als die Patients der MONO-Gruppe, sollte es das Ziel der Kataraktoperation sein, einen postoperativen Restastigmatismus von weniger als 1 dpt zu erzielen. Durch die adäquate Wahl von Inzisionsparametern (Lokalisation, Größe und Typ) oder die kombinierte Anwendung einer astigmatischen Korrektur (z. B. „corneal oder limbal relaxing incisions", astigmatische Keratotomie) kann bei den meisten Patienten eine Reduktion des postoperativen Hornhautastigmatismus, vorzugsweise auf weniger als 0,5 dpt, erzielt werden. Dies führt postoperativ zu einem guten unkorrigierten Visus und einer geringeren Inzidenz an Lichtsensationen.

Die Ergebnisse der Umfrage zeigen, daß die verschiedenartigen Lichtsensationen, besonders Halos, nach Implantation von monofokalen als auch multifokalen IOL auftreten. Auch wenn man in Betracht zieht, daß von den Patienten nach Array-IOL-Implantation ein geringer Kontrastempfindlichkeitsverlust und die Wahrnehmung von Lichtsensationen in Kauf genommen wird, so bevorzugten diese Patienten nach bilateraler MIOL-Implantation statistisch signifikant mehr ihre Intraokularlinse als die Patienten nach beidseitiger Monofokallinsenimplantation (Javitt et al., 1997). Obwohl die Patienten die Array IOL insgesamt stärker bevorzugten, wurden von den Patienten nach MIOL-Implantation in der Befragung von Javitt et al. wie auch in den vorliegenden Befragungen häufiger über Lichtsensationen berichtet als nach MONO-Implantation.

Im Verlaufe der jahrelangen klinischen Erfahrung im Umgang mit vielen verschiedenen multifokalen IOL haben wir die Erfahrung gemacht, daß etwaige Berichte von Lichterscheinungen im postoperativen Verlauf – meist erst nach einigen Monaten – und besonders auch nach der Operation am Partnerauge abnehmen oder völlig verschwinden. Dies wurde auch durch unsere vorliegenden Umfragen bestätigt. Hierfür sind verschiedene Gründe zu nennen: Da im Rahmen der präoperativen Aufklärung vor einer Multifokallinsenimplantation auf die Möglichkeit postoperativer Lichterscheinungen hingewiesen wurde, sind die Patienten diesbezüglich „getriggert", achten postoperativ auch vermehrt auf derartige Phänomene, die dann auch in einem höheren Prozentsatz angegeben werden. Einige Patienten gaben im Rahmen der Befragung an, daß ihre Aufmerksamkeit initial diesbezüglich groß war, aber im weiteren postoperativen Verlauf deutlich schwand, mit der Folge, daß die Lichtsensationen ebenfalls verschwanden.

Zusammenfassend erscheint es wichtig, daß der Kataraktoperateur wie auch der postoperativ betreuende Augenarzt eine Kenntnis der Ursachen für die Entstehung von Lichtsensationen, die nach der Kataraktoperation auftreten können, hat. Die Ergebnisse der Untersuchungen vermitteln Kenntnisse, die den postoperativen Umgang mit Patienten erleichtern, die eigene Patientenbetreuung verbessern und somit die Zufriedenheit des Patienten erhöhen. Durch eine entsprechende Patientenselektion kann die Mehrzahl an Patienten mit einer erhöhten Disposition für Probleme mit Halos oder Blendempfindlichkeit bei Nacht herausgefiltert werden. Dies wird belegt durch die Tatsache, daß von den Autoren – nach insgesamt Hunderten von IOL-Implantationen – noch keine Array-IOL deswegen explantiert wurde. Den Autoren ist aber bewußt, daß dies bei einigen wenigen Patienten wegen dieser oder einer anderen Problematik erforderlich war. Häberle et. al. (1998) analysierten retrospektiv die Ursachen einer Explantation von Multifokallinsen und fanden 11 Explantationen von insgesamt 990 implantierten Multifokallinsen, wovon die diffraktiven IOL einen Anteil von 80% bildeten. Dabei wurden in einem großen Anteil erneut eine bifokale IOL implantiert. Eine IOL wurde eigentlich nur rotiert und nicht explantiert, bei einer anderen IOL wurde eine Makuladegeneration als Ursache für die Explantation angegeben. Als Ursachen für die Explantation wurden angegeben:
- deutliche Abweichung von der Zielrefraktion: 4 diffraktive IOL;
- intolerable Blenderscheinung: 1 diffraktive IOL;
- Dezentrierung infolge asymmetrischer Implantation, Haptikdeformation, asymmetrischer fibrotischer Vorderkapselschrumpfung: 4 diffraktive, 2 refraktive IOL.

Den Autoren ist im eigenen Patientengut eine einzige Explantation nach MIOL-Implantation bei Hinterkapselruptur mit vorderer Vitrektomie aus der Anfangszeit im Umgang mit multifokalen IOL bekannt, auf die im Kapitel Patientenselektion (s. unten) näher eingegangen wird.

Die beschriebene computerisierte Messung der Halogröße stellt eine Möglichkeit dar, das Ausmaß der Lichthöfe, die ja von Trägern aller gängigen MIOL beschrieben werden, zu objektivieren. Unsere Ergebnisse lassen zumindest den Schluß zu, daß derartige Phänomene auch bei Monofokallinsen auftreten können, möglicherweise vom betreuenden Arzt aber nicht hinterfragt werden.

Von praktischer Relevanz ist sicherlich auch das Ergebnis, daß Augen mit Katarakt aber noch brauchbarer, sog. „funktioneller" Sehschärfe offensichtlich neben einer erhöhten Blendempfindlichkeit auch erhebliche Halos wahrnehmen. Da diese Patientengruppe bei allen Untersuchungskriterien die – nahezu stets signifikant – schlechtesten Ergebnisse erzielte, läßt sich als eine Konsequenz unserer Untersuchung sicherlich fordern, daß insbesondere auch Patienten mit beginnender Katarakt, aber evtl. noch für den Führerschein ausreichender Sehschärfe besonders kritisch auf ihre Nachtfahrtauglichkeit untersucht werden sollten.

3.4.5
Tiefenschärfe bzw. Pseudoakkommodation

Für alle bisher beschriebenen optischen MIOL-Konzepte konnte in theoretischen Messungen bzw. bei klinischen Nachuntersuchungen eine vergrößerte Tiefenschärfe nachgewiesen werden. Diese läßt sich klinisch am einfachsten dokumentieren, wenn der Patient mit alleiniger Fernkorrektion, d.h. also ohne Nahzusatz, in der Lage ist, einen brauchbaren Nahvisus zu erzielen. Detailliertere Informationen über die tatsächliche „künstliche Akkommodation" erhält man anhand von Defokussierkurven, die in zahlreichen klinischen Studien für die verschiedenen klinisch eingesetzten MIOL erstellt wurden (Olsen und Corydon, 1990; Claessens et al., 1991; Knorz, 1991; Auffahrt et al., 1993; Bellucci und Giardini, 1993; Eisenmann und Jacobi, 1993c; Liekfeld et al., 1995).

Die Defokussierkurven von MIOL weisen in der Regel einen zweigipfligen Kurvenverlauf auf, wobei der eine Gipfel – bei 0 dpt – den Fernfokus, der zweite Gipfel – bei ca. – 3 dpt – den Nahfokus der MIOL darstellt. Je nach Gewichtung der Brennpunkte können die beiden Gipfel unterschiedlich ausgeprägt sein: Der stärker gewichtete Brennpunkt weist eine höheren „peak" auf, d.h. er ermöglicht einen besseren Visus und eine bessere Kontrastempfindlichkeit. So konnten die von uns für die Array-MIOL (s. Abb. 73) und die asymmetrischen 3-Zonen-MIOL (s. Abb. 99 bis 104) erhobenen Kurven bestätigen, daß bei diesen Linsen in der Tat eine ungleiche Gewichtung beider Brennpunkte vorlag. Die Array-MIOL wies ferner von allen untersuchten Linsentypen im intermediären Bereich zwischen beiden Foki die besten Abbildungseigenschaften auf, womit sich das optische Prinzip dieser Linse mit asphärischer Optik auch im klinischen Einsatz bestätigte. So dürfte dieser Linsentyp insbesondere den Anforderungen von Patienten, die auf eine gute Funktion im mittleren Entfernungsbereich angewiesen sind (wie z.B. Handwerker, Bildschirmarbeiter) in hohem Maße gerecht werden. Nach Liekfeld et al. (1995) ist nach bilateraler Implantation der Array-MIOL eine zusätzliche Vergrößerung der Tiefenschärfe sowie ein Verbesserung der visuellen Funktionen in beiden Hauptfoki zu beobachten.

Nach Implantation der diffraktiven MIOL wurde bei einigen wenigen Patienten eine fehlende Bifokalität beschrieben: Diese Patienten waren nicht in der Lage den Nahteil der MIOL zu nutzen (Nowak und Jacobi, 1990; Hessemer et al., 1992; Bellucci und Giardini, 1993; Eisenmann et al., 1993b). Als mögliche Erklärung wurde von uns videokeratoskopisch ein irregulärer Hornhautastigmatismus nachgewiesen (Eisenmann et al., 1993b). Bellucci und Giardini (1993) beschrieben eine fehlende Bifokalfunktion der diffraktiven MIOL bei erheblicher Dezentrierung der Linse.

Dagegen konnten wir bei allen Patienten mit Array-MIOL eine vergrößerte Tiefenschärfe feststellen. In der Literatur wird auch nicht über eine Beeinträchtigung der Multifokalität dieser MIOL durch einen der genannten Faktoren berichtet. Auch bei asymmetrischen 3-Zonen-MIOL fanden wir in den allermeisten Fällen unter monokularer Prüfsituation eine Defokussierkurve mit vergrößerter Tiefenschärfe. Drei Patienten mit Modell Morcher 83L (Lichtaufteilung Fern : Nah = 70:30) wiesen allerdings keine wesentliche Vergrößerung der Tiefenschärfe auf. Als Ursache hierfür ist die Pupillenabhängigkeit der Bifokalität refraktiver 3-Zonen-MIOL anzuführen. Eine noch stärkere Gewichtung des Fernfokus mit z. B. 80% der Lichtenergie (die rein technisch möglich wäre) scheint daher für den klinischen Einsatz nicht sinnvoll.

Definiert wird Pseudoakkommodation in der Regel als der Bereich der Defokussierkurve, in dem ein „funktioneller Visus" von 0,5 oder besser erzielt wird (Holladay et al., 1990; Knorz et al., 1992). Die insgesamt günstigste Pseudoakkommodation wurde für die Array-MIOL (s. Abb. 73) bestimmt. Sie betrug ca. 5,0 dpt, während für die monofokale IOL (s. Abb. 75) 2,0 bis 2,5 dpt gemessen wurden. Wenn man die Defokussierkurven der asymmetrischen MIOL 83L und 83S (s. Abb. 99 und 104) entsprechend der von Jacobi beschriebenen bilateralen Konstellation addiert, so ergibt sich in beiden Brennpunkten eine optimale Kontrastabbildung und auch die Abbildung im intermediären Bereich entspricht dem beschriebenen „funktionellen Visus".

3.4.6
Binokularfunktionen

Bei der klinischen Bewertung von MIOL stehen in der Regel funktionelle Ergebnisse wie die Untersuchung des Fern- und Nahvisus, der Kontrastempfindlichkeit oder der Blendempfindlichkeit im Vordergrund. Neben diesen monokularoptischen Funktionen sind jedoch auch die binokularen Funktionen von besonderem Interesse, sind doch bereits bei der Implantation monofokaler IOL binokulare Probleme durch Aniseikonie und Anisophorie präoperativ zu berücksichtigen (Dannheim und Retzlaff, 1979; Pittke und Thill, 1987; Katsumi et al., 1988, 1992; Lubkin et al., 1990, Krzizok et al., 1994; Lakshminarayanan et al., 1994).

Besonders im Zusammenhang mit der binokularen Implantation eines Paares asymmetrischer MIOL, wie von Jacobi und Eisenmann (1993) beschrieben, ist die Frage nach dem Auftreten einer Aniseikonie und Anisophorie von Bedeutung. Die Idee, einen der Pleoptik entliehenen Fern-Nah-Alternans zu schaffen, wurde von Boerner und Trasher (1984) mit monofokalen IOL praktiziert (in der Literatur als „Monovision" bezeichnet). Wollte man unter dieser Konstellation jedoch die Binokularfunktion gewährleisten und würde das für die Ferne berechnete Auge für das Sehen in die Nähe mit einer Nahaddition der Stärke +3 dpt versehen, so wäre eine Aniseikonie und Anisophorie vorprogrammiert. Diese Situation entspräche derjenigen von jungen, akkommodationsfähigen Patienten, die einseitig eine monofokale IOL haben und in der Nähe mit einem alleinigen Nahzusatz des pseudophaken Auges nicht zurechtkommen.

Unsere theoretisch an der Optik nach Reiner erhobenen Ergebnisse bestätigen nun ebenso wie unsere klinischen Untersuchungen, daß mit der beschriebenen bilateralen

Implantation asymmetrischer 3-Zonen-MIOL gute Binokularfunktionen möglich sind. Dies betrifft die Stereopsis ebenso wie die Aniseikonie für Ferne und Nähe.

Auch nach bilateraler Implantation der Array-MIOL fand sich – wie erwartet – keine Beeinträchtigung der Binokularfunktion. Dagegen läßt sich eine Nah-aniseikonie bis 8% nachweisen, wenn eine einseitige MIOL-Implantation vorliegt und am Gegenauge eine monofokale IOL implantiert ist (Hessemer et al., 1992, 1993). In der Literatur ist mehrheitlich eine Aniseikonie unter 5% als Ziel empfohlen (Dannheim und Retzlaff, 1979; Katsumi et al., 1988). In Einzelfällen wurde zwar auch über eine gute Stereopsis bei höherer Aniseikonie berichtet, nach Lubkin et al. (1990) haben jedoch bereits ca. 25% aller Patienten mit 3% oder weniger Aniseikonie optische Beschwerden. Jedenfalls sollte man vor der Annahme kortikaler Plastizität auch die Tatsache berücksichtigen, daß im VECP ab 5% Aniseikonie keine binokulare Summation mehr nachweisbar ist und ab 8–10% Hemmung auftritt (Katsumi et al., 1986; Oguchi und Mashima, 1989).

Ein Aniseikonieproblem droht auch in vielen Fällen bei einseitiger MIOL und phakem presbyopen Gegenauge: Da bei der Biometrie der MIOL eine Emmetropie bzw. leichte Hyperopie angestrebt werden sollte, ist mit dem Auftreten einer Aniseikonie bei höherer Refraktionsanomalie des Gegenauges zu rechnen. In diesen Fällen sollte eine baldige MIOL-Implantation des zweiten Auges angestrebt werden oder, falls dies nicht indiziert ist, die Implantation einer MIOL am ersten Auge abgelehnt werden.

Eine banale, für die Beurteilung des postoperativen Erfolgs einer bilateralen MIOL-Implantation aber wichtige Frage ist die, ob postoperativ noch eine Brille getragen wird. In Untersuchungen von Krzizok et al. (1994) an einem heterogenen Patientenkollektiv mit verschiedenen MIOL trugen 30% überhaupt keine Brille mehr, 42% benutzten keine Nahbrille und 37% keine Fernbrille. Auch bei unserer Untersuchung an Patienten mit bilateraler Array-MIOL gaben nur 33% an, überhaupt nie eine Brille zu tragen. Berücksichtigt man jedoch zusätzlich die Patienten, die fast nicht auf eine Brille angewiesen sind (bis maximal 25% Tagesanteil), so erhält man immerhin einen Anteil von 75% der Gesamtpopulation. Dieser Prozentsatz liegt erheblich über dem in der Literatur angegebenen Anteil von Patienten mit unilateraler MIOL (Jacobi und Eisenmann, 1992; Lorger et al., 1994; Schmidt et al., 1994).

Eine bilaterale MIOL-Implantation ist also aus mehreren Gründen anzustreben: Sie gewährleistet im Vergleich zur unilateralen MIOL bessere funktionelle Ergebnisse, vermindert das Risiko einer Beeinträchtigung der Binokularfunktionen und ermöglicht es einem großen Anteil der Patienten, in vielen Situationen des täglichen Lebens auf eine Sehhilfe verzichten zu können. Darüber hinaus wurde über ein reduziertes Auftreten störender optischer Phänomene bei bilateraler MIOL berichtet (Knorz und Liesenhoff, 1993).

4 Patientenselektion für MIOL

4.1
Indikationen für MIOL

Trotz der beschriebenen ausgezeichneten klinischen Ergebnisse der untersuchten MIOL sollte bei deren Implantation eine Reihe spezifischer Ein- und Ausschlußkriterien beachtet werden. Auch wenn wir im Laufe der Zeit die Indikation zur Implantation von MIOL – insbesondere von MIOL des Typs Array (Jacobi und Eisenmann, 1995) – immer großzügiger stellten, so können diese die monofokale IOL sicherlich nicht generell ersetzen.

Es sollte der Wunsch des Patienten bestehen, von einer Sehhilfe unabhängiger zu werden, und die Bereitschaft vorhanden sein, dafür auch eine gewisse Reduktion des Bildkontrasts zu akzeptieren. Nach unseren Erfahrungen entsprechen diesem Anspruch zum einen jüngere, aktive Patienten, die evtl. sogar noch über eine Akkommodation am Gegenauge verfügen. Spezielle Berufsgruppen, die häufige Überkopfarbeiten verrichten müssen (wie z. B. Maler, Kfz-Mechaniker, Bibliothekare, Elektriker, Installateure), sowie aktive Sportler werden die Unabhängigkeit von einer Brille besonders schätzen. Viele Sportarten sind gekennzeichnet durch einen schnellen Wechsel von scharfem Sehen in die Ferne und in die Nähe. Dies trifft für eine große Anzahl an Sportarten zu, die auch noch von älteren pseudophaken Patienten betrieben werden. So z. B. beim Tennisspielen der Blick auf den Ball, beim Golfspielen der Blick in die Ferne oder in den mittleren Nahbereich zur Schlägerspitze oder beim Skifahren der Blick in die Ferne oder auf die Piste. Weiterhin ist eine Brillenunabhängigkeit z. B. bei Wassersportarten und beim Tauchen von Vorteil. Aber auch bei älteren Patienten, die präoperativ oft jahrelang die verschiedensten Brillen getragen haben, finden wir in der Regel eine sehr hohe Zufriedenheit mit MIOL. Hier besteht häufig die Bereitschaft, ganz auf eine Brille zu verzichten, selbst wenn sich mit dieser eine weitere Verbesserung der visuellen Funktionen erzielen ließe. Bei diesen Patienten sollte eine beidseitige MIOL-Implantation angestrebt werden.

Der ideale Patient für eine MIOL sollte ferner außer seiner Katarakt keine sonstigen wesentlichen pathologischen Augenveränderungen aufweisen, über eine normale Pupillenweite und -reaktion verfügen, keinen nennenswerten Astigmatismus und keine nennenswerte Achsenmyopie oder -hyperopie aufweisen (Knorz und Liesenhoff, 1993).

4.2
Gründe für eine Zurückhaltung mit der Implantation von MIOL

4.2.1
Okuläre Begleiterkrankungen

Begleitende Augenerkrankungen wie Glaukom, Makulopathie, diabetische Retinopathie und andere Pathologien, die mit einer Einschränkung der Kontrastempfindlichkeit verbunden sind, stellen in unseren Augen Grund für eine gewisse Zurückhaltung mit der MIOL-Implantation dar. Bisher ist allerdings nicht erwiesen, ob es nach MIOL-Implantation in diesen Augen zu einer Addition oder gar Potenzierung der Kontrastreduktion kommt. Bei vergleichenden Untersuchungen von älteren Patienten mit diffraktiver MIOL nach 2 Jahren (Hessemer et al., 1993a) und nach 5 Jahren (Eisenmann und Jacobi, 1994) fanden wir keine Verschiebung der Ergebnisse zuungunsten der MIOL. Vor- und Nachteile der MIOL sollten mit dem Patienten sorgfältig erörtert werden; bei ausdrücklichem Patientenwunsch haben wir MIOL schon mehrfach mit Erfolg implantiert.

Glaukom
Insbesondere zwei Gesichtspunkte sind bei geplanter Multifokallinsenimplantation bei Augen mit Glaukom oder bei Auftreten eines Glaukoms bei Augen mit implantierter Multifokallinse bedeutungsvoll:
1. Durch die Gabe von Parasympathomimetika wird das Pupillenspiel beeinflußt und damit die Nutzung der parazentralen MIOL-Anteile verhindert.
2. Auch die Glaukomerkrankung an sich hat Einfluß auf Funktionen wie Kontrastempfindlichkeit, Kontrastvisus und schließlich bei fortgeschrittenen Krankheitsstadien Visus und Binokularfunktionen.

Einschränkung des Pupillenspiels durch Parasympathomimetika. Parasympathomimetische Antiglaukomatosa, die wegen ihrer Wirkung auf die Pupille auch Miotika genannt werden, sind die ältesten Glaukommedikamente. Die miotische Wirkung von Pilocarpin, Aceclidin oder Carbachol ist generell ein unerwünschter Nebeneffekt, führt jedoch bei Augen mit MIOL zusätzlich zu einer ungünstigen Beeinflussung der visuellen Funktionen, da das Wirkprinzip der Intraokularlinse häufig außer Kraft gesetzt wird. Insbesondere bei Patienten mit multifokaler Intraokularlinse ist deshalb allenfalls die Gabe von Miotika zur Nacht eine vertretbare Option.

Eine Neueinstellung von Patienten mit MIOL mit Miotika sollte jedoch vermieden werden. Dies ist heutzutage erfreulicherweise möglich, da eine größere Zahl neuerer Substanzgruppen zur Verfügung steht: Durch topische Carboanhydrasehemmer, Alpha-Agonisten oder Prostaglandinanaloga als neuere Medikamente wird die Pupillenweite nicht beeinflußt, so daß auch bei einer medikamentösen Kombinationstherapie Miotika verzichtbar sind.

Bei Patienten, bei denen aufgrund einer langjährigen Anwendung von Miotika präoperativ eine enge Pupille und ein eingeschränktes Pupillenspiel vorliegt, muß die geplante Implantation einer MIOL kritisch überdacht werden. Intraoperative pupillenerweiternde Maßnahmen (z. B. Pupillenstretching) können zu einer andauernden Pupillenerweiterung beitragen. In der Regel werden diese Patienten jedoch nicht von einer Multifokallinsenimplantation im Vergleich zur Monofokallinsenimplantation profitieren (vgl. auch Kap. Veränderungen der Pupillenbeweglichkeit, S. 127).

MIOL-Implantation bei visuellen Funktionseinschränkungen durch Glaukom. Fortgeschrittene Glaukomerkrankungen mit Verlust der zentralen Sehschärfe und lediglich temporaler Gesichtsfeldinsel oder mit drohendem Verlust der zentralen Sehschärfe eignen sich grundsätzlich nicht zur Implantation von MIOL.

Da jedoch auch bei Glaukompatienten, bei denen eine volle Sehschärfe vorliegt, die Kontrastempfindlichkeit bei niedrigen bis mittleren Ortsfrequenzen herabgesetzt sein kann (Arden und Jacobson, 1978; Bron, 1989) könnten sich mögliche Nachteile der Multifokalität für Patienten mit fortgeschrittenem Glaukomschaden nachteiliger auswirken als für Augengesunde.

Makulopathie

Bei Vorliegen einer altersbedingten Makuladegeneration kann der Patient die MIOL sogar als vergrößernde Sehhilfe für die Nähe benutzen: Wird eine Brille mit üblicher Nahaddition verordnet, so kann er durch den Nahteil der MIOL und den Nahteil der Brille in einer Entfernung von ca. 15 cm eine vergrößerte Abbildung erzielen. Diese Möglichkeit wird nach unserer Erfahrung von älteren Patienten häufig unbewußt wahrgenommen.

Periphere Netzhautdegenerationen

In der Literatur wurde ein einziges Mal bei einem Patienten mit Totalamotio bei Netzhautloch im inferonasalen Quadranten nach Implantation einer diffraktiven Multifokallinse bei intakter und klarer Hinterkapsel über Visualisierungsprobleme des hinteren Augenabschnitts berichtet (Kumar et al., 1996). Dabei war nach Angaben der Autoren eine Einstellung des hinteren Augenabschnittes unter Verwendung des Operationsmikroskops (Zeiss OPMI-CS) unmöglich, wohingegen die Betrachtung der Netzhaut mit dem indirekten Ophthalmoskop als adäquat angesehen wurde. Die Autoren empfahlen daher, diffraktive IOL bei Patienten mit erhöhtem Amotiorisiko nur nach Abwägung der Vor- und Nachteile zu implantieren.

Bisher konnten allen Kollegen/innen im eigenen Patientengut im Rahmen der indirekten Ophthalmoskopie zwischen den Augen mit Mono- und Mutifokallinse – gleiches IOL-Material und identische Optikgröße vorausgesetzt – keine Unterschiede feststellen. Bei einstückigen monofokalen Silikon-IOL mit Plattenhaptik, besonders mit diskförmigen Design, traten aufgrund der Vorder- und Hinterkapselfibrosierung in einigen Fällen Schwierigkeiten bei der Fundusspiegelung auf. Dies ist aber ein Problem des IOL-Materials und IOL-Designs und nicht des Optikdesigns. So ist es auch nicht fernliegend, daß derartige Probleme bei der von Jacobi et al. (1998) vorgestellten diffraktiven Silikon-MIOL mit asymmetrischer Lichtverteilung und diskförmigen Plattenhaptiken bei der Fundusspiegelung auftreten können.

Anders ist die Situation bei der Array-IOL. Im Rahmen einer Fluoreszenzangiografie wegen Makulaödems am Partnerauge bei einem 60jährigen Patienten waren sieben Wochen nach Implantation einer SA-40N-Array-IOL am gesunden rechten Auge der zentrale Fundusbereich einschließlich Papille und Gefäßstämme sehr scharf darstellbar (Abb. 106). Bei absichtlicher Defokussierung kommt es dann zu einer zarten Doppelkonturbildung (vgl. Lichtverteilungsprinzip dieser IOL), die im Bereich der Foveolararkaden gut zu erkennen ist (Abb. 107). Die Abbildungsqualität der Fluoreszenzangiografie wird durch Defokussierung also im wesentlichen im makulären Bereich beeinflußt, wohingegen sich die Darstellung der größeren Gefäßbögen im Vergleich zur fokussierten Aufnahme (Abb. 107) kaum ändert. Interessanterweise waren die Netzhautdetails bei der Fundusspiegelung bei diesem Patienten nach Multifokallinsenimplantation, wie auch bei allen anderen bisher, gut erkennbar. Im Rahmen der Fluoreszenzangiographie peripherer Netzhautanteile wechseln sich jedoch scharf einfach abgebildete (Abb. 108, *oben und etwas unten*) und Doppelkonturen aufweisende Netzhautareale (Abb. 108, *Mitte*) auf einer Aufnahme ab. Somit ist die gezielte Visualisierung peripherer Netzhautareale durch eine Array-IOL zwar möglich, jedoch

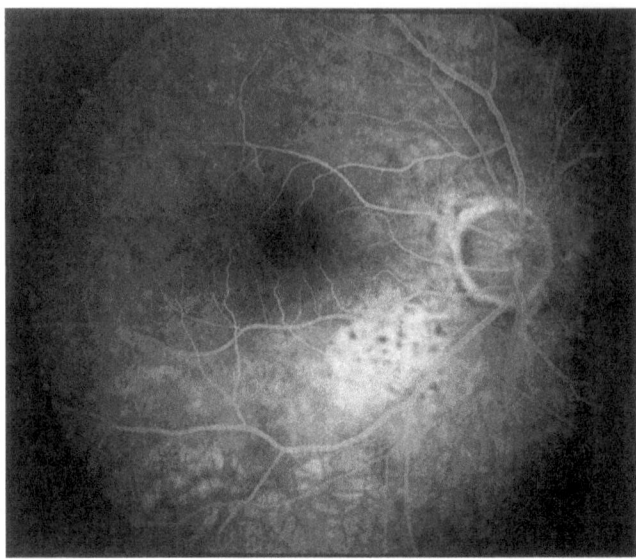

Abb. 106. Fluoreszenzangiografie nach Array SA-40N-IOL-Implantation: Der zentrale Fundusbereich mit Papille und Gefäßstämmen ist scharf

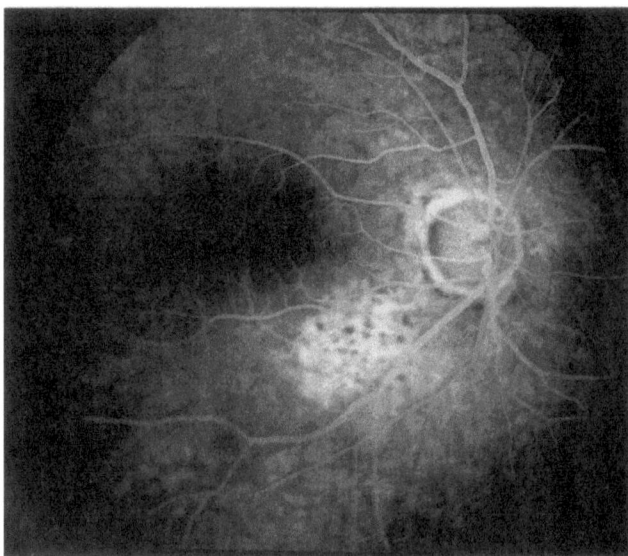

Abb. 107. Fluoreszenzangiografie des zentralen Nezthautbereichs und *absichtlicher* Defokussierung nach Array SA-40N-IOL-Implantation: Entsprechend dem Lichtverteilungsprinzip ist im Bereich der Foveolararkaden eine zarte Doppelkonturbildung zu erkennen. Es ist also eine gute Aufnahme ohne jeglichen Qualitätsverlust möglich

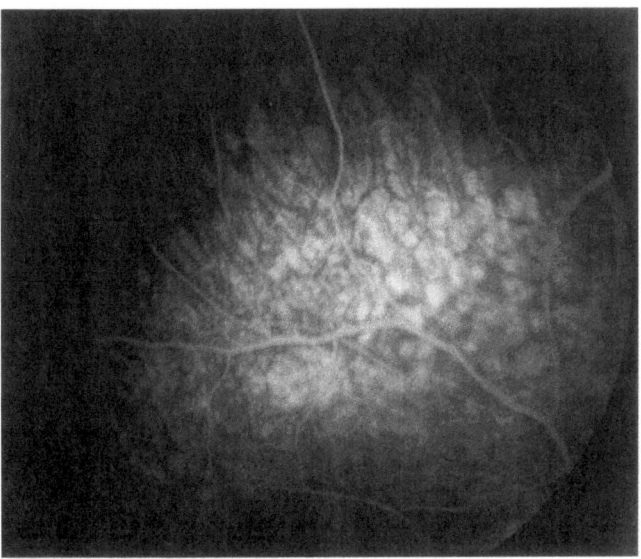

Abb. 108. Fluoreszenzangiografie peripherer Nethautanteile nach Array SA-40N-IOL-Implantation und Fokussierung: Der zentrale Bereich bietet doppelkonturige Gefäße, wohingegen im oberen und unteren Bildausschnitt die Gefäße scharf sind (vergl. Text)

können ein scharfer und ein etwas unscharfer Bereich in einem einzigen Bildausschnitt auftreten, was vom Betrachter durch Fokussierung auf das zu betrachtende Netzhautareal oder Änderung der Vergrößerung im Rahmen der Kontaktglasuntersuchung ausgeglichen werden kann. Dies ist beispielsweise bei der Vitrektomie oder der Laserkoagulation peripherer Netzhaut erforderlich. Zusammenfassend stellen periphere Netzhautdegenerationen nach unserer Einschätzung keine Kontraindikation für MIOL dar, müssen jedoch – wie auch bei geplanter Multifokallinsenimplantation – präoperativ prophylaktisch behandelt werden.

Tapetoretinale Degenerationen
Viele Patienten mit tapetoretinalen Degenerationen haben frühzeitig eine operationswürdige Katarakt. Aufgrund der positiven Wirkung von Kantenfiltergläsern bei dieser Patientengruppe entfällt das Hauptziel der MIOL-Implantation, eine Brille postoperativ verzichtbar zu machen. Zudem existieren bisher keine Erfahrungen mit MIOL-Implantation z. B. bei Patienten mit Retinopathia pigmentosa. Von einer MIOL-Implantation bei dieser Krankheit muß deshalb gegenwärtig abgeraten werden.

4.2.2
Veränderungen der Pupillenbeweglichkeit

Die Lichtaufteilung der meisten MIOL ist abhängig vom Pupillendurchmesser. Die von uns beschriebenen MIOL mit Betonung des Fernfokus lassen dem Nahfokus bei enger werdender Pupille immer weniger Licht zukommen, so daß ab einem Durchmesser unter 2,2 mm keine Multifokalfunktion mehr zu erwarten ist. Bei entspechend enger

Pupille, z. B. bei Vorliegen einer Altersmiosis, ist daher die Implantation der Array-MIOL in unseren Augen ebenso kontraindiziert wie die Implantation einer asymmetrischen 3-Zonen-MIOL. Auch eine refraktive 2-Zonen-MIOL mit zentralem Nahteil kommt nicht zur Implantation infrage, da der Patient den Fernteil dieser Linse nicht nutzen könnte. Lediglich die Implantation einer diffraktiven MIOL ist auch bei enger Pupille vorstellbar.

Bei eingeschränktem Pupillenspiel sollte die Indikation zur MIOL-Implantation ebenfalls zurückhaltend gestellt werden, da bei weiter, nicht reagierender Pupille unter Blendung mit einer zusätzlichen Verstärkung der Blendempfindlichkeit gerechnet werden muß.

4.2.3
Astigmatismus

Das Vorliegen eines präoperativen Hornhautastigmatismus von mehr als 1 bis 1,5 dpt wurde in der Vergangenheit mehrfach als Ausschlußkriterium zur MIOL-Implantation angesehen (Knorz und Liesenhoff, 1993; Auffahrt et al., 1994; Schmidt et al., 1994). Gimbel (1991) stellte fest, daß Patienten mit höherem Astigmatismus weniger mit dem postoperativen Ergebnis nach Implantation einer diffraktiven MIOL zufrieden waren als Patienten mit niedrigem Astigmatismus.

Aufgrund unserer theoretischen Resultate an der Reiner-Optik sind wir der Meinung, daß die Optik der Array-MIOL weniger anfällig für einen vorbestehenden Astigmatismus ist als andere MIOL-Designs. Jacobi und Konen (1995) bestätigen anhand klinischer Resultate diese Auffassung. Vor Implantation muß der Patient allerdings darüber aufgeklärt werden, daß er postoperativ weiter eine Fernbrille zum Ausgleich des Astigmatismus benötigen wird. Für die Zukunft bietet sich in derartigen Fällen evtl. die Möglichkeit, intraoperativ oder postoperativ refraktive, astigmatismuskorrigierende Maßnahmen durchzuführen (vgl. auch Kap. Refraktive Aspekte der Kataraktchirurgie, S. 131).

4.2.4
Achsenmyopie und -hyperopie

Die unilaterale Implantation einer – emmetropisierenden – MIOL verbietet sich bei größeren Refraktionsanomalien wegen der resultierenden Beeinträchtigung der Binokularfunktionen. Auch für eine bilaterale MIOL-Implantation ist bei höherer Refraktionsanomalie unserer Meinung nach Zurückhaltung geboten, da zum einen die effektive Nahaddition der MIOL von der postoperativen Vorderkammertiefe dergestalt abhängt, daß sie mit größer werdender Vorderkammertiefe immer mehr abnimmt (Hoffer, 1991). Bei höherer Myopie wird der Nahteil der MIOL also eher zu schwach, bei Hyperopie eher zu stark dimensioniert sein.

Ferner wird die in der präoperativen Biometrie angestrebte Emmetropie – unabhängig von der verwendeten Formel – bei extremen Bulbuslängen immer weniger zuverlässig zu erzielen sein und somit das eigentliche Ziel der MIOL-Implantation, nämlich den Patienten unabhängig vom Tragen einer Sehhilfe zu machen, immer seltener zu verwirklichen sein (Sanders et al., 1990; Olsen et al., 1991).

4.2.5
Monofokale IOL am Partnerauge

Die Implantation einer MIOL bei monofokal pseudophakem Partnerauge führt zu der bereits beschriebenen Nahaniseikonie, wenn am monofokalen Auge eine Nahaddition, am Auge mit MIOL dagegen der Nahteil der MIOL benutzt wird. Auch wenn eine erhebliche Aniseikonie teilweise mit erstaunlich guter Stereopsis vereinbar ist, sollte diese Konstellation vermieden werden. Wollensak et al. (1995) beschreiben eindrucksvolle Beispiele der Inkompatibilität von mono- und multifokaler IOL. Umgekehrt sollte aber natürlich auch von der Implantation einer monofokalen IOL abgesehen werden, wenn am zuerst operierten Auge eine MIOL eingesetzt wurde (und diese gut vertragen wird).

4.2.6
Kraftfahrer

Die Nachtfahrtauglichkeit von multifokal pseudophaken Patienten wird wegen der bekannten Einschränkung der Kontrastempfindlichkeit kontrovers diskutiert. Da unsere eigenen Ergebnisse ebenso wie zahlreiche andere Studien jedoch zeigen, daß mit den beschriebenen MIOL nur noch eine minimale Reduktion von Kontrastvisus und - empfindlichkeit vorliegt, die unter bilateraler Situation statistisch nicht mehr nachweisbar ist, sehen wir in dem Patientenwunsch, bei Dämmerung und bei Nacht am Straßenverkehr teilzunehmen, keine Kontraindikation für eine MIOL. In diesen Fällen raten wir jedoch zur - möglichst binokularen - Implantation von MIOL mit Betonung des Fernfokus (wie zum Beispiel der Array-MIOL). Generell muß der Patient darüber informiert werden, daß mit multifokaler *und* monofokaler IOL in vielen Fällen nicht die Richtlinien an die Nachtfahrtauglichkeit erfüllt werden (Auffahrt et al., 1993a; Eisenmann et al., 1995).

Im Rahmen der Nachuntersuchungen von mehreren Hundert unserer Patienten mit MIOL, wurde bisher von keinen Verkehrsunfällen berichtet. Dies läßt sich jedoch nicht unbedingt als Anzeichen dafür werten, daß die Nachtfahrtauglichkeit keinerlei Beeinträchtigung erfährt. Vielmehr könnten die MIOL-Träger nach entsprechender Aufklärung über mögliche visuelle Einschränkungen ein weniger risikoreiches Fahrverhalten haben. Auch Patienten mit Makuladegeneration und erheblicher Visusreduktion hatten weniger Verkehrsunfälle als ein normalsichtiges Vergleichskollektiv (Szlyk et al., 1995).

Obwohl Berufskraftfahrer sowie Personen, die mit der Personenbeförderung betraut sind, von den Autoren mit Array-Multifokallinsen zu deren voller Zufriedenheit versorgt wurden, sind Personen, die darauf angewiesen sind, unter allen Sichtbedingungen Auto fahren zu müssen, keine idealen Kandidaten für die Array-MIOL.

4.2.7
Patientencharakter

Gegenüber betont anspruchsvollen, überkritischen oder unzufriedenen Patienten mit ausgeprägter Neigung zur intensiven Selbstbeobachtung sollte man mit der Anwendung von innovativen Technologien grundsätzlich eher zurückhaltend sein. Patienten, die vertrauensvoll, zuversichtlich bis optimistisch, interessiert, couragiert und offen sind, auch neue Wege zu beschreiten, dürfen ebenso als geeignet angesehen werden wie aktive Patienten mit Wunsch nach Unabhängigkeit von der Brille.

Auszuschließen von der Implantation einer MIOL sind Patienten mit Psychose oder mit fortwährender bzw. anamnestischer Psychotherapie.

4.2.8
Intraoperative Komplikationen

Die Implantation einer MIOL bei einer intraoperativen Komplikation (wie z. B. Ruptur der hinteren Linsenkapsel, Zonulolyse), die eine exakte Zentrierung der Linse unwahrscheinlich erscheinen läßt, sollte mit großer Zurückhaltung erfolgen. Selbst MIOL wie die diffraktive Linse und die Array-MIOL, die aufgrund ihres optischen Designs wenig anfällig für eine Dezentrierung sein sollten, führen in solchem Fall doch zu teilweise massiven optischen Störungen oder einer Beeinträchtigung der Multifokalfunktion (Bellucci und Giardini, 1993).

Bezüglich des eigenen Patientenguts mußte nach unserer Kenntnis bei insgesamt über 1.800 MIOL-Implantationen seit 1988 nur eine einzige MIOL explantiert werden. Dabei handelte es sich um einen jüngeren Patienten mit Implantation einer Array-MIOL trotz intraoperativer Ruptur der hinteren Kapsel. Bei erheblicher Dezentrierung der MIOL beklagte er Verzerrtsehen, eine starke Blendempfindlichkeit sowie eine reduzierte Sehschärfe. Nach IOL-Austausch mit Implantation einer monofokalen IOL kam es zum Verschwinden der optischen Störungen sowie zu einer Visusverbesserung. Pham (1995) berichtete über einen vergleichbaren Fall mit Explantation einer dezentrierten Array-MIOL.

5 Spezielle operative Aspekte der Kleinschnitt-Kataraktchirurgie bei Implantation multifokaler IOL

5.1 Refraktive Aspekte der Kataraktchirurgie

Der hohe Standard und die Sicherheit bei der Entfernung der Linse und Implantation der Intraokularlinse mit weitestgehender Perfektionierung der Techniken rückt die Bedeutung im Umgang mit dem vorbestehenden Astigmatismus in den Vordergrund des Interesses. Im Rahmen der präoperativen Vorbereitung ist also auch die Erfassung des Astigmatismus und die danach ausgerichtete Wahl der entsprechenden Operationstechnik zur Erlangung des gewünschten postoperativen Astigmatismus wichtig. Hierbei lassen sich grob schematisch in Abhängigkeit vom präoperativen Astigmatismus, verschiedene Ziele unterscheiden: korneale Sphärizität zu erhalten, mäßigen Astigmatismus geringfügig und hohen Astigmatismus deutlich zu senken. Diese Ziele lassen sich entweder durch die Wahl einer bestimmten Inzision oder durch zusätzliche Maßnahmen, wie z. B. astigmatische Keratotomien, erreichen.

Bei der Erfassung des präoperativen Zustands der Hornhautoberfläche hat sich das computerisierte Videokeratoskop gegenüber Keratometern als überlegen erwiesen, da diese nur einen kleinen Bereich der Hornhaut erfassen, die Semimeridiane mitteln und einen asymmetrischen oder irregulären Astigmatismus nicht aufzeigen können.

5.1.1 Astigmatismusreduktion durch gezielte Wahl der Inzision

Der Effekt einer Inzision auf die Hornhaut hängt im wesentlichen vom Inzisionstyp einschließlich Länge, Breite und Form, der Inzisionslokalisation und vom Wundverschluß ab. Jeder dieser Faktoren kann einzeln verändert werden, um das refraktive Ergebnis nach der Kataraktoperation zu beeinflussen.

Inzisionstypen
Sklerokorneale Tunnelinzision. Die selbstdichtenden sklerokornealen oder kornealen Tunnelinzisionen (Singer, 1991; Steinert et al., 1991a; ; Fine, 1993; Shimizu et al., 1992) erfüllen zwei Hauptforderungen an eine Wundöffnung: Zum einen weisen sie eine hohe Wundstabilität auf, besonders auch bei unphysiologischer Drucksteigerung, zum anderen wird durch die Wundöffnung die Formstabilität der Hornhaut gering beeinflußt, d. h. die Tunnelinzisionen rufen einen geringen chirurgisch induzierten Astigmatismus (CIA) hervor.

Die Abflachung im Meridian der Inzision ist am ausgeprägtesten bei der limbusparallelen Inzision, vergleichsweise weniger bei der geraden Inzision und am geringsten ausgeprägt bei der invers bogenförmigen Inzision, der sogenannten *Frown-Inzision* (Singer, 1991; Sinskey und Stoppel, 1994).

Haubrich (1996) verglich vier Tunnelinzisionen mittels Hornhauttopographie und bestätigte, daß die 4 bis 6 mm breite sklerokorneale Tunnelinzision nahezu astigmatismusneutral ist. Bei Anwendung der 6 mm breiten Frown-Inzision war darüber hinaus kein topographisch erfaßter Unterschied im chirurgisch induzierten Astigmatismus zwischen der Gruppe mit Naht und der ohne Naht festzustellen (El Kasaby et al., 1995). Die selbstdichtende Tunnelinzision weist eine größere mechanische Wundstabilität auf als alle historisch älteren Zugänge, wie z. B. der Wundverschluß parazenteseähnlicher Inzisionen mit Naht (Ernest et al., 1991; Kondrot, 1991).

Integraler Bestandteil jeder selbstdichtenden Tunnelinzision ist die korneale innere Wundlippe, die sich bei Erhöhung des Augeninnendrucks ventilartig schließt.

Korneale Tunnelinzision. 1992 stellten Fine sowie Shimizu et al. erstmalig das Konzept einer selbstdichtenden nahtlosen parazenteseähnlichen Hornhauttunnelinzision vor. Als Vorteil wurde u. a. eine rasche Tunnelpräparation ohne Eröffnung der Bindehaut bzw. Sklera und ohne Kauterisation, die ausbleibende Bildung eines Hyphämas oder Hyposphagmas und eine gute Beweglichkeit des Phakohandstücks im Tunnel aufgeführt. Es folgten einige Vorschläge zur Weiterentwicklung dieses Konzeptes, da es initial in einigen Fällen zum Klaffen der Inzision mit der Notwendigkeit der Fadennachlegung oder zur Endophthalmitis kam (Koch, 1993).

Die Inzisionen werden im wesentlichen hinsichtlich ihrer Geometrie, d. h. besonders dem Verhältnis von Länge zu Breite, und ihrer Lokalisation, d. h. ihrem Verhältnis von kornealem, limbalem und skleralem Anteil, unterschieden. Je nach Lage der äußeren Inzision in bezug auf den Limbus werden so die sklerokorneale, posterolimbale, limbale, anterolimbale oder auch limbokorneale und rein korneale (sog. „clear cornea") Inzision voneinander unterschieden.

Die Inzision ohne Vorschnitt wird als *stufenloser Schnitt* (Parazentese-Inzision) bezeichnet, die mit Vorschnitt (Step- oder Hinge-Inzision) als *Zwei-Ebenen-Schnitt*. Die Step-Tunnelinzision wird von der Basis eines etwa 300 µm tiefen Vorschnittes nach anterior geführt, was einem Auslaufen der Schnittränder beim Anlegen des Tunnels mit einer Lanze entgegenwirken soll. Bei der Hinge-Inzision wird nach einem tieferen Vorschnitt (ca. 600 µm) der eigentliche Tunnel nicht in der Tiefe der initialen Inzision, sondern etwas oberflächennäher angelegt (Langerman, 1994).

Es existieren also mehrere Möglichkeiten, die Geometrie der äußeren Wundlippe bei Hornhauttunnelinzisionen zu gestalten:

1. Die *Parazentese-Inzision:* Der Tunnel verläuft über die gesamte Länge in einer Ebene, die sich annähernd parallel zur Irisebene befindet.
2. Die *Zwei-Ebenen-Inzision:* Nach zur Hornhautoberfläche senkrechtem Vorschnitt, der bis zur halben Hornhautdicke (Step) oder 500–600 µm tief (Hinge) erfolgt, verläuft der Tunnel parallel zur Irisebene weiter.
3. Auch die innere Wundlippe kann variiert werden: Die Drei-Ebenen-Inzision oder besser die *Zwei-Stufen-Inzision* ist hinsichtlich des Vorschnitts wie die Zwei-Ebenen-Inzision angelegt. Jedoch erhält sie ihre zweite Stufe durch Angulation des Inzisionsinstrumentes um ca. 45° nach unten unmittelbar vor dem Eintritt in die Vorderkammer. Das Inzisionsinstrument wird nach dem Durchtritt der Spitze erneut parallel zur Irisebene geführt (ohne Vorschnitt: Mackool und Russell, 1996).

5.1 Refraktive Aspekte der Kataraktchirurgie

Die Morphologie und Histopathologie kornealer Inzisionen unter Verwendung verschiedener Messer (Keramik, Diamant, Metall) wurde bereits in Hinblick auf die radiäre Keratotomie mehrfach untersucht (Colin et al., 1988; Fongione et al., 1991). Eine Untersuchung widmete sich dem Einfluß verschiedener Schnittinstrumente auf die Morphologie der Hornhauttunnelinzision (Jacobi et al., 1998). Das Diamantmesser erzeugte bei der vergleichenden Untersuchung der Keratome in allen Präparaten einen saubereren und weniger ausgefransten kornealen Schnittrand als das Metallmesser, was aufgrund der Schärfe des Diamantmessers wenig überraschend ist. Beim Eintritt in die Vorderkammer entsteht eine limbusparelle innere Lippe, wohingegen die äußere Lippe an den Tunnelflanken nach zentral in Richtung auf die Hornhautmitte ausläuft, wodurch sich die effektive Tunnellänge verkürzt. Da der Vorschnitt einem Auslaufen des Schnittes entgegenwirkt, empfiehlt sich bei Inzision mittels Diamantmesser zur Erzielung einer möglichst hohen Deformationsresistenz das Anlegen eines Vorschnittes. Bei der Tunnelpräparation mit dem Metallmesser ist ein Vorschnitt verzichtbar, da ein Vorschnitt dem sonst entstehenden Auslaufen nach posterior des Tunneleinganges entgegenwirkt. Der nach posterior konkave Auslauf der äußeren Inzision führt ja zu einer Vergrößerung der effektiven Tunnellänge und bewirkt damit eine Steigerung der Deformationsresistenz (Menapace, 1997). Einem Auslaufen der inneren Wundlippe nach posterior, besonders bei Verwendung von Metallmessern, sollte durch leichtes Ansteilen im Moment des Durchstechens der inneren Hornhautschichten entgegengewirkt werden. Ist die innere Wundlippe nicht gerade oder limbusparallel, sondern zu den Tunnelflanken hin bogig nach peripher verlaufend, resultiert eine Verkürzung des kornealen Tunnels. Eine derartige Hornhautlippe kann sich zudem im Apexbereich einrollen und das Ventil so klaffen (Mackool und Russell, 1996).

Ob aus den vorliegenden Untersuchungsergebnissen auch ein funktioneller Einfluß im Rahmen der Kataraktchirurgie abzuleiten ist, müssen zukünftige Untersuchungen ergeben. Ein scharfes Inzisionsinstrument übte wenig Deformationskraft auf die Hornhaut aus und erzeugte einen glatten Schnittrand (Galbavy, 1984; Unterman und Rowsey, 1984), was besondes in Hinblick auf die innere Wundlippe wichtig erscheint. Möglicherweise steht die irreguläre Schnittkontur nach Metallmesseranwendung aber auch in Zusammenhang mit der rasterelektronenmikroskopisch nachgewiesenen unregelmäßigen Oberflächenrauhigkeit des Schneidenrandes des Metallmessers. Ein derartiger Zusammenhang wurde unlängst nachgewiesen (Jacobi et al., 1998).

Die Aussagekraft für die Konstruktion der Hornhauttunnelinzision ist durch die Vielzahl und qualitative Variabilität der auf dem Markt kommerziell erhältlichen Instrumente limitiert. Die korneale Wundkonfiguration durch das Inzisionsinstrument beeinflußte den postoperativen Heilungs- und Readaptationsprozeß und somit auch das Astigmatismusverhalten (Deg et al., 1985), weshalb aufgrund der vorliegenden Ergebnisse ein scharfes glattkantiges Messer zum Anlegen einer reproduzierbaren präzisen Mikroarchitektonik der kornealen Tunnelinzision zu präferieren ist. Die Hornhautlamellen zwischen den einzelnen stromalen Schichten wurden auch in einer neueren Untersuchung von Radner et al. (1997) durch das verwendete Diamantmesser sauber voneinander getrennt, und die seitlichen Anteile der Wundlippen wiesen einen glatten Schnittrand auf. Die Metallinstrumente hingegen zogen die Lamellen auseinander und verdrehten diese. Weiterhin entstanden gerade in den seitlichen Schnittbereichen auch Recessus, die einer homogenen Adaptation der Wundlippen entgegenwirkten und bei Anwendung des Instrumentes im Rahmen der Kataraktoperation zu

Leckagen führten. Ob ein derartiger Gewebeschaden im Schnittbereich klinische Bedeutung hat, ist noch ungewiß, jedoch neigen unregelmäßige Inzisionen vom klinischen Eindruck her weniger dazu, selbstdichtend zu sein und benötigen mitunter eine Absicherung des Wundverschlusses durch Naht.

Deformationsresistenz. Die Widerstandsfähigkeit einer Inzision gegenüber der öffnenden Wirkung eines umschriebenen Herabdrückens der Sklera im Bereich des Tunneleingangs wird als Deformationsresistenz bezeichnet und stellt ein wichtiges Sicherheitskriterium bei der Betrachtung der Inzisionstyps dar (Menapace, 1997).

Der Tunnelgeometrie kommt nach experimentellen Untersuchungen von Ernest et al. (1994) eine besondere Bedeutung zu: Je mehr die Tunnellänge der Tunnelbreite entsprach, um so stabiler erwies sich der Tunnel gegenüber Druck von außen. So widerstanden quadratische korneale oder sklerokorneale Inzisionen ($1,0 \times 1,0$ mm bis $3,2 \times 3,2$ mm) einem recht hohen Druck ohne Auftreten einer Leckage. Die effektive Tunnellänge war dabei definiert durch die Strecke zwischen den Eckpunkten der äußeren und inneren Inzision. Bei einer Breite der inneren kornealen Wundlippe von < 1,5 mm und mit zunehmend rechteckigerer (Breite > Länge) Form erwies sich der Tunnel gegenüber äußerem Druck als weniger stabil.

Weiterführende Untersuchungen zur Wundstabilität vornehmlich kornealer und unmittelbar vor dem Limbus in der Kornea lokalisierter Inzisionen an humanen Leichenbulbi durch Ernest et al. (1995) zeigten, daß die Versetzung des kornealen Tunnels von der rein kornealen avaskulären Region in den limbalen, also 0,5 mm weiter nach posterior gelegenen Anteil, unabhängig von den angelegten Tunnelgeometrien, zu einer erhöhten Wundstabilität führte. Die nach anterior gelegene Grenze des Limbus war hierbei durch eine schräg verlaufende Linie durch das Ende der Descemet-Membran einerseits, und der Bowman-Membran andererseits definiert, wohingegen die wahre Abgrenzung ja bogenförmig durch die Hornhaut verläuft (Fine und Yanoff, 1979). Die Nähe zu den Gefäßen, besonders den terminalen Arteriolen der konjunktivalen Gefäßarkade, führte zu einer Fibroblasteneinwanderung bereits nach ca. 7 Tagen, nach rein kornealer Inzision erst nach ca. 60 Tagen (Ernest, 1997). Anders et al. (1997) zeigten in einer klinischen Untersuchung an humanen lebenden Augen, daß die Einbeziehung der Limbusregion und die temporale Lokalisation zu einer gesteigerten Deformationsstabilität der kornealen Tunnelinzision führt. Dies wird möglicherweise auch durch die strukturellen Unterschiede in der temporalen Limbusregion im Vergleich zur klaren Hornhaut mitbedingt: Im Limbusbereich liegt eine irreguläre geflechtartige Anordnung der Hornhautlamellen im Gegensatz zur radiären und schichtweisen Ausrichtung der Lamellen vor (Krachmer et al., 1997). Während die Kollagenfibrillen in der Hornhaut einen Durchmesser von 34 bis 40 nm aufweisen und über einen Zwischenraum von 20 bis 50 nm verfügen, weisen die Fibrillen im Limbusbereich einen größeren Durchmesser von 60 bis 80 nm mit kleinerem und unregelmäßigerem interfibrillärem Zwischenraum auf. Darüber hinaus nimmt die Anzahl der Kollagenfasern im Limbusbereich deutlich ab, wohingegen deren Dickenvariabilität und Zusammenhalt in Richtung Sklera meridianabhängig zunimmt (Borcherding et al., 1975; Smolek, 1993).

Die Parazentese-Tunnelinzision erwies sich als am wenigstens resistent gegenüber externer Deformierung.

Der Hinge-Vorschnitt bewirkte bei den rein kornealen und anterolimbalen Inzisionen eine Steigerung der Wundstabilität gegenüber Deformation durch eine erhöhte

Beweglichkeit des Hornhauttunnels im Scharnier, besonders bei einer Tunnelbreite von über 3,5 mm (Abb. 109).

Mackool und Russell (1996) fanden bei einer Untersuchung an Leichenbulbi nach Anlgen einer anterolimbalen Hornhauttunnelinzision mit einer Breite von sowohl 3,0 als auch 3,5 mm, daß bei externem Druck auf einen 8 mm posterior der Inzision gelegenen Punkt am wenigsten Kraft und bei Druck auf den Apex corneae am meisten Kraft bis zur Leckage der Inzision aufgewendet werden muß. Bei beiden Tunnelbreiten führte besonders die Verlängerung der Inzision von 1,5 auf 2 mm zu einer mindestens fünffach höheren Deformationmstabilität, weshalb für die Hornhauttunnelinzision eine Länge von mindestens 2 mm empfohlen wurde.

Derzeit wird eine Inzisionsbreite von mindestens 2,8 mm benötigt, was u. a. durch die Maße der zu implantierenden IOL (Mittendicke einer IOL aus hochrefraktivem Silikon und einer Brechkraft von 20 dpt: 0,9 mm) und auch durch den Durchmesser des Phakoemulsifikationsstiftes vorgegeben wird. Daher wird für die Hornhauttunnelinzision die von Ernest et al. (1995) als optimal hinsichtlich der Stabilität angesehene quadratische Inzisionskonfiguration als nicht praktikabel angesehen, da die innere Wundlippe dann im visuell relevanten intermediären Hornhautbereich zu liegen käme.

Die Übertragbarkeit der Untersuchungen von Ernest et al. oder Mackool et al. auf die klinische Anwendung muß darüber hinaus aus theoretischen und praktischen Gründen relativiert werden:

1. Die endotheliale Pumpfunktion, die durch Herauspumpen von Flüssigkeit aus dem kornealen Stroma, ähnlich wie nach lamellierenden kornealen Eingriffen (z. B. LASIK), zur raschen Adhäsion der Tunnelflächen beiträgt, blieb bei den Leichenbulbi, die auch einen geringeren Turgor als Lebendgewebe aufweisen, unberücksichtigt.
2. Der verwendete Durchmesser des Druckwandlers von nur 1,5 mm (Ernest) bzw. ≈3,2 mm (1/8 Inch; Mackool) spiegelt nicht die Situation einer etwaigen großflächigen Eindellung durch die Fingerkuppe des sich am Auge reibenden Patienten wider. Die durch die Fingerkuppe bei größerem Impressionsdruck erzeugte Eindellungsfront ist annähernd geradlinig und vermag den Tunnelboden im Vergleich zu einem schmalen Stempel nur wenig nach zentralwärts einzudrücken, so daß die Gefahr einer Eröffnung der inneren Lippe geringer ist (Menapace, 1997).

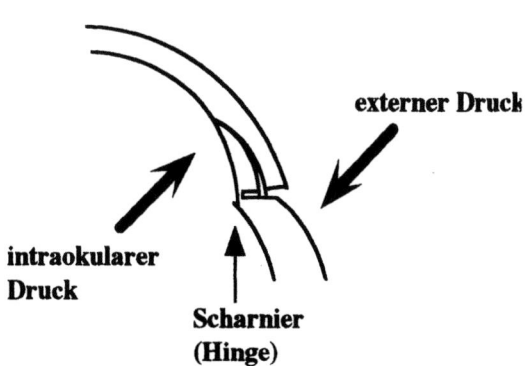

Abb. 109. Wirkungsmechanismus der Hinge-Inzision: Eine Impression im Bereich der Tunnelbasis führt initial zur Bewegung im Scharnier (Hinge), ohne daß sich die innere Wundlippe vom Tunneldach zunächst entfernt

Die Wundstabilität bei der nahtfreien Tunnelinzision hängt außerdem von der Lokalisation ab, wobei sie bei der temporalen sklerokornealen Inzision am größten war, gefolgt von der temporalen limbalen und der superioren sklerokornealen Inzision. Am geringsten war die Wundstabilität bei der superioren limbalen Inzision (Anders et al., 1995).

Inzisionslokalisation: Superior versus oblique versus lateral
Für die Wahl des chirurgischen Zugangs und damit den chirurgisch induzierten Astigmatismus sind die folgenden anatomischen Verhältnisse des humanen Auges von Interesse:
- Der Durchmesser der Hornhaut ist außen (an der Oberfläche) vertikal kleiner als horizontal (Abb. 110).
- Die posteriore Form der Hornhaut (an der Innenseite) hingegen ist rund. Dies bedingt eine leicht querovale äußere Form der Hornhaut (Abb. 111).
- Die zentrale Hornhautdicke beträgt etwa 0,51–0,56 mm und nimmt zur Peripherie hin zu (0,67–0,74 mm), ohne daß Unterschiede zwischen superior und lateral bestehen (Duke-Elder, 1961; Hogan et al., 1971).

Je zentraler eine Inzision lokalisiert ist, um so stärker ist der induzierte Hornhautastigmatismus. Die Lokalisation der Wunderöffnung übt somit einen Einfluß auf die Hornhautkrümmung aus: Temporale korneale Inzisionen induzierten einen geringeren Astigmatismus als solche bei 12 Uhr (Anders et al., 1997), weil sie etwas periphe-

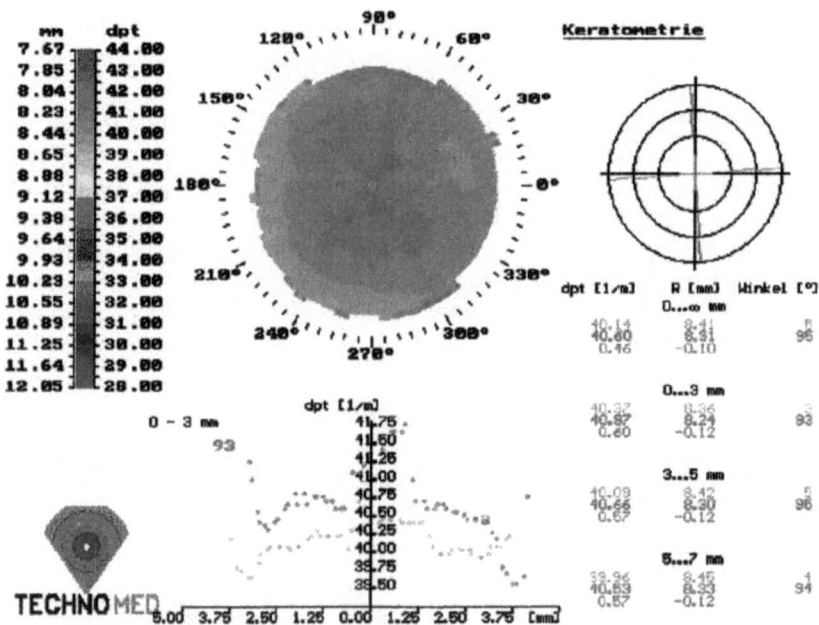

Abb. 110. Topographische Darstellung der Hornhaut eines linken Auges mit geringem Astigmatismus mit der Regel (0,6/93° für die 0-3 mm-Zone): Die stärkere Krümmung der Hornhaut (*rote Linie*) liegt im vertikalen Meridian vor

Abb. 111. Schematische Darstellung der vorderen und hinteren kornealen Begrenzung nach peripher: Die äußere Hornhaut (*links*) nimmt durch den kleineren vertikalen Durchmesser (≈ 10,6 mm) eine ellipsoide Form an

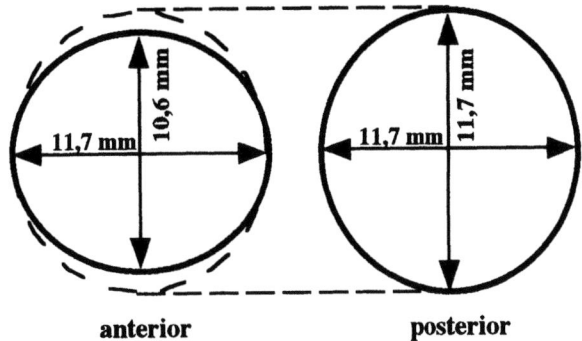

rer lokalisiert sind. Die Tiefe des Vorschnitts (300 vs. 500 μm) übte dagegen kaum einen Einfluß auf die Höhe des chirurgisch induzierten Astigmatismus aus.

Von der praktischen Seite her bietet der temporale Zugang z. B. bei tiefliegendem Bulbus einen günstigeren Operationssitus als der superiore, ist aber erfahrungsgemäß für viele Operateure ungewohnt, da z. b. die Patientenstirn nicht als Auflage für die Hände genutzt werden kann. Die lamellierende Präparation erscheint dagegen wegen der meist etwas flacheren peripheren Hornhaut temporal einfacher (Pham, 1994).

Bezüglich eines mittel- bis langfristen Drehens des Astigmatismus gegen die Inzisionslokalisation nach sklerokornealer Inzision war die superiore Lokalisation ausgeprägter als die superotemporale (Hayashi et al., 1994) oder die temporale Inzisionslokalisation (Kohnen et al., 1996). Für die Hornhauttunnelinzision gilt dies ebenso (Kohnen et al., 1995; Dick et al., 1997).

5.1.2
Astigmatismusreduktion durch astigmatische Keratotomie

Zur Senkung eines höheren Astigmatismus bietet sich die astigmatische Keratotomie – z. B. mittels arkuater oder gerader Schnittführung – an. Es empfiehlt sich, die bereits vorliegenden Nomogramme und die vielen verschiedenen Keratotomietechniken an die eigene Technik anzupassen (Osher, 1989, 1992; Lindstrom et al., 1995), um die Wahrscheinlichkeit einer Über- oder Unterkorrektur zu reduzieren. Zur individuellen Feinkorrektur der vorliegenden Nomogramme ist eine größere Patientenanzahl erforderlich, da bei der astigmatischen Keratotomie neben der Inzisionsform die Anzahl der Inzisionen (Davison, 1989), die Inzisionslänge (Shepherd, 1989), die Inzisionstiefe (Gills, 1991), die Position in der optischen Zone (Hall et al., 1991), aber auch beispielsweise das Alter und Geschlecht des Patienten einen Einfluß auf das postoperative Resultat ausüben.

Die verschiedenen Publikationen in der Literatur kommen zu recht unterschiedlichen Aussagen bezüglich des Einflusses des Materials auf die Morphologie der radiären Inzision. Kershner (1993) berichtete beispielsweise, daß Metallmesser im Vergleich zu Diamantmessern ein größeres korneales Gewebetrauma und eine irreguläre Wundheilung sowie Vernarbung mit mehr Inzisionsödem und postoperativem Astigmatismus erzeugten. Unstrittig ist hingegen, daß unscharfe Instrumente zu einem Auseinanderreißen und zu einer Dehnung des Hornhautgewebes führen (Steinert et al., 1996).

Zur Korrektur eines präoperativen Astigmatismus von mehr als 2 dpt wurde nach arkuater Keratotomie im Bereich der optischen Zone von 10 mm, die gegenüber einer 3,0 mm breiten Hornhauttunnelinzision lokalisiert war, über zufriedenstellende Ergebnisse berichtet (Kershner, 1995, 1997).

Die Anwendung der astigmatischen Keratotomie im Rahmen der Kataraktoperation fand im deutschsprachigen Raum bisher jedoch nicht die große Verbreitung wie beispielsweise in den USA. Zur Reduktion eines hohen Astigmatismus beispielsweise nach penetrierender Keratoplastik hat sie aufgrund guter Ergebnisse einen festen Stellenwert.

Zu berücksichtigen ist bei intendierter Reduktion eines höheren Astigmatismus auch die Situation des Partnerauges: Bei ähnlichem Astigmatismus ist Zurückhaltung geboten, außer wenn auch hier eine baldige Kataraktoperation ansteht.

5.1.3
Astigmatismusreduktion durch Sklerallappenrecessus

Auch Techniken durch chirurgische Maßnahmen an der Sklera, die eine Verringerung eines präoperativen Astigmatismus herbeiführen, wurden beschrieben. Hierbei kann grundsätzlich zwischen der Gewebsresektion im flachen Meridian und der Schaffung eines Sklerallappenrecessus im steilen Meridian unterschieden werden. Als Vorteile beider Verfahren z. B. im Vergleich zur astigmatischen Keratotomie können verringerte Wundheilungsprobleme, fehlende inzisionsbedingte Blendempfindlichkeit und geringere Wahrscheinlichkeit eines irregulären Astigmatismus angesehen werden (Koch et al., 1987). Bei der Sklerallappenrecessus-Inzisionstechnik wird ein trapezförmiger Skleralappen im steilen Meridian 2 mm hinter dem Limbus in einer Tiefe von etwa zwei Drittel der Skleradicke angelegt und an den Seiten des Läppchens bis in die Hornhaut eingeschnitten (Koch und Lindstrom, 1992). Die Breite beim Eintritt durch die Hornhaut in die Vorderkammer sollte geringer sein als die Breite des Läppchens in Limbusnähe. Am breitesten ist der Lappen an der äußeren Lippe (z. B. 7 mm am Limbus und 8 mm posterior). Das Läppchen wird dann mit einer fortlaufenden 9-0 Nylonnaht seitlich gesichert und nach zentral hin stabil fixiert. Jeder Nahtstich tritt im Recessusbereich aus, um eine Bewegung des Läppchens nach posterior zu verhindern. Der Recessus kann maximal 1 mm breit sein, wobei eine Breite von 0,25 mm etwa 1 dpt Astigmatismus korrigieren soll. Somit kann mit dieser Technik ein Astigmatismus von maximal 4 bis 5 dpt ausgeglichen werden.

5.1.4
Astigmatismusreduktion durch Wundverschluß mit Naht

Eine radiär ausgerichtete Naht erzeugt eine periphere Abflachung und zentrale Ansteilung der Hornhaut im Inzisionsmeridian sowie eine zentrale Abflachung im 90° dazu verlaufenden Meridian (Koch und Lindstrom, 1992). Bei der Inzision von superior bedeutet eine Naht also die Induktion eines Astigmatismus mit der Regel, der für einige Monate postoperativ besteht. Im weiteren Verlauf folgt dann eine Abflachung über den ganzen Inzisionsmeridian in Abhängigkeit u. a. von dem Nahtmaterial, der Wundbreite und dem Augeninnendruck. Bei der Kleinschnitt-Kataraktchirurgie scheint die Naht – unabhängig ob nun horizontal oder radiär – nur kurzzeitig einen Astigmatismus zu induzieren, ohne daß langfristige Veränderungen feststellbar waren (Laurell et al., 1994; Werblin et al., 1994).

Beim Wundverschluß der sklerokornealen Inzision beugte der Einsatz des Fibrinklebers einer postoperativen Drehung des Astigmatismus in die Richtung der Inzision vor (Mester et al., 1993; Kim et al., 1995).

5.1.5
Berechnung des chirurgisch induzierten Astigmatismus

Die Kataraktchirurgie ist auch immer refraktive Chirurgie, da inzisionsbedingte refraktive Änderungen der Hornhaut auftreten. Die prä- und postoperative Keratometrie sowie korneale Topographie werden zur Erfassung der chirurgisch induzierten kornealen Änderungen verwendet. Durch das Sammeln von Daten nach Anwendung verschiedener keratorefraktiver, inzisionaler oder Nahttechniken kann der refraktive Effekt dieser Techniken bestimmt werden. Verschiedene Formeln, die im wesentlichen auf trigonometrischen Berechnungsmodellen beruhen, werden zur Analyse des chirurgisch induzierten Astigmatismus (CIA) genutzt. Der CIA ist durch seine Höhe sowie die Richtung charakterisiert. Die Kenntnis des refraktiven Effektes ermöglicht es dem Operator, die korneale Sphärizität zu erhalten oder einen vorbestehenden Astigmatismus zu reduzieren. Gills und Mitarbeiter (1992) sowie Maloney und Mitarbeiter (1992) beispielsweise schlugen zur Reduktion eines präoperativen Astigmatismus zusätzlich zur Kataraktoperationsinzision das Anlegen einer astigmatischen Inzision vor. Die Autoren selbst haben hiermit keine ausreichende Erfahrung, weshalb hier auf weiterführende Literatur verwiesen werden muß.

Jede Kataraktinzision neigt dazu, die Hornhaut im Meridian der Inzision abzuflachen. Das Ausmaß und die Stabilität der kornealen Abflachung hängt vom Inzisionsort, der Inzisionsarchitektonik, der Verwendung von skleraler Kauterisation, Kortikosteroiden und beispielsweise dem postoperativen Zeitraum ab. Eine Wundkompression durch Naht oder Kauterisation steilt die Hornhaut im Inzisionsmeridian an, wobei dieser Effekt mit der Zeit abnimmt.

Neben der simplen Mittelwertberechnung stehen zum Vergleich des Einflusses der unterschiedlichen Zugänge viele verschiedene Berechnungsverfahren zur Ermittlung des chirurgisch induzierten Astigmatismus zur Verfügung. Auf die folgenden wichtig erscheinenden bzw. in Untersuchungen zur Astigmatismusinduktion häufig verwendeten Berechnungsverfahren soll bewertend eingegangen werden:
1. Die Subtraktionsmethode [Formel: $K_2 - K_1$; K_1 Größe des präoperativen Astigmatismus (dpt), K_2 postoperativer Astigmatismus (dpt)], bei der die Achslage des Zylinders unberücksichtigt bleibt,
2. a) die vektoranalytische Methode nach Jaffe und Clayman (1975) sowie b) die ebenfalls vektoranalytische Methode nach Naylor (1968),
3. die algebraische Methode nach Richards et al. (1988),
4. die Berechnung des chirurgisch induzierten Hornhautastigmatismus in der linearen Formel nach Naeser (1990, 1994, 1997) sowie
5. das lineare Vektormodell nach Cravy (1979).

Alle Modelle zur Analyse der Astigmatismusänderung gehen von einer unterschiedlichen Annahme der meridionalen Brechkraftverteilung aus. Als weitere Beispiele seine die Methode nach Alpins (1993), Holladay, Cravy und Koch (1992), eine leichte Modifikation der letzgenannten nach Olsen (1993) sowie die sinusoidale Methode (Leitman, 1997) genannt.

Die einfache *Subtraktionsmethode* läßt eine Achsenänderung unberücksichtigt und ist daher am wenigsten von den verwendeten Formeln geeignet, eine Aussage über die postoperativen Astigmatismusveränderungen zu treffen. Die Anwendung der Subtraktionsmethode ist nur dann korrekt, wenn die Achse vor und nach der Operation gleich ist.

Die **Vektoranalyse nach Jaffe und Clayman** beschreibt die Gesamtänderung des Astigmatismus und berücksichtigt sowohl den Betrag des Astigmatismus als auch die Achsenlage nach der Formel:

$$\Delta A = \sqrt{(K_1^2 + K_2^2) - 2 K_1 \cdot K_2 \cdot \cos 2 k_2 - 2 k_1)}$$

ΔA = Astigmatismusbetrag des Korrekturzylinders,
wenn: K_1 = präop. Astigmatismus (dpt), K_2 = postop. Astigmatismus (dpt)
k_1 = präop. Achsenlage (°), k_2 = postop. Achsenlage (°)

Das wesentliche Problem dieses Gleichungssatzes liegt in der Mehrdeutigkeit der trigonometrischen Funktion cos. Daher liefert die von Jaffe und Clayman angegebene Gleichung durch die Beschränkung auf einen durch die cos-Funktion festgelegten Wertebereich eine nur begrenzt interpretierbare Lösung. Zwar geht das Modell von Jaffe von der optisch sinnvollen quadratischen meridionalen Abhängigkeit der Brechkräfte aus und gibt den Betrag des induzierten Astigmatismus richtig an, vernachlässigt jedoch die sphärische Änderung. Es finden sich die Jaffe zugeschriebenen Formelansätze bereits bei *Naylor*. Die Formel von Jaffe und Clayman wurde jedoch seit Jahrzehnten in einer Vielzahl an Publikationen über postoperative Astigmatismusanalysen angewendet, weshalb sie zur Vergleichbarkeit unserer Ergebnisse mit denen anderer Studien in den eigenen Analysen ebenfalls Anwendung fand.

Im Rahmen des Vergleichs der sklerokornealen mit der kornealen Tunnelinzision wurde in eigenen Untersuchungen für jedes Auge postoperativ eine Vektoranalyse mittels Diagrammerstellung für die drei Hornhautzonen (0–3 mm, 3–5 mm und 5–7 mm) auf der Grundlage der topometrisch mit dem Videokeratoskop ermittelten Aufnahmen vorgenommen.

Insbesondere nach der Kataraktoperation ist es wichtig, den Veränderungsvektor in einen „Mit-der-Regel"-Anteil und einen „Gegen-die-Regel"-Anteil aufzuteilen.

Ein Ansatz, dem Betrag der Astigmatismusänderung durch Achsenbetrachtung ein Vorzeichen zu geben, stellt die sog. *algebraische Methode* dar. So wurden von Richards et al. (1988) basierend auf der Richtung der steilen Achse oder des Plus-Zylinders die Achsenbereiche von >0° bis <45° und >135° bis <180° als „gegen die Regel" und damit negativ ausgewiesen, während der Achsenbereich >45° und <135° als „mit der Regel" angesehen und positiv ausgewiesen wurde. Ein derartiger Ansatz ist allerdings nicht ausreichend geeignet, den tatsächlichen Sachverhalt darzustellen, weil z. B. Achsenveränderungen mathematisch nicht richtig und unvollständig erfaßt werden. Die Methode trifft dann am ehesten zu, wenn die prä- und postoperativen Achsen entweder nahe dem vertikalen und/oder dem horizonaten Meridian liegen.

Das Verfahren von *Naeser* weist gegenüber dem von Jaffe und Clayman bzw. Naylor den Vorteil auf, daß hiermit nicht nur der induzierte Astigmatismus berechnet wird, sondern auch noch generelle Abflachungen bzw. Aufwölbungen der Hornhaut sowie Achsenveränderungen über das Vorzeichen der Astigmatismusänderung durch Festlegung der Richtung der Änderung in „mit" (MDR) oder „gegen die Regel" (GDR) berücksichtigt wird. Der theoretische Hintergrund dieser Methode besteht darin, daß die Brechkraft D einer schrägen Ebene eines Zylinders eine Funktion der Brechkraft B des Zylinders und des Winkels β zwischen der Achse des Zylinders und der gewählten Ebene ist und durch die Formel:

$$D = B \cdot \sin^2 \beta$$

beschrieben wird.

Sollen mehrere Inzisionsbreiten und -techniken sowie ihre Wirkung auf die Biomechanik der Augenhülle verglichen werden, so ist der Einsatz des folgenden Formelsatzes sinnvoll:

Bei einem präoperativen Astigmatismus auf dem Meridian a wird der entsprechende postoperative Astigmatismus auf der Basis seines Meridians b einer der folgenden Gruppen zugeordnet:

Mit der Regel:	$(a - 30)° \leq b < (a + 30)°$
Gegen die Regel:	$([a + 90] - 30)° \leq b < ([a + 90] + 30)°$
Schräg:	1) $([a + 90] + 30)° \leq b < (a - 30)°$ und
	2) $(a + 30)° \leq b < ([a + 90] - 30)°$
Kein Astigmatismus:	Jeder Astigmatismus, der den Wert 0 annimmt.

Naeser leitete eine allgemeine Formel her, die für jede Art von astigmatischer Chirurgie geeignet ist, bei der D die Höhe des Nettozylinders (in Dioptrien) in dem zugehörigen Meridian α, und φ sowie (φ + 90) die Richtung der beiden senkrecht zueinander stehenden Ebenen des einfallenden Lichtes wiedergeben. Definitionsgemäß wird parallel zum Meridian α einfallendes Licht mit der vollen Brechkraft des Nettozylinders D gebrochen, wohingegen parallel zur Achse des Zylinders einfallendes Licht nicht gebrochen wird. Hieraus folgt:

Polarer Astigmatismuswert (dpt) = $D_2 \cdot (\sin^2[(\alpha + 90) - \phi] - \cos^2[(\alpha + 90) - \phi])$
D_2 = postop. Astigmatismus (dpt)
α = postop. Achsenlage (°)
φ] = präop. Achsenlage (°)

Üblicherweise ist in dieser Formel bei den meisten Publikationen und kommerziell erhältlichen Computerprogramm-Applikationen zur Astigmatismusanalyse für φ bereits 90 eingesetzt, wodurch sich:

Polarer Astigmatismuswert (dpt) = $D_2 \cdot (\sin^2[(\alpha + 90) - 90] - \cos^2[(\alpha + 90) - 90])$
$= D_2 \cdot (\sin^2\alpha - \cos^2\alpha)$

ergibt, da in der Mehrzahl der Fälle der chirurgische Zugang im Rahmen der Kataraktoperation in der 12-Uhr-Position gewählt wird. Diese Formel ist für einige Fragestellungen vom Ansatz her nicht korrekt, da in einigen Studien die Inzisionen von 12 Uhr und von temporal erfolgten. Daher wurde für die Analyse der Hornhautkrümmungsveränderungen gezielt ein Wert für φ ausgewählt. Es wird zunächst φ = die Richtung der chirurgischen Inzisionsebene gesetzt und als I bezeichnet, so daß sich für die dazu senkrechte Ebene (I + 90) ergibt. Hierdurch berechnet die Formel den Unterschied zwischen den zylindrischen Komponenten, die auf diese beiden Ebenen projiziert werden, und es ist möglich, eine Abflachung oder Ansteilung des chirurgischen Meridians zu analysieren. Da bei der Hornhauttunnelinzision der Zugang überwiegend von temporal gewählt wird, muß die Formel dann also durch Einsetzen von φ = I den Bedürfnissen der Untersuchungen angepaßt werden. Hieraus folgt nunmehr:

$$APA = D_2 \cdot (\sin^2[(\alpha + 90) - I] - \cos^2[(\alpha + 90) - I])$$

APA: angepaßter polarer Astigmatismuswert des postoperativen Zylinders, der bei Vorliegen eines positiven Vorzeichens die Richtung MDR bzw. bei Vorliegen eines negativen Vorzeichens die Richtung GDR aufweist (s. oben).

Der chirurgisch induzierte polare Astigmatismuswert berechnet sich somit aus:

c-APA = APA − D_1
D_1 = präop. Astigmatismus (dpt)

Beide Methoden, die vektoranalytische als auch die Polarwert-Methode nach Naeser, haben sich in den letzten Jahren bewährt und wurden häufig verwendet.

Auch die Berechnungsmodi nach *Cravy* (1979), basierend auf einem *linearen Vektormodell*, finden Anwendung, da sie gegenüber den Verfahren von Jaffe bzw. Naylor den Vorteil bieten, daß über das Vorzeichen der Astigmatismusänderung die Richtung der Änderung nach MDR oder GDR unterschieden wird (Abb. 112):

$$M = \sqrt{(K_2 \cdot \cos k_2 - K_1 \cdot \cos k_1)^2 + (K_2 \cdot \sin k_2 - K_1 \cdot \sin k_1)^2}$$

M = Größe des theoretischen Astigmatismusvektors,
wenn: K_1 = präop. Astigmatismus (dpt), K_2 = postop. Astigmatismus (dpt)
k_1 = präop. Achsenlage (°), k_2 = postop. Achsenlage (°)

Der postoperative Wandel des Astigmatismus wird durch einen dreidimensionalen Zusammenhang beschrieben. Dabei verändert sich der Astigmatismus als ein nicht linearer dreidimensionaler Vektor, so daß die Beschreibung dieser Änderung durch eine einzige Zahl immer mit einem Verlust an Information einhergeht (Seiler und Wollensak, 1993). So gesehen können die Modelle von Jaffe und Clayman wie auch die von Naeser das Problem prinzipiell nicht hinreichend beschreiben. Es müßte zur zutreffenden Darstellung eigentlich der Änderungsbetrag zusammen mit der Achse des Änderungsvektors angegeben werden. Ist aber in einer Untersuchung nur eine Achse, nämlich die Eingriffsachse ausschließlich von einem Ort im Studiendesign vorgegeben, so ist auch die Angabe *einer* Zahl ausreichend, um Änderungen des Astigmatismus zu kennzeichnen.

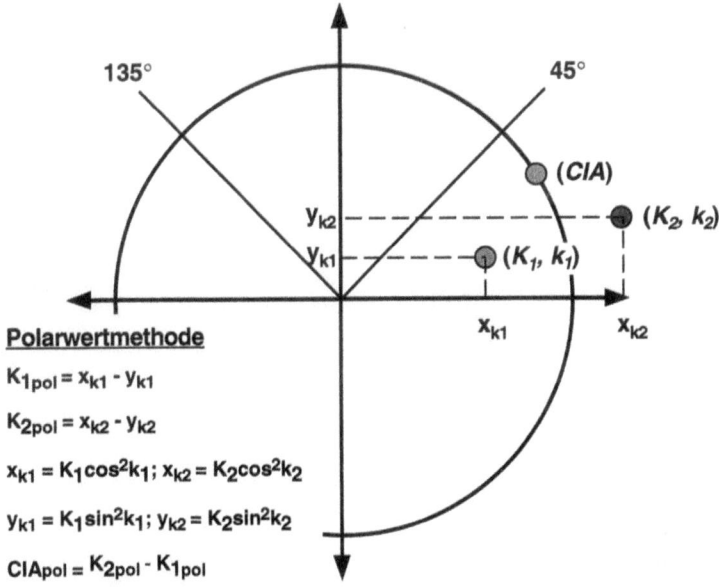

Polarwertmethode

$K_{1pol} = x_{k1} - y_{k1}$

$K_{2pol} = x_{k2} - y_{k2}$

$x_{k1} = K_1 \cos^2 k_1$; $x_{k2} = K_2 \cos^2 k_2$

$y_{k1} = K_1 \sin^2 k_1$; $y_{k2} = K_2 \sin^2 k_2$

$CIA_{pol} = K_{2pol} - K_{1pol}$

Trigonometrische Polarwertmethode nach Cravy

$x_{k1} = K_1 \cos k_1$; $x_{k2} = K_2 \cos k_2$

$y_{k1} = K_1 \sin k_1$; $y_{k2} = K_2 \sin k_2$

$\Delta(x) = x_{k2} - x_{k1}$; $\Delta(y) = y_{k1} - y_{k2}$

$CIA_{Cravy} = (+/-)\Delta(x) + (+/-)\Delta(y)$

Abb. 112. Chirurgisch induzierter Astigmatismus Polarwertmethode und Vektormodell nach Cravy: Der CIA wird nur als „mit der Regel" (+) oder „gegen die Regel" (-) ausgedrückt (Mod. n. Nielsen, 1999)

5.2
Eigene Untersuchungen zur Zugangswahl: Hornhautoberfläche, chirurgisch induzierter Astigmatismus, Topographieanalyse

5.2.1
Korneale versus sklerokorneale Tunnelinzision

Um zu prüfen, welchen Einfluß die Schnittbreite der kornealen (Abb. 113) bzw. sklerokornealen (Abb. 114) Tunnelinzision auf die kurz- und langfristige Astigmatismusentwicklung ausübt, wurde bis zu zwei Jahre postoperativ eine computerisierte videoke-

Abb. 113. Temporale Hornhauttunnelinzision (3,2 mm)

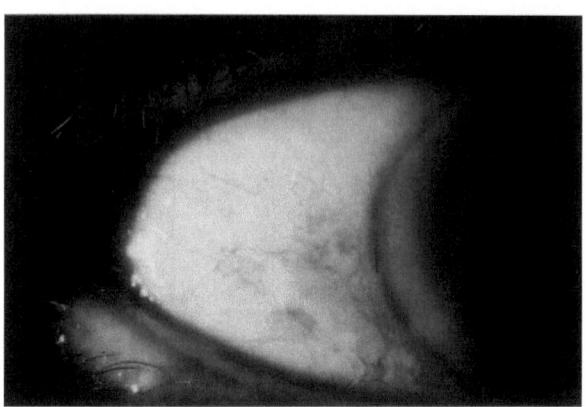

ratoskopische Untersuchung mit nachfolgender Analyse des chirurgisch induzierten Astigmatismus vorgenommen.

Der *chirurgisch induzierte Astigmatismus* (CIA) der Gruppe mit sklerokornealer Tunnelinzision, berechnet mit der Formel von Jaffe und Clayman, unterschied sich nicht von dem der Gruppe mit kornealer Inzision (vgl. Tabelle 34). Die Berechnungsmodi mit Berücksichtigung der Achsenverschiebung von Cravy als auch von Naeser sowie die algebraische Methode hingegen zeigten einen signifikanten Gruppenunterschied (p < 0,0001). Nach kornealer Tunnelinzision kam es im Gegensatz zur sklerokornealen Inzision von temporal zu einem CIA von durchschnittlich ca. 0,5 Dioptrien mit der Regel postoperativ.

Nach 3,2 mm kornealer Tunnelinzision von temporal fand sich in der überwiegenden Mehrzahl der Fälle bei der isodioptrischen Differenzdarstellung eine dreiecksförmige Abflachung im Inzisionsbereich mit Spitze des Dreiecks zum Hornhautzentrum (Abb. 115). Dieser Effekt war bei der sklerokornealen Tunnelinzision nur äußerst selten zu finden. Zwar rief auch die sklerokorneale Tunnelinzision hornhauttopographische Veränderungen hervor, diese ließen aber keine typische Konfiguration erkennen. Eine Reduktion eines vorbestehenden Astigmatismus gegen die Regel durch die skle-

Abb. 114. Temporale sklerokornale Tunnelinzision

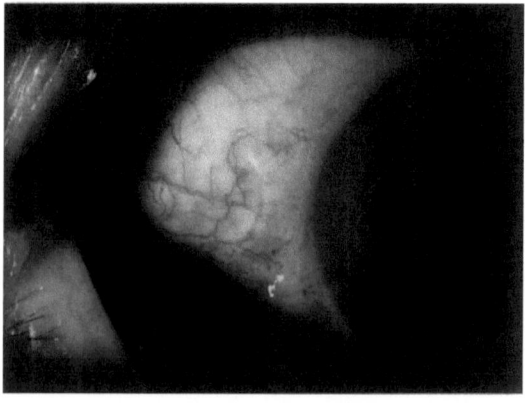

5.2 Eigene Untersuchungen zur Zugangswahl

Tabelle 34. Chirurgisch induzierter Astigmatismus (dpt ± SD) nach sklerokornealer versus kornealer Tunnelinzision von temporal berechnet mit verschiedenen Formeln

Verfahren	n =	Behandlungsgruppe		p =
		sklerokorneal	korneal	
Jaffe und Clayman	45	0,82 ± 0,68	0,93 ± 0,51	0,176
algebraisch	45	− 0,11 ± 0,85	0,65 ± 0,68	< 0,0001
Cravy	45	− 0,23 ± 0,78	0,47 ± 0,62	< 0,0001
Naeser	45	− 0,24 ± 0,73	0,62 ± 0,56	< 0,0001

rokorneale Inzision, wie dies nach kornealer Tunnelinzision bei allen Augen mit entsprechendem Astigmatismus nachweisbar war, konnte nur selten erzielt werden.

Die korneale Topometrie bestätigte den Effekt der 3,2 mm kornealen Tunnelinzision auf die jeweilige optische Zone. Während die 0–3 mm sowie 3–5 mm Zone hinsichtlich der Achsenlage nur geringe Änderungen postoperativ aufwiesen, kam es in der 5–7 mm Zone durch die Präparation in diesem Bereich zu einer Achsendrehung in Richtung 90° für den Fall, daß die Achsenlage präoperativ im Meridian der Inzision lag (Abb. 116). Lag die präoperative Achse des steilen Meridians bereits im Bereich von 90 ± 15° so kam es nach kornealer temporaler 3,2-mm-Inzision zu einer durchschnittlichen Änderung der präoperativen Achse um 18°. 20 von 22 Augen mit einem Astig-

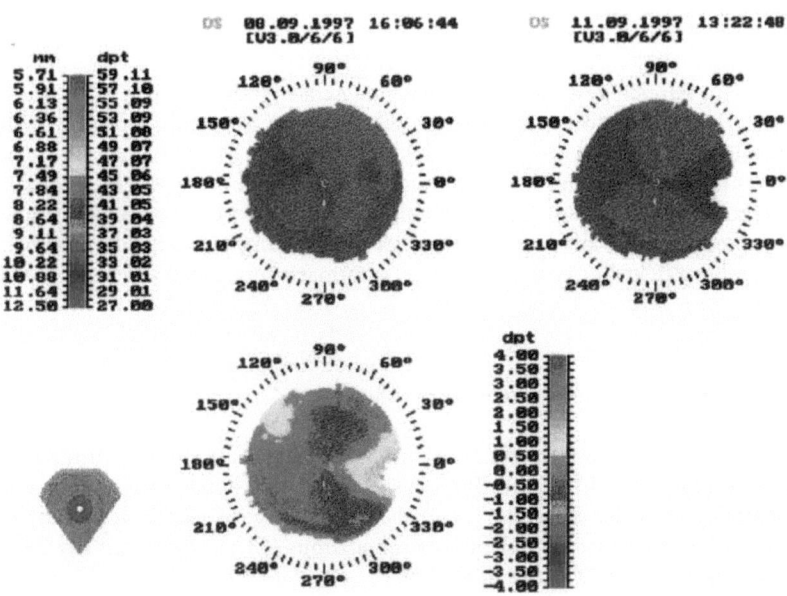

Abb. 115. Videokeratoskopische isodioptrische Verlaufsdarstellung eines linken Auges mit Differenzkarte (*links unten*) nach kornealer 3,2 mm-Tunnelinzision von temporal: Die präoperativ annähernd sphärische Hornhaut (*links oben*) mit einem Astigmatismus von 0,33/37° weist am 2. Tag postoperativ einen Astigmatismus von 1,03/83° auf (*rechts oben*). Die Differenzkarte verdeutlicht die Abflachung der Hornhaut im Inzisionsbereich mit konsekutiver Ansteilung um die Inzision, ohne daß es im gegenüberliegenden Bereich zu einer nennenswerten Abflachung (sog. coupling) kommt

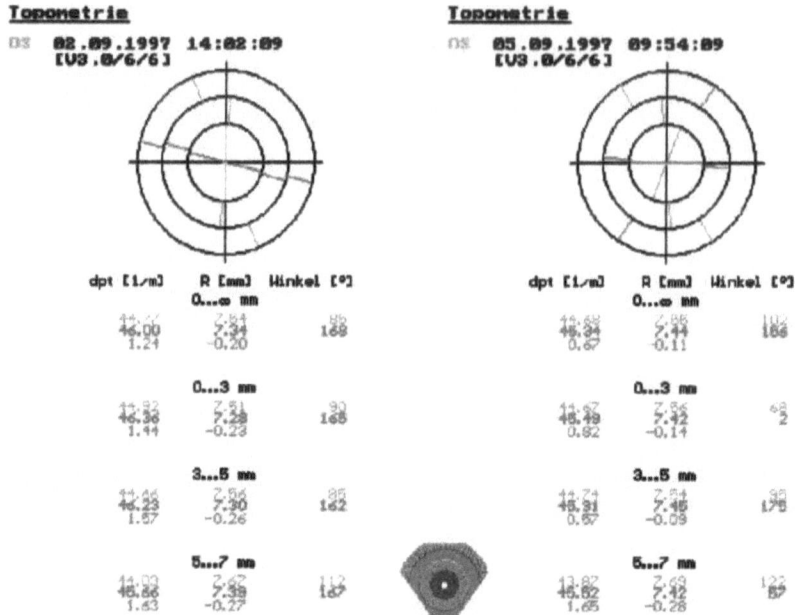

Abb. 116. Topometriedarstellung der Kornea eines linken Auges präoperativ (*links*) und 2 Tage nach Phakoemusifikation mit 3,2 mm kornealer Tunnelinzision (*rechts*): Der Astigmatismus (GDR) von präoperativ 1,44 dpt Achse 165° wurde auf 0,82 dpt Achse 2° postoperativ gesenkt. Die Berechnung mittels der Methode nach Naeser ergibt einen CIA von +0,71 dpt (d. h. eine Astigmatismusinduktion in Richtung mit der Regel)

matismus im Bereich von 90±15° wiesen eine Achsenänderung von ≤25° postoperativ auf. Der Astigmatismus der beiden Augen mit einer Achsenänderung >25° betrug 0,14 bzw. 0,41 dpt.

Die Vektoranalyse unter Einbeziehung von Diagrammen zeigt ebenfalls den mathematisch zuvor bestimmten chirurgisch induzierten Effekt der kornealen Tunnelinzision von temporal auf die Hornhautkurvatur. Abbildung 117 zeigt diesen horizontal relaxierenden Effekt bei vorbestehendem Astigmatismus gegen die Regel bei einem Auge.

5.2.2
Korneale Tunnelinzision unterschiedlicher Breite

Die 3,2, 3,5, 4 mm und besonders die 5 mm breite temporale Hornhauttunnelinzision riefen eine Hornhautabflachung im Inzisionsareal mit konsekutiver Zunahme des Astigmatismus mit der Regel hervor. Diese Abflachung, wie auch der damit zusammenhängende chirurgisch induzierte Astigmatismus (CIA), waren mit der Zeit rückläufig (Kohnen et al., 1995; Dick et al., 1997).

Am 1.–4. Tag unterschied sich der chirurgisch induzierte Astigmatismus, berechnet mit der Formel von Jaffe und Clayman, der Gruppe mit 3,5 mm Inzisionsbreite nicht von dem der Gruppe mit 4 mm Inzision, wohl aber, wie auch der CIA der Gruppe mit 4 mm ($p<0,05$), von dem der Gruppe mit 5 mm Inzision (Abb. 118; $p<0,005$). Nach

5.2 Eigene Untersuchungen zur Zugangswahl

Abb. 117. Vektoranalyse anhand von Diagrammen, aufgetrennt nach optischen Zonen (*links* ist die zentrale 3 mm-Zone dargestellt): Die *orange Linie* repräsentiert den präoperativen Astigmatismus. Die Länge der Linie repräsentiert jeweils das Ausmaß des Astigmatismus und bildet einen Winkel mit der 0°-Linie. Die *blaue Linie* stellt den postoperativen Astigmatismus dar. Nach MIOL-Implantation über die 3,2 mm korneale Tunnelinzision von temporal an einem linken Auge kam es zur Reduktion eines vorbestehenden Astigmatismus von 1,43/180° auf 0,63/158° frühpostoperativ. Die *grüne Linie* repräsentiert den Differenzvektor zwischen präoperativem und postoperativem Astigmatismus. Die *violette Linie* stellt den vektoranalytisch nach Jaffe und Clayman errechneten, induzierten Astigmatismus dar, der in diesem Fall 1,07 dpt betrug

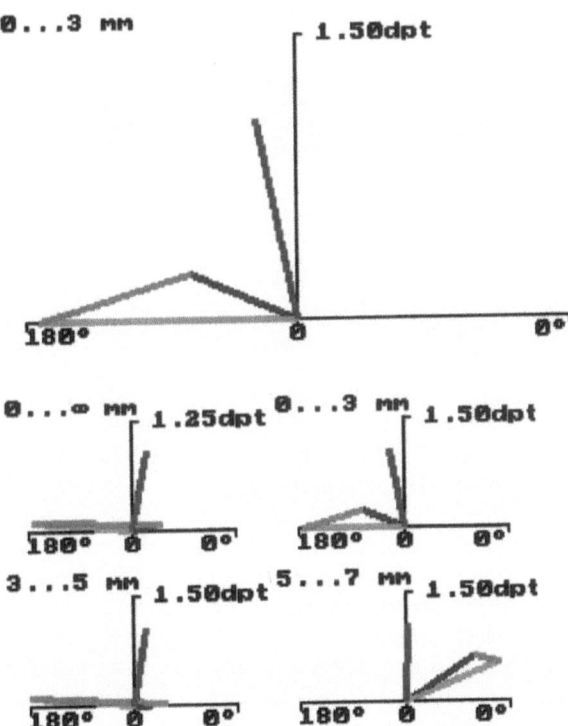

4-6 Monaten lag der CIA nach 3,5 mm Inzisionsbreite unter dem nach 4 mm Inzision (p < 0,05) sowie nach 5 mm Inzision (p < 0,0001), wohingegen sich der CIA nach 4 mm Inzision nicht von dem CIA nach 5 mm Inzisionsbreite unterschied (Tabelle 35). Nach 10-12 Monaten, war der CIA nach 3,5 mm und 4 mm Inzisionsbreite statistisch deut-

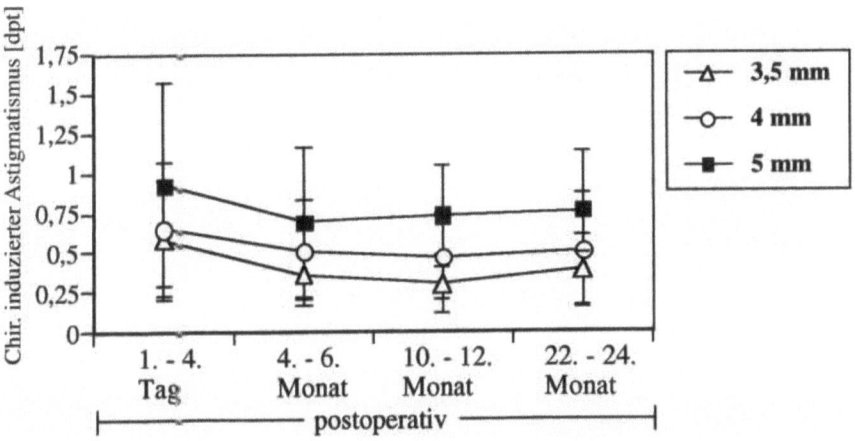

Abb. 118. CIA nach Phakoemulsifikation über eine unterschiedlich breite korneale Tunnelinzision von temporal berechnet mit der Formel von Jaffe und Clayman

Tabelle 35. Verlauf des CIA (± SD) nach unterschiedlich breiter kornealer Tunnelinzision von temporal berechnet mit der Formel von Jaffe und Clayman

Meßzeitpunkt (postoperativ)	Behandlungsgruppe					
	3,5 mm		4 mm		5 mm	
	n =	Astigmatismus (dpt)	n =	Astigmatismus (dpt)	n =	Astigmatismus (dpt)
1.–4. Tag	45	0,58 ± 0,38	38	0,65 ± 0,42	38	0,93 ± 0,64
4.–6. Monat	38	0,36 ± 0,16	31	0,50 ± 0,33	32	0,69 ± 0,47
10.–12. Monat	35	0,30 ± 0,18	27	0,47 ± 0,27	32	0,73 ± 0,32
22.–24. Monat	24	0,39 ± 0,12	25	0,51 ± 0,36	18	0,76 ± 0,27

lich niedriger als der CIA nach 5 mm Inzisionsbreite (p < 0,0001 bzw. p < 0,005). Dieser Unterschied bestand auch nach 22–24 Monaten (p < 0,0001 bzw. p < 0,05). Zu diesem Zeitpunkt war kein Unterschied mehr zwischen dem CIA nach 3,5 mm und dem nach 4 mm Inzisionsbreite nachweisbar.

Der mittlere CIA nach Naeser wies in allen Gruppen frühpostoperativ eine Induktion in Richtung mit der Regel auf (Abb. 119). Der CIA ging nach 3,5 mm Inzision langfristig auf 0,01 Dioptrien, nach 4 mm Inzision auf 0,29 Dioptrien bzw. nach 5 mm Inzision auf 0,49 Dioptrien zurück (Tabelle 36). Nach 4 sowie 5 mm Inzision ergab sich ebenfalls ein Rückgang des geringfügig höheren CIA als nach 3,5 mm Inzision, der jeweils immer im Bereich der Richtungsänderung mit der Regel verlief. Der statistische Vergleich von 3,5 versus 4 mm Inzision ergab, außer bei der Untersuchung nach 10–12 Monaten (p < 0,0005), bei dieser Formel keinen statistisch signifikanten Unterschied.

Hinsichtlich der Achsenänderung nach temporaler Hornhauttunnelinzision stellten in allen Gruppen die Augen mit einer Änderung von 0–15 Grad im Vergleich zur präoperativen Achse zu jedem Untersuchungszeitpunkt den weitaus größten Anteil (3,5-mm-Gruppe: 76,9%; 4-mm-Gruppe: 65,2%, 5-mm-Gruppe: 37,1% nach einem Jahr; Abb. 120), gefolgt von der Gruppe mit einer Achsenänderung von 16 bis 30 Grad (19% nach 3,5 mm bzw. 26,1% nach 4 mm Inzision nach einem Jahr; zeitlicher Verlauf:

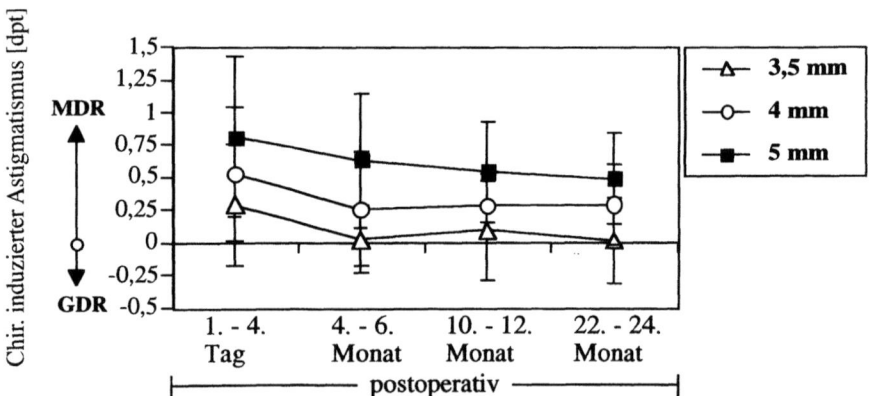

Abb. 119. Vergleichende Darstellung der Mittelwerte des CIA nach 3,5, 4 und 5 mm temporaler Hornhauttunnelinzision berechnet nach der Formel von Naeser (MDR: Astigmatismus mit der Regel; GDR: Astigmatismus gegen die Regel)

5.2 Eigene Untersuchungen zur Zugangswahl

Tabelle 36. Verlauf des CIA (± SD) nach unterschiedlich breiter kornealer Tunnelinzision von temporal berechnet mit der angepaßten Formel von Naeser

Meßzeitpunkt (postoperativ)	Behandlungsgruppe					
	3,5 mm		4 mm		5 mm	
	n =	Astigmatismus (dpt)	n =	Astigmatismus (dpt)	n =	Astigmatismus (dpt)
1. – 4. Tag	45	0,29 ± 0,46	38	0,53 ± 0,52	38	0,81 ± 0,62
4. – 6. Monat	38	0,02 ± 0,26	31	0,26 ± 0,44	32	0,63 ± 0,52
10. – 12. Monat	35	0,09 ± 0,38	27	0,28 ± 0,25	32	0,54 ± 0,39
22. – 24. Monat	24	0,01 ± 0,33	25	0,29 ± 0,31	18	0,49 ± 0,35

vgl. Abb. 121). Größere Achsenänderungen (≥ 61°) traten in der Gruppe mit 3,5 mm und 4 mm Inzision im Gegensatz zur Gruppe mit 5 mm Inzision gar nicht (3,5-mm-Gruppe) oder nur sehr selten auf (4-mm-Gruppe) und waren spätestens nach einem

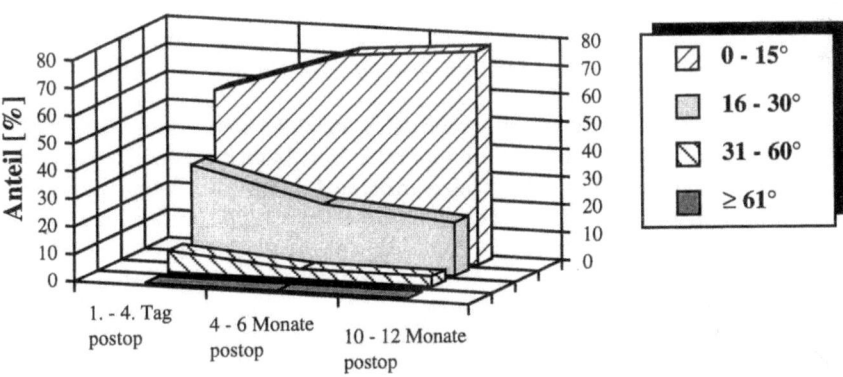

Abb. 120. Prozentuale Verteilung der chirurgisch induzierten Veränderung der Achsenlage nach 3,5 mm-Hornhauttunnelinzision (n = 26)

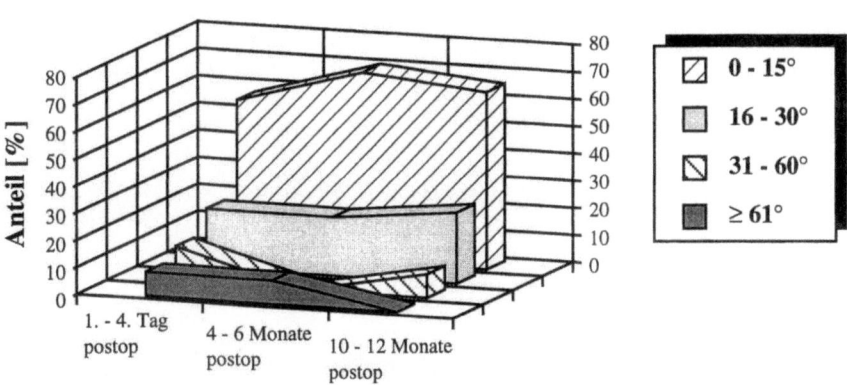

Abb. 121. Prozentuale Verteilung der chirurgisch induzierten Veränderung der Achsenlage nach 4 mm-Hornhauttunnelinzision (n = 23)

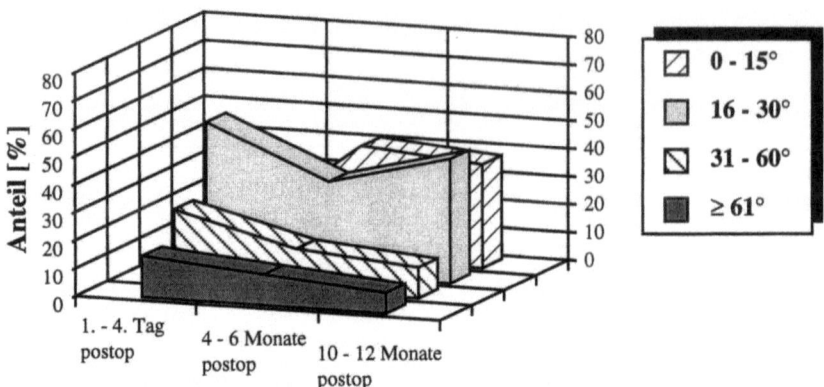

Abb. 122. Prozentuale Verteilung der chirurgisch induzierten Veränderung der Achsenlage nach 5 mm-Hornhauttunnelinzision (n = 27)

Jahr nicht mehr vorhanden. Hingegen wiesen zwei Augen in der 5-mm-Gruppe auch nach einem Jahr noch eine Achsenänderung von ≥ 61° im Vergleich zu präoperativ auf (Abb. 122). Die mittlere Abweichung von der präoperativen Achse betrug in den Gruppen mit 3,5 mm und 4 mm Inzision zusammengefaßt nach einem Jahr 12 Grad (± 12,6).

Die isodioptrische hornhauttopographische Vergleichsdarstellung verdeutlicht exemplarisch den Verlauf nach 4 mm temporaler Hornhauttunnelinzision: Der relaxierende Effekt der temporalen kornealen Inzision führt in der frühpostoperativen Phase zu der bekannten, hier angedeuteten, dreiecksförmigen Abflachung im Inzisionsareal mit Spitze des Dreiecks in Richtung Hornhautzentrum (Abb. 123). Hierdurch kommt es zur Aufsteilung der Astigmatismusachse in Richtung mit der Regel. Diese Veränderungen zeigten sich in der Untersuchung nach 6 und 24 Monaten rückläufig mit Verlagerung der steilen Astigmatismusachse zur Ausgangslage. Die isodioptrische Differenzkarte verdeutlicht in einem anderen Fall die geringen Änderungen zwei Jahre postoperativ im Vergleich zur Untersuchung nach einem Jahr mit geringer Aufsteilung des Astigmatismus mit der Regel.

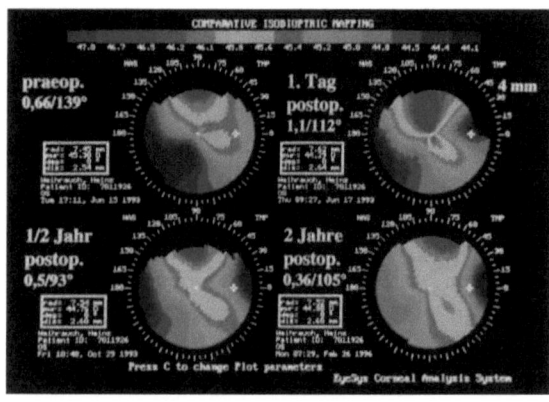

Abb. 123. Isodioptrische Verlaufsdarstellung nach 4 mm-Hornhauttunnelinzision von temporal

Bei präoperativ praktisch sphärischer Hornhautoberfläche kam es ebenfalls zur temporalen Abflachung nach 5 mm Inzision mit geringfügiger Zunahme des Astigmatismus.

Ein Hinweis auf eine erneute Abflachung im Inzisionsbereich fand sich auch nach zwei Jahren bei keinem Patienten. In einigen Fällen waren nach 3,5 mm Inzision bereits in der frühpostoperativen Phase keine bzw. geringe hornhauttopographische Veränderungen im Vergleich zum präoperativen Befund feststellbar.

Die temporale Abflachung in der Peripherie zeigte sich in der 5-mm-Gruppe deutlicher ausgeprägt und war während des zweijährigen Nachbeobachtungszeitraumes rückläufig. Bei einigen Patienten flachte die postoperative Ansteilung der Hornhaut z. B. in der unteren Hornhauthälfte wieder ab und erreichte nach einem Jahr nahezu den Ausgangszustand.

5.2.3
Diskussion der eigenen Ergebnisse

Durch die Fertigung stärker brechender IOL-Materialien ist eine weitere Reduktion der erforderlichen Schnittbreite und damit des CIA nach kornealer Tunnelinzision zu erzielen (Menapace und Papanos, 1994). Da eine optische Rehabilitation möglichst ohne Brillenkorrektur, insbesondere ohne torische Gläser, anzustreben und dies in Hinblick auf die Implantation von Multifokallinsen erforderlich ist, scheint eine Hornhauttunnelinzision von temporal bei vorbestehendem Astigmatismus gegen die Regel unter dem Aspekt der Astigmatismusentwicklung sinnvoll zu sein. Die Astigmatismusentwicklung besonders nach 5–5,5 mm temporaler Hornhauttunnelinzision bietet sich zur gezielten Reduktion eines präexistenten Astigmatismus gegen die Regel um bis zu 1 dpt an (Juchem et al., 1993; Dick et al., 1997). Wir empfehlen nach 5 mm Hornhauttunnelinzision das Anlegen mindestens einer radiären Adaptationsnaht (s. unten).

Die selbstdichtende temporale 3,5 und 4 mm Hornhauttunnelinzision für die Implantation faltbarer IOL rief eine insgesamt geringfügige initiale Astigmatismusinduktion und Topographieänderung hervor. Der CIA zeigte sich – wie auch die Topographieänderungen – nach 4–6 Monaten, in Einzelfällen bis zu 10–12 Monaten, noch geringfügig weiter rückläufig, ohne daß nach einem Jahr noch nennenswerte Veränderungen auftraten. Die nun vorliegenden Langzeitergebnisse nach zwei Jahren belegen videokeratoskopisch, daß bei einer derartigen Inzision ein nur noch geringer nachweisbarer Unterschied zum präoperativen Status besteht. Somit darf das Auftreten einer langfristigen operativ induzierten Veränderung der Hornhautoberfläche (z. B. zunehmende Relaxation und Hyperopisierung), wie dies nach radialer Keratotomie bei 22% der Augen nach bis zu 5 Jahren mitunter auftritt (Waring et al., 1991), als sehr unwahrscheinlich angesehen werden.

Die eigenen Ergebnisse decken sich mit denen von Grabow (1993), der einen sehr ähnlichen Astigmatismusverlauf nach 3,5 mm Hornhauttunnelinzision bei einem Nachuntersuchungszeitraum von drei Monaten und einen CIA von 0,48 dpt bei der letzten Untersuchung fand. Kammann et al. (1994) ermittelten nach temporaler 3 mm breiter und 1,5 bis 2 mm langer 2-Stufen-Hornhauttunnelinzision von schräg oben ebenfalls ein Jahr postoperativ einen keratometrisch erfaßten CIA berechnet in der Methode nach Jaffe und Clayman von im Mittel 0,91 dpt, der höher liegt als der von uns topometrisch ermittelte CIA von 0,3 dpt. Bei der Interpretation dieser Ergebnisse ist die Kenntnis des folgenden Zusammenhangs wichtig: Die Krümmungsänderung wird mit Verringerung der Inzisionsbreite geringer und asymmetrischer. Der Keratometrie liegt jedoch die Annahme zugrunde, daß die Krümmung zwischen den Meßfiguren sphärisch und der Übergang zwischen den beiden Hauptschnitten regulär ist. Eine exakte und reproduzierbare Quantifizierung der Krümmungsänderungen ist mittels Keratometer nicht möglich, da der Betrag der Krümmungsänderung der Meßgenauigkeit des Keratometers annähernd gleicht (Hanush et al., 1989, 1990). Die Keratometrie, wie in einigen Studien vorgenommen, ist daher zur Erfassung des CIA im Rahmen der Kleinschnitt-Kataraktchirurgie nicht mehr geeignet (Dick et al., 1994; Menapace, 1997).

Masket und Tennen (1996) vertraten nach einer topographischen Untersuchung über 6 Wochen nach 3,0 mm temporaler Hornhauttunnelinzision die Auffassung, daß bereits zwei Wochen postoperativ eine endgültige Stabilisierung der Hornhautoberfläche eingetreten sei und die Verschreibung einer gegebenenfalls erforderlichen Brille erfolgen könne. Dies ist nach unseren Untersuchungsergebnissen auf die 4 mm und besonders auch die 5 mm breite Hornhauttunnelinzision jedoch nicht ohne weiteres übertragbar.

Die Formstabilität der Hornhaut reagiert nach einer Untersuchung von Anders et al. (1997) in Abhängigkeit von der Lokalisation der Wunderöffnung: Temporal gelegene Inzisionen induzierten beim Vergleich sklerokornealer versus limbaler bzw. kornealer Inzisionen einen geringeren Astigmatismus als solche bei 12 Uhr, wohingegen die Tiefe des Vorschnitts (300 vs. 500 μm) kaum einen Einfluß auf die Höhe des chirurgisch induzierten Astigmatismus ausübte. Der Vergleich der hornhauttopographischen Veränderungen nach 3 mm Hornhauttunnelinzision mit versus ohne 700 μm tiefem perpendikulärem Vorschnitt ergab eine zwar signifikant stärkere temporale Abflachung der Gruppe mit 0,7 mm Vorschnitt nach einer Woche, nicht jedoch nach 3 Monaten. Allerdings betrug der Unterschied zwischen den beiden Gruppen lediglich ca. 0,2 Dioptrien (Vass et al., 1997). Für den Vorteil einer höheren Wundstabilität der Hornhauttunnelinzision durch den Vorschnitt muß also eine nur geringfügig größere chirurgisch induzierte korneale Formveränderung hingenommen werden.

Die von einigen Chirurgen bevorzugte superiore Lokalisation des skleralen Schnittes ist auf die Hornhauttunnelinzision nicht ohne weiteres übertragbar. Die Operationstechnik der Hornhauttunnelinzision wurde am Anfang in der 12-Uhr-Position begonnen. Diese Schnittlokalisation wurde von vielen Operateuren jedoch wegen des im Vergleich zur temporalen Inzision höheren CIA von ca. 1,5 dpt, der häufigen Entwicklung eines Astigmatismus gegen die Regel, der signifikant höheren Anzahl an postoperativen hornhauttopographisch erfaßbaren Irregularitäten und der längeren Dauer bis zur endgültigen astigmatischen Stabilisierung für den Routineeingriff aufgegeben (Pfleger et al. 1993; Kohnen et al., 1994). So stellten Müller-Jensen et al. (1997) noch zwischen dem 1. und 2. Jahr deutliche refraktive Änderungen nach kornealem 12-Uhr-Schnitt fest. Diese Unterschiede könnten Ausdruck unterschiedlicher Wundheilungsvorgänge wie z. B. einer langsameren Epithelialisierung der bei 12 Uhr gelegenen Inzision sein. Als weitere Ursachen wurden unter anderem die unterschiedliche Wirkung des Liddrucks über einen längeren Zeitraum – wie bereits bei der radialen Keratotomie bekannt – und die ellipsoide Form der Hornhautoberfläche diskutiert (Koch, 1993; Kammann et al., 1993). Auch könnten Unterschiede in den biomechanischen Eigenschaften der peripheren Hornhaut bzw. Limbusregion zwischen superior und temporal einen Einfluß ausüben (Smolek und McCarey, 1990).

5.2 Eigene Untersuchungen zur Zugangswahl

Einige Autoren empfehlen die kraniale Hornhauttunnelinzision bei vorbestehendem Astigmatismus >1 dpt mit der Regel, da hierdurch frühpostoperativ eine ophthalmometrisch bzw. keratometrisch erfaßte Reduktion des Astigmatismus erzielt werden konnte (Weindler et al., 1995; Long und Monica, 1996). Kritisch anzumerken ist hierzu, daß es bei 18% der Augen zu einem Astigmatismus gegen die Regel aufgrund eines mittleren CIA (Jaffe) von ca. 0,9–1,3 dpt kam. Eine 7 mm breite kraniale Hornhauttunnelinzision bewirkte in einer Untersuchung von Grote et al. (1996) einen chirurgisch induzierten Astigmatismus von im Mittel ca. 3 dpt nach 10 Monaten. Bereits nach sklerokornealer 5,5 mm breiter Tunnelinzision von 12 Uhr trat, videokeratoskopisch ermittelt, ein mittlerer CIA (Jaffe) von ca. 1 dpt sowie eine im Vergleich zur 3,2 mm Inzision signifikante Abflachung auch bis in die zentrale 3-mm-Hornhautzone hinein auf (Oshika et al., 1994). Ein geringer postoperativer myoper Astigmatismus mit der Regel erscheint darüber hinaus in Hinblick auf die postoperative unkorrigierte Lesefähigkeit in der Nähe erstrebenswert (Sturm, 1845; Huber, 1981), und es muß bei kranialem rein kornealem Zugang aufgrund des kürzeren Abstands zur optischen Hornhautmitte mit einer erhöhten Schädigung des zentralen Endothels gerechnet werden (Schultz et al., 1986).

Zur vergleichenden Untersuchung der frühpostoperativen Änderung der Hornhautoberfläche nach kornealer und sklerokornealer Inzision gleicher Schnittbreite von temporal wurde der CIA basierend auf den videokeratoskopischen Aufnahmen analysiert. Aufgrund der vorliegenden Ergebnisse darf die 3,2 mm bzw. 3,5 mm breite Hornhauttunnelinzision von temporal als annähernd astigmatismusneutral angesehen werden. Im Gegensatz zur sklerokornealen Inzision von temporal kam es nach kornealer Tunnelinzision bei den eingesetzten Astigmatismusanalysen, außer der -Formel von Jaffe und Clayman, zu einem statistisch signifikanten CIA von durchschnittlich 0,5 Dioptrien mit der Regel frühpostoperativ. Die Beobachtung, daß sich mit zunehmendem Abstand der primären Inzision vom Limbus die Wirkung auf die Astigmatismusänderung verringert, wurde bereits von anderen Autoren geschildert, aber durch die vorliegenden Ergebnisse bewiesen und durch die nachfolgende Studie von Anders et al. (1997) unterstützt. Beim Vergleich des CIA nach unterschiedlich breiter kornealer Tunnelinzisionen (Bereich von 3,0 bis 3,5 mm) ließ sich in einer prospektiven Studie von Long und Monica (1995) kein statistischer Unterschied feststellen.

Bei skleraler und temporaler Lage der Inzision erwies sich die Tunnelpräparation mit Eröffnung von Bindehaut und Tenon sowie der spätere Bindehautverschluß zwar als etwas aufwendiger und schwieriger im Vergleich zu der rein kornealen Inzision, da temporal die Bindehaut weiter posterior am Limbus ansetzt und bei älteren Menschen hier nicht selten lipidhaltig degenerativ verändert und relativ dünn ist, jedoch wurde bei gleicher Inzisionsbreite ein signifikant niedrigerer Astigmatismus frühpostoperativ induziert. Generell stellt der Zugang von temporal auch z.B. bei tiefliegendem Bulbus oder fistulierend von 12 Uhr voroperiertem Auge eine sinnvolle Alternative dar.

Die selbstdichtende korneale Tunnelinzision einer Breite von bis zu 3,5 mm darf aufgrund dieser Ergebnisse in Bezug auf die induzierte Änderung der Hornhautoberfläche als eine mit anderen Zugängen vergleichbare Alternative angesehen werden. Auch nach einer Hornhauttunnelinzision einer Breite von bis zu 5 mm braucht beim Vergleich des Topographiebefundes wenige Wochen postoperativ mit dem nach bis zu 2 Jahren keine neue korneale Oberflächenänderung befürchtet zu werden.

Die generelle Plazierung im steilen Meridian sowie die Variation der Breite der kornealen Tunnelinzision erlaubt es, einen vorbestehenden höheren Astigmatismus zu reduzieren oder zumindest nicht zu vergrößern.

Bei Phakoemulsifikation über eine korneale Tunnelinzision kann die Antikoagulantientherapie eher fortgeführt werden als bei dem sklerokornealen Tunnel (Dick et al., 1997). Dies bietet unter anderem weiterhin den Vorteil, daß auf die sonst erforderlichen engmaschigen Kontrollen der Gerinnungsparameter verzichtet werden kann, was sich besonders für ambulante Eingriffe anbietet.

Obwohl die Hornhauttunnelinzision ursprünglich als 3,0 bis 3,2 mm breite Inzision in Verbindung mit der Implantation faltbarer IOL eingeführt wurde, wurden auch breitere Hornhauttunnelinzisionen für die Implantation von PMMA-IOL mit kleiner Optik verwendet. Jedoch führte diese Verbreiterung der Inzision zu einer kontrovers geführten Diskussion, zumal einige Ophthalmochirurgen die Anwendung von 5,1 mm breiter Hornhauttunnelinzisionen ohne Naht empfahlen (Piovella, 1993). Gerade nach 5 mm breiter Hornhauttunnelinzision ohne Naht wurden vermehrt Endophthalmitiden oder auch ein Irisprolaps durch die Inzision 1–2 Wochen postoperativ beschrieben (Davis, 1994; Menapace, 1995). Von insgesamt 16 Patienten nach 7 mm breiter Hornhauttunnelinzision ohne Naht erlitt ein Patient eine intraokulare Infektion (Grote et al., 1996). Diese Umstände legen nahe, daß die ungenähte Hornhauttunnelinzision ≥ 5 mm empfänglicher gegenüber Wundöffnung z. B. durch Fingerdruck und daher nicht sicher ist. Masket fand in einer Umfrage an Mitgliedern der amerikanischen Gesellschaft für Ophthalmochirurgie (ASCRS) zwar kein signifikant, aber ein tendenziell gegenüber dem sklerokornealen Tunnel erhöhtes Risiko, an einer Endophthalmitis nach kornealer Tunnelinzision zu erkranken. Eine Umfrage von Schmitz et al. (1998) bei deutschen Ophthalmochirurgen ergab, daß die korneale Tunnelinzision von ca. 14% der Befragten unter Standardbedingungen vorgenommen wurde und mit einem signifikant höheren Endophthalmitisrisiko behaftet war als die sklerokorneale Inzision. Eine mögliche Ursache hierfür könnte in einer mangelnden Wundkonstruktion hinsichtlich der Deformationsstabilität liegen: in Relation zur Inzisionsbreite eine zu kurze Inzisionsstrecke beim Anlegen dieser noch relativ neuartigen Tunneltechnik in der Hornhaut. Das erhöhte Endophthalmitisrisiko nach Hornhauttunnelinzision mit PMMA-IOL ohne Nahtverschluß (Davis, 1994) unterstreicht neben den experimentellen und klinischen Wunddichtigkeitsuntersuchungen unsere Auffassung, daß das routinemäßige Anlegen mindestens einer radiären spannungsfreien Adaptationsnaht über den kornealen Tunnelbereich bei einer Breite von > 3,5 mm obligat ist. Diese Naht kann nach wenigen Wochen wieder entfernt werden, falls nicht resorbierbares Nahtmaterial verwendet wurde. Das Anlegen einer radiären Naht führte bei einer 5,1 mm breiten Hornhauttunnelinzision nicht zu einem größeren CIA als nach nahtlosem Wundverschluß gleicher Breite (Vass et al., 1994) und wirkte in der vorliegenden Untersuchung langfristig einer Drehung des Astigmatismus gegen die Regel entgegen.

Dennoch soll betont werden, daß die Hornhauttunnelinzision nur in Verbindung mit der Implantation faltbarer IOL sinnvoll erscheint.

Ein zu kurzer und weiter zentral gelegener Hornhauttunnel kann auch das seltene Einwachsen von Epithel in die korneale Inzision begünstigen (Knauf et al., 1997), dessen Inzidenz durch die Kleinschnittkataraktchirurgie mit selbstdichtendem Tunnel deutlich gesenkt wurde (Küchle und Green, 1996).

Bei Verwendung eines Diamantmessers zur Präparation einer temporalen Hornhauttunnelinzision wurde im Gegensatz zum Metallmesser die Inzisionsbreite größer angelegt als die eigentliche Breite des Diamantmessers und im Verlauf der Kataraktoperation kam es schrittweise zu einer weiteren Aufdehnung der kornealen wie auch sklerokornealen Tunnelinzision, was einen limitierten Widerstand der kornealen Inzision gegenüber elastischer Deformation nahelegte (Steinert und Deacon, 1996). Die in den vorliegenden klinischen Untersuchungen verwendeten IOL wiesen eine 6-mm-Optik auf. Bei Faltung mit Pinzette hätte die Breite der Inzision mindestens 3,0 mm betragen müssen. Die Dicke der gefalteten Linse erfordert dann eine weitere Eröffnung des kornealen Schnittes, um einer unkontrollierten Wunddehnung bzw. einem Riß der Inzisionsränder vorzubeugen (Radner et al., 1997). Brady et al. (1994) zeigten, daß Faltinstrumente eine nicht unerhebliche Verbreiterung der gefalteten IOL-Optikbreite hervorrufen können, die ihrerseits die Inzisionsbreite beeinflußte. Durch Verwendung eines Injektorsystems für die Implantation von faltbaren IOL, wie im Rahmen der vorliegenden klinischen Untersuchungen vorgenommen, kam es weniger zu Ausrissen oder Aufweitungen der initialen Inzision. Eine Dehnung der Inzision nach Implantation der verwendeten IOL darf als unwahrscheinlich angesehen werden, da für die verwendeten Injektionssysteme sowie faltbaren IOL ein Inzisionsbreite vor der Implantation gewählt wurde, die der empfohlenen Inzisionsbreite entsprach (Allergan Silikon-IOL) oder größer war (Kohnen et al., 1997).

5.2.4
Empfehlungen zur Astigmatismusreduktion

Grob schematisch wird aufgrund eigener Untersuchungen und einer Analyse der Literaturangaben in Tabelle 37 der mittelfristige Effekt in Abhängigkeit von der jeweiligen intraoperativen Maßnahme bei präoperativem Astigmatismus dargestellt.

5.3
Operative Techniken

Die Kleinschnitt-Kataraktchirurgie ist weit verbreiteter Standard. Wie oben ausgeführt, gibt es zahlreiche Variationen der Zugangsinzisionen, die gezielt eingesetzt werden können, um eine Astigmatismusreduktion zu bewirken. Die Phakoemulsifikationstechniken haben sich ebenfalls in den letzten 10 Jahren wesentlich weiter ent-

Tabelle 37. Reduktion des präoperativen Astigmatismus in Abhängigkeit vom Inzisionstyp und Inzisionsbreite

Inzisionsbreite (mm)	Reduktion des Astigmatismus (dpt)*	
	Hornhauttunnelinzision**	sklerale „Frown"-Inzision**
3	0,4 ± 0,3	0,25 ± 0,25
4	0,6 ± 0,4	0,4 ± 0,4
5	0,8 ± 0,75***	0,5 ± 0,5
6	nicht zu empfehlen	0,75 ± 0,75
7	nicht zu empfehlen	1,25 ± 1,0

* Die selbstdichtende Tunnelinzision im vertikalen Meridian erzeugt einen um etwa 0,25–0,5 dpt größeren Effekt als die im horizontalen Meridian.
** eventuell zusätzlich astigmatische Keratotomie möglich
*** immer mit Nahtverschluß

wickelt. Ein hoher chirurgischer Standard ist für die Implantation von MIOL erforderlich. Im folgenden sollen einige Schritte der Kataraktchirurgie unter Berücksichtigung der MIOL-Linsen-Implantation dargestellt werden.

5.3.1
Kapsulorhexis

Eine intakte vordere Kapsulorhexis ist Voraussetzung für die langfristige Zentrierung einer IOL. Da die dauerhaft gute Zentrierung für MIOL eine wesentliche Voraussetzung darstellt, ist die Integrität des Rhexisrandes und des Kapselsackes besonders wichtig. Die Durchführung der Rhexis kann nach Belieben mit einer Kanüle oder – unter Zuhilfenahme viskoelastischer Substanzen – mit einer Kapsulorhexispinzette durchgeführt werden.

Es sollte auf jeden Fall eine konzentrische Kapsulorhexis angestrebt werden, die zirkulär knapp den Optikrand überdeckt, um postoperativ eine umschriebene Adhäsion des Rhexisrands mit dem hinteren Kapselblatt zu vermeiden. Die Rhexis sollte andererseits nicht zu klein durchgeführt werden, da bei Ausbildung einer Kapselphimose mit Fibrosierung des vorderen Kapselblattes die Multifokalität der Linse beeinträchtigt wird. Eine fibrosierte vordere Linsenkapsel mit nur kleiner Apertur wirkt wie eine enge Pupille (vgl. Kap. Veränderung der Pupillenbeweglichkeit, S. 127).

5.3.2
Hydrodissektion, Phakoemulsifikation und Aspiration von Linsenrinde

Hydrotechniken zur Separation von Kapsel und Kortex sowie zur Separation von Nukleus und epinukleärer Linsenschicht sind inzwischen weit verbreitet. Sie erleichtern nicht nur eine kontrollierte separate Aufarbeitung verschiedener Linsenanteile, sondern auch die Absaugung der Linsenrinde. Der Entfernung von Kortexresten sowie der Kapselsackpolitur sollte – wie bei Kataraktchirurgie mit Implantation monofokaler IOL – große Sorgfalt geschenkt werden. Durch Nachstarbildung wird eine dauerhafte Multifokalität der MIOL beeinträchtigt (vgl. Kap. Nachstar und MIOL, S. 99) sowie mögliche Probleme der MIOL (z. B. Blendempfindlichkeit und Wahrnehmung von Halo) verstärkt.

5.3.3
Intraokularlinsenimplantation

Zur Implantation von Faltlinsen stehen gegenwärtig verschiedene Faltsysteme, Implantationpinzetten oder Kartuschen-/Injektorsysteme zur Verfügung. Grundsätzlich unterscheidet sich die Implantation faltbarer MIOL nicht von der Implantation monofokaler IOL. Da den Autoren die Implantation unter Zuhilfenahme von Injektorsystemen jedoch besonders kontrolliert erscheint, sollen einige der aus praktischen Erfahrungen entstandenen Tips weitergegeben werden.

Die Linsenimplantation mit einem Kartusche-/Injektorsystem soll beispielhaft am Gebrauch des *Unfolder*® beschrieben werden. Der Injektor und die Kartusche können schon während der Phakoemulsifikation vorbereitet werden. Die Silikonkappe wird auf die Spitze des Injektorstempels gesetzt, in den vorderen Röhrchenteil der Kartusche kann BSS instilliert werden und in die Kartuschenrinnen werden jeweils nur we-

5.3 Operative Techniken

nige Tropfen einer viskoelastischen Substanz appliziert (Dick und Schwenn, 1998). Die geöffnete Kartusche wird dann mit der Öffnung nach unten auf dem OP-Tisch gelagert (u. a. Vermeidung von Staubadhäsionen). Ist die Kapselpolitur abgeschlossen, wird der Kapselsack mit viskoelastischem Material aufgefüllt und die Linsenverpackung geöffnet. Da ein Injektorsystem benutzt wird, kann die IOL sofort mit BSS bedeckt werden. Man sollte bemüht sein, besonders eine Silikon-IOL nicht zu lange frei der Umgebungsluft auszusetzen, um Adhäsionen z. B. von Staubpartikeln zu unterbinden.

Die MIOL wird mit einer Knüpfpinzette gefaßt und entsprechend des auf dem Kartuscheflügel angbrachten Bildes in die Kartusche eingelegt. Der vordere IOL-Bügel soll dabei in das Röhrchen hinein – der hintere Bügel nach hinten aus der Kartusche herausragen. Während des Schließens der Kartusche streckt sich die führende Haptik in das Röhrchen der Kartusche. Diese wird in den Injektor eingelegt und nach vorne geschoben. Bis zu diesem Schritt könnte auch eine entsprechend geschulte instrumentierende Assistenz die Kartusche und die IOL vorbereiten.

Auf zwei Dinge ist besonders zu achten: Es sollte so wenig Viskoelastikum wie möglich benutzt werden, und die IOL sollte zu diesem Zeitpunkt noch nicht in der Kartusche vorwärts geschoben werden.

Erst direkt vor dem Einführen der Kartuschenspitze in die Vorderkammer wird die IOL mit dem zentralen Stempel bis zu einem Anschlag vorgeschoben. Mit einer ersten Drehung des Stempels rastet nun das Schraubgewinde ein. Das weitere Vorgehen zeichnet sich durch eine bimanuelle Handhabung des Unfolders aus. Dabei muß der zentrale Stempel im Uhrzeigersinn und der Injektor insgesamt entgegen des Uhrzeigersinns gedreht werden. Diese gegenläufigen Bewegungen sollten vor dem ersten Einsatz unbedingt „im Trockenen" geübt werden. Durch Drehen des Injektorstempels im Uhrzeigersinn schiebt sich die IOL in der Kartusche vorwärts, bis die Haptikspitze in den Bereich der Kartuschenöffnung gelangt (Abb. 124). Erst jetzt sollte die Kartusche in die Vorderkammer eingeführt werden, um eine Überfüllung des vorderen Augenabschnittes durch unnötigen Vorschub zu vermeiden. Beim Austreten der Haptik aus der Kartusche sollte die Haptikspitze nach links zeigen und unter dem Kapselrand in den Kapselsack geführt werden. Weiteres Drehen des zentralen Zylinders schiebt die IOL-Optik an die Kartuschenaustrittsöffnung. Ab diesem Zeitpunkt müssen Injektor und der zentrale Stempel gleichzeitig und in entgegengesetzter Richtung gedreht werden. Beim Drehen des Injektors gegen den Uhrzeigersinn tritt der Haptik-Optikansatz aus der Kartuschenspitze hervor. Dieser Teil muß nach rechts gerichtet aus der Kartusche austreten und ist beim weiteren Verlauf der IOL-Entfaltung von besonderem Interesse. Das Drehen des Injektors wird dem Vortrieb und der Entfaltung der IOL so angepaßt, daß die Optik ruhig in der Horizontalebene verbleibt. Die gesamte Optik entbindet sich schließlich aus der Kartusche, wobei sie stets parallel zu den Kapselflächen ausgerichtet sein sollte. Nun sollte die Kartuschenöffnung auf die Linsenvorderfläche gedreht werden, um bei einem Rückwärtsdrehen des zentralen Zylinders die IOL zentral in Position zu halten. Der Silikonüberzug kann so hinter die hintere Haptik zurückgedreht werden. Anschließend kann der Injektor entweder aus dem Auge entfernt und die hintere Haptik mit einem Push-Pull-Häkchen positioniert werden, oder die zweite Haptik kann durch erneutes Vorschieben des Silikonüberzugs direkt intrakapsulär plaziert werden.

Um dieses Zurückdrehen des zentralen Zylinders zu vermeiden, kann – abweichend von der Firmenempfehlung – das Einsetzen der Kartusche in den Injektor modifiziert werden: Die Kartusche sollte nur halb so weit in den Injektor geschoben wer-

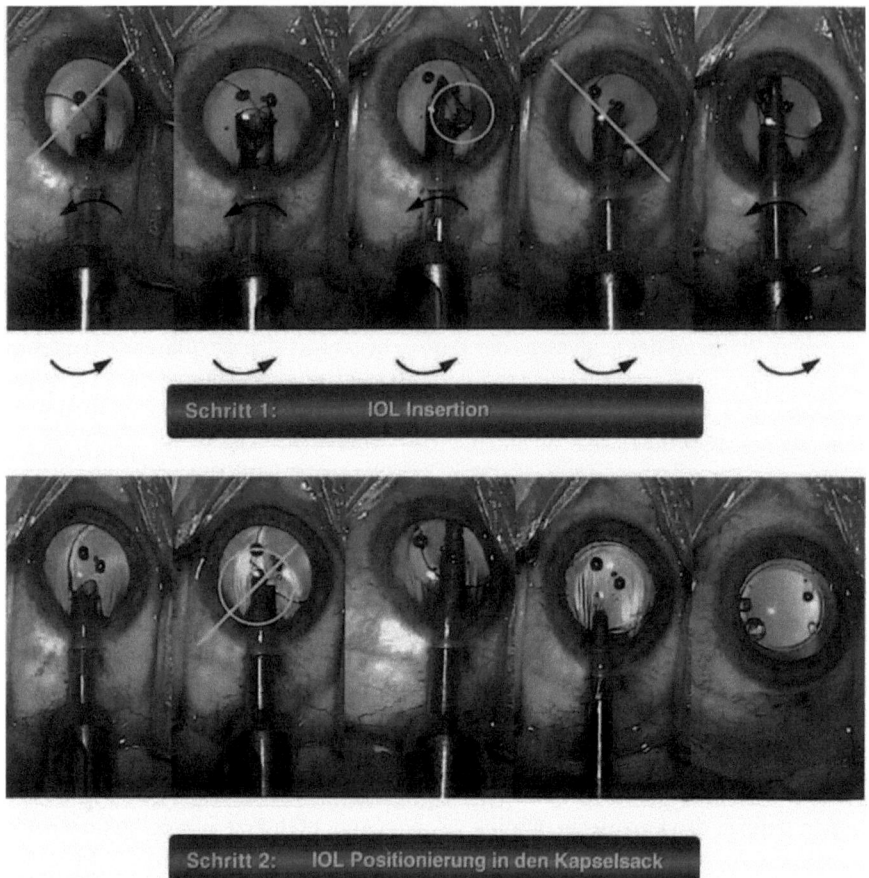

Abb. 124. Direkte Intraokularlinsenimplantation in den Kapselsack mit dem Unfolder®-Injektorsystem (Tableau)

den. Dadurch ist die aus dem Injektor herausragende Kartuschenspitze zwar etwas kürzer, aber immer noch lang genug, um die IOL in den Kapselsack zu implantieren. Diese Modifikation hat zwei wesentliche Vorteile:
1. Die aus dem Injektor herausragenden Kartuschenflügel sitzen weiter hinten und stören dadurch etwas weniger.
2. Der zentrale Zylinder läßt sich soweit nach vorne herausdrehen, daß die IOL einschließlich der hinteren Haptik aus der Kartusche allein durch eine Vorwärtsdrehung entfaltet werden kann. Der zentrale Zylinder mit dem Silikonüberzug ragt dabei aber weiter nach vorne heraus, so daß bewußt ein Druck des Silikonsleeves auf die Iris oder den Kapselsack, evtl. sogar auf den Zonulaapparat vermieden muß.

5.4 Empfehlungen zur Zielrefraktion

Anhand der Defokussierkurven ist zu erkennen, daß bei genau emmetropisierender MIOL sowohl in die Ferne als auch in die Nähe (simuliert durch die Vorgabe von Minusgläsern, so daß der Proband beim Fernblick gezwungen ist, den stärker brechenden Nahteil der MIOL zu nutzen) ein guter Rohvisus erreicht wird (Abb. 125). Die fern-

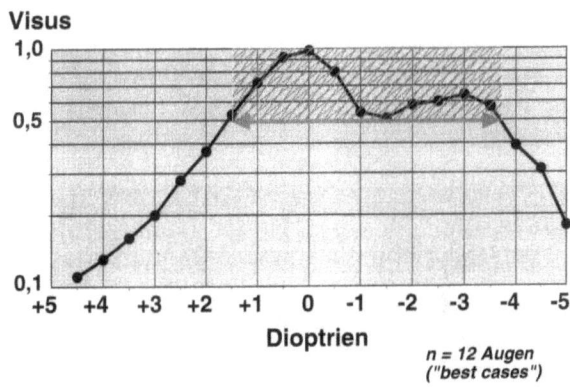

Abb. 125. Defokussierkurve von emmetropen Augen nach Implantation der Array SA-40N-Intraokularlinse (schraffiert untersetzt der Bereich mit gutem Gebrauchsvisus)

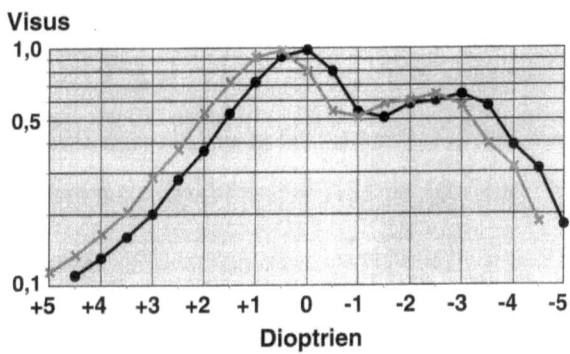

Abb. 126. Verschiebung der Defokussierkurve bei einer postoperativen Fehlrefraktion von −1,0 Dioptrien (*graue Linie*)

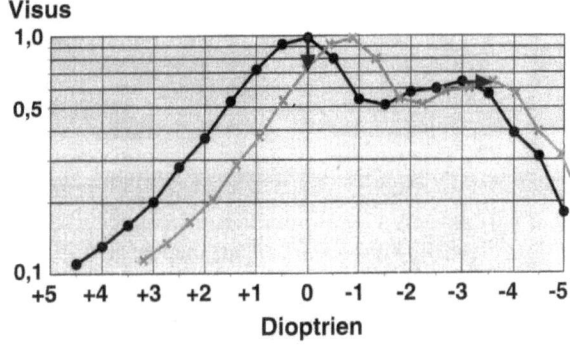

Abb. 127. Verschiebung der Defokussierkurve bei einer postoperativen Fehlrefraktion von +1,0 Dioptrien (*graue Linie*): Der Patient profitiert beim unkorrigierten Fernblick vom flacheren Abfall der Defokussierkurve dieses Linsentyps zwischen Fern- und Nahgipfel

dominante MIOL Array SA-40N zeigt dabei einen steileren Abfall der unkorrigierten Sehschärfe in die Ferne bei Vorgabe von Plusgläsern (was eine myope Fehlrefraktion simuliert). Liegt die Fehlrefraktion postoperativ folglich bei $-1{,}0$ Dioptrien, wird der Patient aufgrund des steileren Abfalls der Defokussierkurve bei myoper Fehlrefraktion unkorrigiert einen deutlichen Abfall der Sehschärfe in die Ferne haben (Abb. 126) als bei einer postoperativen Fehlrefraktion von $+1{,}0$ Dioptrien, bei der der Patient beim unkorrigierten Fernblick vom flacheren Abfall der Defokussierkurve dieses Linsentyps zwischen Fern- und Nahgipfel profitiert (Abb. 127). Die Zielrefraktion bei Implantation dieses Linsentyps sollte also so gewählt werden, daß der Patient entweder emmetropisiert oder schwach ($+0{,}25$ Dioptrien) hyperopisiert wird. Darüberhinaus reduzierte dies statistisch signifikant die Inzidenz postoperativer Lichtsensationen (vergl. Kapitel 2.2.4). Ein geringe hyperope oder myope Fehlrefraktion üben nur einen geringen Einfluß auf den Nahvisus aus. Bei der hyperopen Fehlrefraktion rückt der Nahpunkt etwas weiter weg, wohingegen bei der myopen Fehlrefraktion der Nahpunkt etwas näher liegt.

5.5
10 Ratschläge für die ersten MIOL-Implantationen

- Augen mit geringem Astigmatismus (bis 1,5 dpt) auswählen
- Mit emmetropisierenden IOL von $+16$ bis $+24{,}0$ dpt beginnen
- Mit „normalen" Patienten beginnen
- Mit Patienten mit beidseitiger Katarakt beginnen
- Erwartungshaltung dämpfen
- Genaue Keratometrie
- Sorgfältige Biometrie und IOL-Kalkulation
- Zielrefraktion: $+0{,}5$ Dioptrien bis 0,0 Dioptrie (s. u.)
- IOL-Implantation nur bei Komplikationslosem Operationsverlauf
- Operateur: ausreichende Erfahrungen mit der Kleinschnittchirurgie und faltbaren IOL

6 Ausblick

Die beschriebenen optischen MIOL-Prinzipien mit Betonung des Fernfokus bilden in unseren Augen einen guten Kompromiß zwischen einer – mehr theoretisch vorliegenden und für den Patienten nicht wahrnehmbaren – Kontrastreduktion und einer Erweiterung der Tiefenschärfe, die eine der natürlichen Akkommodation vergleichbare Pseudoakkommodation erlaubt. Bei binokularer Implantation besteht, in Abhängigkeit von den individuellen Bedürfnissen des Patienten, die Möglichkeit, am zweiten Auge ebenfalls den Fernfokus zu gewichten oder, wie von Jacobi beschrieben, umgekehrt den Nahfokus zu betonen.

Diese binokulare Implantation asymmetrischer MIOL ist mit den von uns beschriebenen refraktiven 3-Zonen-MIOL mehr theoretisch praktizierbar, da die berechnete Lichtaufteilung nur bei einem Pupillendurchmesser von genau 3 mm gewährleistet ist. Unlängst wurde nun die Herstellung *diffraktiver* MIOL mit asymmetrischer Lichtaufteilung abgeschlossen. Diese Linsen erlauben eine **konstante Lichtverteilung** auf Fern- und Nahfokus unabhängig von der Pupillenweite und ermöglichen so eine bessere klinische Beurteilung der Abbildungseigenschaften nach binokularer asymmetrischer Implantation. Darüber hinaus stehen mit diesen asymmetrischen diffraktiven MIOL aus Silikon erstmals faltbare MIOL mit diffraktiver Optik zur Katarakt-Kleinschnittchirurgie zur Verfügung. Auf der Grundlage der beschriebenen Ergebnisse asymmetrischer 3-Zonen-MIOL soll nun in einer multizentrischen Studie geprüft werden, ob sich mit den neuen diffraktiven Linsen eine weitere Verbesserung der visuellen Funktionen von MIOL erzielen läßt.

Auch der Einsatz neuer Linsenmaterialien verspricht für die Zukunft interessante Verbesserungen: So plant die Fa. Alcon die Herstellung faltbarer diffraktiver MIOL aus Acryl. Von diesem Material wird angenommen, daß es eine dem Silikon entsprechende Biokompatibilität besitzt. Ferner sollen sich Acryllinsen im Auge kontrollierter entfalten lassen und scheinen aufgrund der scharfen Kantengestaltung bezüglich der Nachstarbildung günstigere Ergebnisse zu liefern als IOL aus PMMA- oder Silikonmaterial (Mehdorn et al., 1993; Mehdorn und Hunold, 1995).

Schließlich ist davon auszugehen, daß refraktiv-chirurgische Maßnahmen im Zusammenhang mit der Implantation von MIOL zunehmend an Bedeutung gewinnen werden: So kann heute ein präoperativer Astigmatismus durch Art und Lokalisation der Wundöffnung mit hinreichender Sicherheit effektiv beeinflußt werden (Pham, 1994; Weindler et al., 1994; Häberle et al., 1994; Pham, 1995a; Anders et al., 1995). Dies erweitert die Möglichkeit, nach MIOL-Implantation tatsächlich eine Emmetropie zu erzielen. Auch der Einsatz hornhautrefraktiv-wirksamer Laser zur postoperativen Korrektur der Refraktion ist vorstellbar und wurde in Einzelfällen bereits erfolgreich durchgeführt (Poetzsch, 1995; Knorz, 1998). Schließlich dürften anstehende größere

Fortschritte auf dem Gebiet der Biometrie und die allgemeine kostenlose Verfügbarkeit bewährter IOL-Kalkulationsformeln, wie beispielsweise der SRK-II-Formel und der Haigis-Formel (Internet unter der URL www.augenklinik.uni-wuerzburg.de/uslab/iolfrmd.htm, Haigis und Dick, 1998), die refraktiven Ergebnisse nach MIOL-Implantation deutlich verbessern (Bellucci, 1992; Holladay und Hoffer, 1992; Syndacker, 1993). So steht ab Ende 1999 (lt. Angaben der Firma Zeiss) beispielsweise ein auf dem Prinzip der „partiellen Kohärenz Interferometrie" basierendes Biometriegerät kommerziell zur Verfügung (Fercher und Roth, 1986; Hitzenberger 1993; Drexler et al., 1997), das eine deutlich höhere Präzision (≤ 5 µm) und Auflösung (≤ 12 µm) bietet als das A-Scan mittels Ultraschall (Olsen, 1989; Findl et al., 1998).

7 Zusammenfassung

Die Ergebnisse klinischer Untersuchungen belegen, daß die Phakoemulsifikation mit kornealer Tunnelinzision eine ebenso rasche und langfristig stabile visuelle Rehabilitation ermöglicht und eine vergleichbar geringe postoperative Entzündung hervorruft wie die Phakoemulsifikation mit sklerokornealer Inzision. Mit zunehmendem Abstand der primären Inzision vom Limbus wird die Astigmatismusinduktion verringert. Die Veränderung der Hornhautoberfläche und des Endothels sowie der chirurgisch induzierte Astigmatismus nach Phakoemulsifikation über eine temporale schmale Hornhauttunnelinzision hängt von der Schnittarchitektonik und -breite ab. Die unterschiedlichen kornealen Tunnelinzisionen riefen geringe Hornhauttopographieänderungen hervor, die sich langfristig als stabil erwiesen. Somit kann die Hornhauttunnelinzision zur Korrektur eines präoperativen Astigmatismus eingesetzt werden.

Das Interesse an multifokalen IOL ist mit der zunehmenden Verbreitung von computergesteuerten topometrischen Geräten, deutlich präziserer neuer biometrischer Verfahren sowie der Verfügbarkeit faltbarer Intraokularlinsenmodelle gestiegen. Mit gewisser Spannung darf abgewartet werden, ob die derzeitig zunehmende Akzeptanz und steigende Anzahl an Implantationen der Array-IOL in den USA auch Auswirkungen auf die europäische Situation hat.

Generell wurden *multifokale Intraokularlinsen* entwickelt, um dem Patienten nach Kataraktoperation eine gewisse Naheinstellungsfähigkeit – oder *Pseudoakkommodation* – zu ermöglichen. Diese soll ihn weitgehend unabhängig vom Tragen einer Brillenkorrektion machen und ihm gleichzeitig ein gutes Sehvermögen in verschiedene Entfernungen ermöglichen. Die Optik von Multifokallinsen ist so angelegt, daß zwei oder mehrere unterschiedliche Brennpunkte – in der Regel ein Fern- und ein Nahfokus – *simultan* zwei oder mehrere Bilder auf die Netzhaut projizieren. Die auf diese Weise erzielte künstliche Erweiterung der Akkommodationsbreite ist jedoch mit einem Verlust an Bildkontrast verbunden, der durch die Überlagerung des scharfen Bildes durch die unscharfe Lichtverteilung des zweiten Fokus verursacht wird. Das optische Design gängiger Multifokallinsen ist so angelegt, daß jeweils die gleiche Menge an Lichtenergie auf Fern- und Nahfokus entfallen. Um nun die Kontrastabbildung von Multifokallinsen zu verbessern, wurden neue Linsendesigns entwickelt, die eine ungleiche Gewichtung von Fern- und Nahfokus aufweisen. So soll im jeweils stärker gewichteten Brennpunkt – in der Regel dem Fernfokus – eine verbesserte Kontrastabbildung erreicht werden.

Dieses Prinzip wird von der Array-Multifokallinse benutzt, einer *refraktiven 5-Zonen-Linse*, die über eine asphärische Wölbung der Oberfläche noch zusätzliche Brennpunkte im intermediären Bereich zwischen Fern- und Nahfokus besitzt.

Das von Jacobi entwickelte Konzept der „*asymmetrischen Multifokallinsen*" sieht am führenden Auge die Implantation einer refraktiven 3-Zonen-Linse mit stärker gewichtetem Fernfokus und am Gegenauge umgekehrt eine entsprechende Linse mit stärker gewichtetem Nahfokus vor. So soll unter binokularen Bedingungen für Ferne und Nähe eine verbesserte Kontrastabbildung erreicht werden bei gleichzeitig vergrößerter Tiefenschärfe.

Anhand theoretischer und klinischer Untersuchungen wurden die Abbildungseigenschaften der beschriebenen Multifokallinsen mit ungleicher Gewichtung beider Brennpunkte beurteilt. Hierzu wurden neben der Möglichkeit zur Pseudoakkommodation insbesondere die Kontrastabbildung, die Blendempfindlichkeit sowie die Binokularfunktion untersucht.

Auf der optischen Bank wurde die Kontrastabbildung und die Tiefenschärfe der Array-Multifokallinse sowie der asymmetrischen 3-Zonen-Linsen untersucht. Mittels einer neuen optischen Anordnung nach Reiner wurden die Bilder „physikalischer Augen" mit (M)IOL bei jungen Probanden optisch implantiert, und so der Kontrastvisus unter monokularer und binokularer Situation bestimmt und mit dem einer monofokalen Linse verglichen.

Schließlich wurden Fern- und Nahvisus, Kontrastempfindlichkeit und -visus, Blendempfindlichkeit, Tiefenschärfe und Binokularfunktionen nach klinischer Implantation untersucht sowie das Auftreten subjektiver optischer Phänomene und die Tragegewohnheiten von Sehhilfen hinterfragt.

Die theoretischen Messungen auf der optischen Bank bestätigten, daß bei allen eingesetzten Multifokallinsen im stärker gewichteten Brennpunkt tatsächlich auch eine verbesserte Kontrastabbildung vorlag. Auch konnte für alle Linsen eine signifikante Vergrößerung der Tiefenschärfe nachgewiesen werden.

Die Ergebnisse nach optischer Implantation „physikalischer Augen" ergaben für die Array-Multifokallinse unter monokularer Prüfsituation eine signifikante Reduktion des Kontrastvisus im Vergleich zur monofokalen IOL bei der niedrigsten (11%-) Kontraststufe. Bei binokularer Situation war der Kontrastvisus der Array-Linse für keine Kontraststufe signifikant reduziert. Die asymmetrische Multifokallinsen-Kombination Morcher 83L/83S (Fern : Nah = 70:30 / 30:70) erzielte ebenfalls für die Ferne einen Kontrastvisus wie die monofokale IOL und wies auch für die Nähe den besten Kontrastvisus auf.

Nach klinischer Implantation war der Fernvisus aller eingesetzter Multifokallinsen nicht reduziert im Vergleich zur monofokalen IOL. Dagegen war der unkorrigierte Nahvisus sowie der Nahvisus mit Fernkorrektion aller Multifokallinsen dem der monofokalen IOL signifikant überlegen. Asymmetrische Linsen mit Betonung des Nahfokus erzielten hier die besten Ergebnisse.

Der Kontrastvisus der Array-Multifokallinse war auch klinisch nur für den 11%-Kontrast signifikant eingeschränkt, die Kontrastempfindlichkeit nur für die höchste Ortsfrequenz reduziert. Nach bilateraler Implantation war der Kontrastvisus auch für niedrige Kontraste nicht signifikant schlechter als mit bilateraler monofokaler IOL.

Der Kontrastvisus asymmetrischer 3-Zonen-Linsen mit Betonung des Fernfokus war ebenfalls vergleichbar mit dem einer monofokalen IOL.

Defokussierkurven der Array-Multifokallinse zeigten die größte Pseudoakkommodation mit der besten Abbildung im intermediären Bereich.

Die Untersuchung der Blendempfindlichkeit von Patienten mit Array-Multifokallinse sowie die objektive Bestimmung der Lichthofgröße ergab keinen signifikanten

7 Zusammenfassung

Unterschied zur Monofokallinse. Zwar gaben 47% der Patienten mit Array-Linse gegenüber 20% mit monofokaler IOL auf Befragen an, Lichthöfe um eine Lichtquelle wahrzunehmen, diese wurden jedoch nur in 8% als störend empfunden. Dagegen konnten Patienten mit bilateraler Array-Linse im Alltag weitgehend auf das Tragen einer Brille verzichten, während 90% der Patienten mit Monofokallinse die überwiegende Zeit auf eine Brille angewiesen waren.

Die Untersuchung der Binokularfunktionen ergab sowohl bei bilateraler Array-Multifokallinse als auch bei bilateraler asymmetrischer Linsenkombination Morcher 83L/83S eine intakte Stereopsis. Das Vorliegen einer Aniseikonie für Ferne oder Nähe konnte ausgeschlossen werden.

Die beschriebenen optischen Multifokallinsenprinzipien mit ungleicher Gewichtung von Fern- und Nahfokus stellen einen guten Kompromiß zwischen einer – allenfalls geringfügigen – Reduktion der Kontrastabbildung einerseits und einer – der natürlichen Akkommodation weitgehend entsprechenden – Vergrößerung der Tiefenschärfe andererseits dar. Anzustreben ist eine binokulare Implantation. Dabei können, in Abhängigkeit von den individuellen Erfordernissen, entweder an beiden Augen Multifokallinsen eingesetzt werden, die den Fernfokus betonen oder aber es wird eine asymmetrische Linsenkombination implantiert mit stärkerer Gewichtung des Fernfokus am führenden Auge und Betonung des Nahfokus am Gegenauge. Die Variante der Implantation einer asymmetrischen Linsenkombination birgt jedoch von der klinischen Erfahrung her die Problematik, daß beispielsweise bei einem späteren pathologischen Makulaprozeß oder einer sonstigen Funktionseinschränkung am führenden Auge beim Patienten möglicherweise eine nachzuvollziehende Unzufriedenheit mit dem funktionstüchtigen nicht führenden Auge entsteht.

Multifokale Intraokularlinsen erwiesen sich als ein wertvolles Instrument zur Verringerung der Brillenabhängigkeit nach der Kataraktchirurgie, besonders beim Wunsch des Patienten nach weitgehender Unabhängigkeit von der Brille. Eine größere Vielzahl an faltbaren multifokalen Intraokularlinsen, möglichst mit ausreichender Nahaddition, wird sich mit großer Wahrscheinlichkeit einer weiter verbreiteten Anwendung unter den erfahrenen Kataraktchirurgen erfreuen. Dafür sprechen die ersten Zahlen an implantierten Array-Multifokallinsen nach deren jüngsten Zulassung in den Vereinigten Staaten von Amerika. Gespannt darf man dabei sein, ob dies auch auf den deutschsprachigen Raum übertragbar ist, da die enttäuschenden Erfahrungen mit der diffraktiven 3M- Intraokularlinse bei den Kataraktoperateuren in Europa noch in Erinnerung sind. Wie die vorliegenden Ergebnisse eigener vergleichender prospektiver Untersuchungen und die der multizentrischen „Quality-of-Life-Studie" nach Implantation von monofokalen und multizonal progressiv asphärischen Multifokallinsen vom Array-Typ zeigen, dürfen diese Ergebnisse nicht mit denen nach Implantation der diffraktiven Intraokularlinsen (Typ 811E von Pharmacia und Upjohn bzw. 815LE von 3M) vermengt werden.

Die Autoren hoffen, dem Kliniker die erforderlichen Kenntnisse vermittelt zu haben, zwischen den verschiedenen multifokalen Intraokularlinsen unterscheiden und die relativen Werte der verschiedenen Intraokularlinsenmodelle gegeneinander besser abwägen zu können. Deshalb haben wir versucht, dem Kataraktoperateur das erforderliche und praktisch wertvolle Wissen zu vermitteln, um seine Patienten hinsichtlich der Möglichkeit der Implantation einer multifokalen Intraokularlinse objektiv beraten zu können.

Durch die Verfügbarkeit der faltbaren Array-Multifokallinse und wahrscheinlich neuer zukünftiger IOL-Modelle, wie beispielsweise die derzeit nur im Rahmen von Studien verwendete faltbare diffraktive MIOL auf der Grundlage des Designs der Acrysof-IOL von Alcon, können die bekannten Vorteile der Kleinschnitt-Kataraktchirurgie, wie z. B. annähernd astigmatismusneutrale Operation mit nahtfreier, selbstdichtender Tunnelinzision und geringe postoperative Entzündungsreaktion, weiterhin uneingeschränkt genutzt werden. Durch die aktuell vollzogene Aufweitung des Bereichs der zur Verfügung stehenden Brechkraftstärken in den stärker und schwächer brechenden Bereich können mehr Patienten auch mit der Array-MIOL versorgt werden als dies bisher möglich war (16–24 dpt). Darüber hinaus ergeben sich offenbar sinnvolle neue Optionen, wie z. B. Einsatz dieser MIOL beim „Clear lens exchange", um diesen Patienten postoperativ ein gutes Gebrauchssehvermögen in allen Sehabständen, also im Fern-, Nah- und Intermediärbereich, zu bewahren. Wichtig erscheint es in diesem Zusammenhang darauf hinzuweisen, daß der aufklärende Augenarzt möglicherweise übersteigerte Erwartungen des Patienten an das Operationsergebnis bereits präoperativ relativieren muß. Dies beinhaltet z. B., daß dem Patienten mitgeteilt wird, daß postoperativ zwar eine im Vergleich zur monofokalen IOL erhöhte Wahrscheinlichkeit besteht, auch ohne Brille in der Nähe zu sehen, dies jedoch nicht garantiert werden kann. Der Operateur darf allerdings nicht der Versuchung erliegen, den Patienten zu ausführlich über das optische Prinzip aufzuklären.

Das Ziel refraktiver Kataraktchirurgie ist es, postoperativ einen zufriedenen Patienten zu erhalten, der in den alltäglichen Situationen des Lebens weitestgehend unabhängig von einer Brille ist und dessen Lebensqualität – ggf. auch im Vergleich zu den Patienten mit monofokaler Intraokularlinse – wieder deutlich erhöht ist. Dieses Ziel kann durch Beschreiten verschiedener Wege (gezielte Wahl der Inzision, individuell abgestimmte Zielrefraktion, Implantation einer multifokalen IOL etc.) erreicht werden. Die multifokale Optik der Array-IOL bietet dabei besonders nach bilateraler Implantation gute Abbildungseigenschaften im Fern-, Intermediär- und Nahbereich.

Die Erschaffung einer akkommodativen Intraokularlinse ist wohl ein sehr hohes Ziel. Trotz intensiver Forschungsaktivitäten ist derzeit nur schwer ersichtlich, ob dieses Ziel überhaupt einmal erreicht werden kann. Dennoch berechtigen die potentiellen Vorteile einer derartigen IOL die intensiven Bemühungen auf dem Weg hierhin. Die Implantation einer multifokalen IOL stellt einen begehbaren optischen Kompromiß auf dem Weg zu diesem Ziel dar. Die intraoperative Senkung des präoperativen Astigmatismus wird der Patient selbst sehr wahrscheinlich nicht einfordern. Aber dem Operateur stehen einerseits astigmatismusreduzierende Techniken z. B. zur Erzeugung eines geringen myopen Astigmatismus mit der Regel zur Verfügung, andererseits Technologien (multifokale IOL), um mögliche Vorteile, wie die Erzeugung eines guten unkorrigierten Fern- und Nahvisus, an seine Patienten weiterzugeben. Die weitere Verbesserung des postoperativen Sehvermögens darf als ein Ziel der modernen Kataraktchirurgie angesehen werden. Ein wesentlicher Schritt in diese Richtung ist die Erhöhung der Patientenzufriedenheit durch eine Steigerung des Anteils an Patienten mit Brillenunabhängigkeit.

Die Autoren haben kein kommerzielles oder finanzielles Interesse an irgendeinem in dem vorliegenden Buch erwähnten Produkt oder Gegenstand.

8 Anhang

8.1
Anforderungen an das Sehvermögen laut Fahrerlaubnisverordnung Anlage 6 (zu §§ 12, 48 Abs. 4 und 5)

8.1.1
Sehtest (§12 Abs. 2)

Der Sehtest (§ 12 Abs. 2) ist bestanden, wenn die zentrale Tagessehschärfe mit oder ohne Sehhilfen mindestens beträgt:

Bei Klassen A, A1, B, BE, M, L und T: *0,7/0,7*

8.1.2
Augenärztliche Untersuchung

Klassen A, A 1, B, BE, M, L und T
Liegt die zentrale Tagessehschärfe unterhalb der Grenze, bei der der Sehtest noch bestanden ist, muß sie durch Sehhilfen soweit wie möglich dem Sehvermögen des Normalsichtigen angenähert werden. Dabei dürfen folgende Werte nicht unterschritten werden: Beidäugig: *0,5/0,2*; einäugig: *0,6* (als einäugig gilt auch, wer auf einem Auge eine Sehschärfe von weniger als 0,2 besitzt).

Außerdem müssen folgende Mindestanforderungen an die übrigen Sehfunktionen erfüllt sein:

- Gesichtsfeld beidäugig wenigstens 120°, einäugig normales Gesichtsfeld auf dem einen Auge (mit einer manuell kinetischen Methode entsprechend Goldmann III/4).
- Beweglichkeit bei Beidäugigkeit: Augenzittern sowie Begleit- und Lähmungsschielen ohne Doppelsehen im zentralen Blickfeld bei Kopfgeradehaltung zulässig. Bei Augenzittern darf die Erkennungszeit für die einzelnen Sehzeichen nicht mehr als 1 sec betragen. Bei Einäugigkeit: normale Augenbeweglichkeit, kein Augenzittern.

Klassen C, C1, CE, C1E, D, D1, D1E und Fahrerlaubnis zur Fahrgastbeförderung
Bewerber um die Erteilung oder Verlängerung einer Fahrerlaubnis der Klassen C, C1, CE, C1E, D, D1, DE, D1E und einer Fahrerlaubnis zur Fahrgastbeförderung dürfen folgende Werte für die zentrale Tagessehschärfe nicht unterschreiten: *0,8/0,5*

Werden diese Werte nur mit Korrektur erreicht, darf die Sehschärfe ohne Korrektur auf keinem Auge weniger als 0,05 betragen, die Korrektur mit Gläsern ist zulässig bis maximal +/- 8 Dioptrien.

Außerdem müssen folgende Mindestanforderungen an die übrigen Sehfunktionen erfüllt sein:

- Gesichtsfeld: Beidäugig bis 70° nach links und rechts, vertikal mindestens 40° nach unten (mit einer manuell kinetischen Methode entsprechend Goldmann III/4).
- Beweglichkeit: Keine Diplopie, Schielen – auch zeitweilig – unzulässig.
- Farbensehen: Rotblindheit oder Rotschwäche mit einem Anomalquotienten unter 0,5 unzulässig bei den Klassen D, D1, DE, D1E und der Fahrerlaubnis zur Fahrgastbeförderung.

Bei den Klassen C, C1, CE und C1E genügt Aufklärung des Betroffenen über die mögliche Gefährdung.

8.2
John L. Pearce, Ch. M., D. O., F. R. C. Ophth.

Die Aufnahme wurde im Januar 1999 gemacht. Im März 1999 verstarb John L. Pearce.

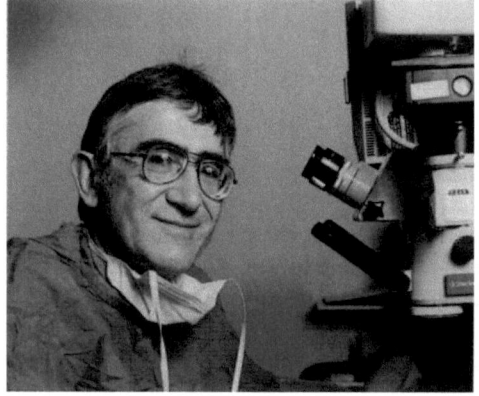

Literatur

Adams D (1991) Quality control committee releases standards for handheld instruments. Ocular Surgery News 8:12–13
Akutsu H, Legge GE, Showalter M, Lindstrom RL, Zabel RW, Kirby VM (1992) Contrast sensitivity and reading through multifocal intraocular lenses. Arch Ophthalmol 110:1076–1080
Allen ED, Burton RL, Webber SK et al. (1996) Comparison of a diffractive bifocal and a monofocal intraocular lens. J Cataract Refract Surg 22:446–451
Alpins NA (1993) A new method of analyzing vectors for changes in astigmatism. J Cataract Refract Surg 19:524–533
Anders N, Pham DT, Huebscher HJ, Wollensak J (1993) Bogenförmige lamellierende Keratotomie zur Astigmatismuskorrektur – klinische Ergebnisse. In: Rochels R, Duncker G, Hartmann C (Hrsg) 9. Kongreß der DGII. Springer, Berlin Heidelberg New York, pp 309–318
Anders N, Pham DT, Wollensak J (1995) Wundstabilität der „no-stitch"-Technik bei verschiedener Schnittlokalisation und -tiefe. Klin Monatsbl Augenheilkd 206:442–445
Anders N, Pham DT, Antoni HJ, Wollensak J (1997) Postoperative astigmatism and relative strength of tunnel incisions: A prospective clinical trial. J Cataract Refract Surg 23:332–336
Arden GB, Jacobson JJ (1978) A simple grading test for contrast sensitivity: preliminary results indicate value in screening for glaucoma. Invest Ophthalmol Vis Sci 17:23–32
Arnold PN (1994) Photic phenomena after phacoemulsification and posterior chamber lens implantation of various optic sizes. J Cataract Refract Surg 20:446–450
Assia EI (1997) Accommodative intraocular lens: A challenge for future development. J Cataract Refract Surg 23:458–460
Atebara NH, Miller D (1990) An optical model to describe image contrast with bifocal intraocular lenses. Am J Ophthalmol 110:172–177
Auffahrt GU, Hunold W, Wesendahl TA, Mehdorn E (1993) Depth of focus and functional results in patients with multifocal intraocular lenses: a long-term follow-up. J Cataract Refract Surg 19:685–689
Auffahrt GU, Hunold W, Breitenbach S, Wesendahl TA, Mehdorn E (1993a) Langzeitergebnisse für Kontrastsehvermögen und Blendungsempfindlichkeit bei Patienten mit diffraktiven Multifokallinsen. Klin Monatsbl Augenheilkd 203:336–342
Auffahrt GU, Hunold W, Breitenbach S, Wesendahl T, Mehdorn E (1993b) Kontrastsehvermögen und Blendungsempfindlichkeit bei Patienten mit Multifokallinsen: Ergebnisse 2 Jahre nach Linsenimplantation. In: Neuhann T, Hartmann C, Rochels R (Hrsg) 6. Kongreß der DGII. Springer, Berlin Heidelberg New York, pp 278–284
Auffahrt GU, Hunold W, Hürtgen P, Wesendahl T, Mehdorn E (1993c) Kontrastsehvermögen und Blendungsempfindlichkeit bei pseudophaken Patienten. Vergleich von monokularen und binokularen Ergebnissen und deren Einfluß auf die Nachtfahrtauglichkeit im Straßenverkehr. In: Robert YCA, Gloor B, Hartmann C, Rochels R (Hrsg) 7. Kongreß der DGII. Springer, Berlin Heidelberg New York, pp 461–467
Auffahrt GU, Hunold W, Breitenbach S, Wesendahl T, Mehdorn E (1994) Longterm results for glare and contrast sensitivity in patients with the diffractive multifocal intraocular lens. Eur J Implant Ref Surg 6:40–46
Auffahrt GU, Hunold W, Hürtgen P, Wesendahl T, Mehdorn E (1994a) Nachtfahrtauglichkeit pseudophaker Patienten. Ophthalmologe 91:454–459
Aulhorn E (1966) Phasendifferenz-Haploskopie. Eine neue Methode zur Trennung der optischen Eindrücke beider Augen. Klin Monatsbl Augenheilkd 148:540–544
Aulhorn E, Harms H (1970) Über die Untersuchung der Nachtfahreignung von Kraftfahrern mit dem Mesoptometer. Klin Monatsbl Augenheilkd 157:843–873
Aust W (1986) Streulicht bei implantierten Kunstlinsen im Modellversuch. Klin Monatsbl Augenheilkd 188:69–71

Baron H (1985) Möglichkeiten und Grenzen der Anpassung von Bifokal-Kontaktlinsen. Dtsch Optikerzeitg 40:80-86

Bath PE, Hoffer KJ, Aron-Rosa D, Dang Y (1987) Glare disability secondary to YAG laser intraocular lens damage. J Cataract Refract Surg 13:309-313

Bath PE, Ramberger AB, Brown P (1986) A comparison of Nd:YAG laser damage thresholds for PMMA and silicone intraocular lenses. Invest Ophthalmol Vis Sci 27: 795-798

Behrendt S, Rochels R, Winter M (1995) Sandwich-Intraokularlinsen-Implantat: ein Konzept für den Aphakieausgleich bei Kindern. Klin Monatsbl Augenheilkd 207:42-45

Behrendt S, Rochels R (1995) Theoretische Untersuchungen zur Refraktionswahl einer Sandwichintraokularlinse zur Korrektur der kindlichen Aphakie. In: Rochels R, Duncker G, Hertmann C (Hrsg) 9. Kongreß der DGII. Springer, Berlin Heidelberg New York, pp 271-277

Berg TJTP van den (1968) Importance of pathological intraocular light scatter for visual disability. Doc Ophthalmol 61:317-331

Berg TJTP van den (1995) Analysis of intraocular straylight, especially in relation to age. Optom Vis Sci 72:52-59

Bellucci R (1992) Biometric aspects of diffractive multifocal intraocular lenses. Ann Ophthalmol 24: 374-377

Bellucci R, Giardini P (1993) Pseudoaccommodation with the 3M diffractive multifocal lens: a refraction study of 52 subjects. J Cataract Refract Surg 19:32-35

Bennett AG, Rabbetts RB (1989) Clinical visual optics, 2nd ed. Butterworths, London

Berg TJTP van den (1968) Importance of pathological intraocular light scatter for visual disability. Doc Ophthalmol 61:317-331

Blanchard DL (1988) Contrast sensitivity: a useful tool in glaucoma. Glaucoma 10:151-153

Bleckmann H, Schmidt O, Sunde T, Kaluzny J (1996) Visual results of progressive multifocal posterior chamber intraocular lens implantation. J Cataract Refract Surg 22:1102-1107

Blum M, Tetz M, Faller U, Völcker HE (1994) Altersabhängigkeit der Größe von Linse und Sulcus iridociliaris. In: Pham DT, Wollensak J, Rochels R, Hartmann C (Hrsg) 8. Kongreß der DGII. Springer, Berlin Heidelberg New York, pp 526-529

Boerner CF, Trasher BH (1984) Results of monovision correction in bilateral pseudophakes. J Am Intraocul Implant Soc 10:89-50

Bonnet P, Robinet A, Colin J (1991) Etude comparative de deux types d'implants bifocaux par la mesure del'acuité visuelle et de la sensibilité au contraste. J Fr Ophthalmol 14:295-299

Borgioli M, Coster DJ, Fan RFT et al. (1992) Effect of heparin surface modification of polymethylmethacrylate intraocular lenses on signs of postoperative inflammation after extracapsular cataract extraction. Ophthalmology 99:1248-1254

Born M, Wolf E (1986) Principles of optics, 6th ed. Pergamon Press, Oxford

Bortz J (1985) Lehrbuch der Statistik für Sozialwissenschaftler. Springer, Berlin Heidelberg New York

Brady DG, Giamporcaro JE, Steinert RF (1994) Effect of folding instruments on silicone intraocular lenses. J Cataract Refract Surg 20:310-315

Breitkopf J, Eisenmann D, Jacobi FK (1997) Contrast vision and contrast sensitivity after binocular implantation of multifocal or monofocal intraocular lenses. Ophthalmologe 94:519-522

Bröhl T, Ensikat HJ, Koch HR (1990) Rasterelektronenmikroskopische Befunde an Intraokularlinsen aus Silikon. In: Freyler H, Skorpik C, Grasl M (Hrsg) 3. Kongreß der DGII. Springer, Berlin Heidelberg New York, pp 157-162

Bron AJ (1989) Contrast sensitivity changes in ocular hypertension and early glaucoma. Surv Ophthalmol 33:405-406

Campbell FW, Gubisch RW (1966) Optical quality of the human eye. J Physiol 186:558-578

Christie B, Gupta A, Chipman R, Nordan LT (1991) Current concepts of multifocal intraocular lenses: design and testing considerations for the aspheric multifocal IOL. In: Maxwell A, Nordan LT (Hrsg) Current concepts of multifocal intraocular lenses. Slack, Thorofare, pp 13-36

Claessens D, Knorz MC (1991) Implantation multifokaler Silikonlinsen – erste Ergebnisse. In: Wenzel M, Reim M, Freyler H, Hartmann C (Hrsg) 5. Kongreß der DGII. Springer, Berlin Heidelberg New York, pp 251-260

Claessens D, Knorz MC, Münch D, Seiberth V (1991) Kontrastempfindlichkeit und Defokussierkurve mit True Vista Bifokal-IOLs und monofokalen IOLs. In: Wenzel M, Reim M, Freyler H, Hartmann C (Hrsg) 5. Kongreß der DGII. Springer, Berlin Heidelberg New York, pp 261-274

Coleman DJ (1970) Unified model for accommodation mechanism. Am J Ophthalmol 69:1063-1079

Corwin TR, Richman JE (1986) Three clinical tests of the spatial contrast sensitivity function: a comparison. Am J Optom Physiol Opt 63/6: 413

Corwin TR, Carlson NB, Berger E (1989) Contrast sensitivity norms for the Mentor B-VAT II-SG Video Acuity Tester. Optometry Vis Sci 66:864-870

Coupland S, Kirkham T (1981) Improved contrast sensitivity with antireflective coated lenses in the presence of glare. Can J Ophthalmol 16:136-140

Coursaux G (1989) Presbyopiekorrektion mit Super-Zoom-Linsen. Klinische und praktische Untersuchung. Contactologia 11:122-125

Cravy TV (1979) Calculation of the change in corneal astigmatism following cataract extraction. Ophthalmic Surg 10:38-49

Cuzzani OE, Ellant JP, Young PW, Gimbel HV, Rydz M (1998) Potential Acuity Meter versus Scanning Laser Ophthalmoscope to predict visual acuity in cataract patients. J Cataract Refract Surg 24: 263-269

Dannheim EA, Retzlaff AU (1979) Fusions- und Aniseikonieprobleme bei einseitiger Aphakie. Klin Monatsbl Augenheilkd 174:629-634

Datiles MB, Gancayco T (1990) Low myopia with low astigmatic correction gives cataract surgery patients good depth of focus. Ophthalmology 97:922-926

Davis PL (1994) PMMA implants via temporal clear corneal incisions: concern replace confidence. Eur J Implant Ref Surg 6:205-210

Davison JA (1989) Transverse astigmatic keratotomy combined with phacoemulsification and intraocular lens implantation. J cataract Refract Surg 15:38-44

Deg JK, Zavala EY, Binder PS (1985) Delayed corneal wound healing following radial keratotomy. Ophthalmolgy 92:734-740

Derefeldt FD, Lennerstrand G, Lundh B (1979) Age variation in normal human contrast sensitivity. Acta Ophthalmol 57:679-683

Dersch MF (1981) Comparative surface analysis of intraocular lenses. J Am Intraocul Implant Soc 7: 226

Diehl JM, Arbinger R (1992) Einführung in die Interferenzstatistik, 2. Aufl. Klotz, Eschborn

Diehl JM, Kohr HU (1994) Deskriptive Statistik, 11. Aufl. Klotz, Eschborn

Dick B, Kohnen T, Jacobi KW (1994) Endothelzellverlust nach Phakoemulsifikation und Injektion faltbarer Silikonlinsen durch einen temporalen Hornhauttunnel. In: Pham DT, Wollensak J, Rochels R, Hartmann C (Hrsg) 8. Kongreß der DGII. Springer, Berlin Heidelberg New York, pp 16-27

Dick B, Kohnen T, Wassill KH (1994) Vergleichende Messung eines Handophthalmometers mit herkömmlichem Autokeratometer und Videokeratoskop. Sitzungsberichte der 156.Versammlung RWAÄ. Zimmermann, Balve, pp 169-174

Dick B, Kohnen T, Jacobi KW (1995) Alterationen der Heparinbeschichtung auf Intraokularlinsen durch Implantationsinstrumente. Klin Monatsbl Augenheilkd 206:460-466

Dick B, Kohnen T, Jacobi FK, Jacobi KW (1995) Hornhauttopographieänderungen und chirurgisch induzierter Astigmatismus durch die 3,5 und 4 mm temporale Hornhauttunnelinzision nach einem Jahr. In: Rochels R, Duncker G, Hartmann C (Hrsg) 9.Kongreß der DGII. Springer, Berlin Heidelberg New York, pp 330-340

Dick B, Kohnen T, Jacobi F, Jacobi KW (1997) Langzeitergebnisse nach Implantation verschiedener Intraokularlinsen über einen Hornhauttunnel. Klin Monatsbl Augenheilkd 211:106-112

Dick B, Stoffelns B, Pfeiffer N (1997) Kataraktoperation unter Therapie mit Antikoagulanzien – Grundlagen, perioperatives Vorgehen, Komplikationen und Empfehlungen. Ophthalmologe 94: 372-384

Dick B, Greiner K, Magdowski G, Pfeiffer N (1997) Langzeitstabilität der Heparinbeschichtung vom PMMA-Intraokularlinsen. Ophthalmologe 94:920-924

Dick B, Kohnen T, Jacobi F, Jacobi KW (1997) Langzeitergebnisse nach Implantation verschiedener Intraokularlinsen über einen Hornhauttunnel. Klin Monatsbl Augenheilkd 211:263-271

Dick B, Schwenn O, Stoffelns B, Pfeiffer N (1997) Schadensausmaß bei verschiedenen Intraokularlinsenmaterialien durch die Neodymium:YAG-Lasertherapie. Klin Monatsbl Augenheilkd 211: 106-112

Dick B, Schwenn O, Eisenmann D (1997) Überlegungen zur Nd:YAG-Kapsulotomie bei Nachstar nach Multifokallinsenimplantation. Klin Monatsbl Augenheilkd 211:363-368

Dick B, Schwenn O (1998) Viskoelastika in der Ophthalmochirurgie. Springer, Berlin Heidelberg New York

Donders FC (1860) Beiträge zur Kenntnis der Refraktions- und Akkommodationsanomalien. Einfluß des Lebensalters. Graefes Arch Ophthalmol 6:210

Drews RC (1994) Kataraktchirurgie in den USA: chirurgische und berufspolitische Entwicklung. In: Pham DT, Wollensak J, Rochels R, Hartmann C (Hrsg) 8. Kongreß der DGII. Springer, Berlin Heidelberg New York, pp 131-134

Drews RC, Smith ME, Okun M (1978) Scanning electron microscopy of intraocular lenses. Ophthalmology 1978 85:415-417

Drews-Bankiewicz MA, Caruso RC, Datiles MB, Kaiser-Kupfer MI (1992) Contrast sensitivity in patients with nuclear cataracts. Arch Ophthalmol 110:634-638

Drexler W, Baumgartner A, Findl O, Hitzenberger CK, Sattmann H, Fercher AF (1997) Submicrometer precision biometry of the anterior segment of the human eye. Invest Ophthalmol Vis Sci 38: 1304-1313

Duane A (1908) An attempt to determinate the normal range of accommodation. Trans Am Ophthalmol Soc 11:634

Duffey RJ, Zabel RW, Lindstrom RL (1990) Multifocal intraocular lenses. J Cat Refract Surg 16: 423-429

Duke-Elder S, Wybar K (1961) The eye. In: Duke-Elder S (Hrsg) Systems of Ophthalmology, vol. II: The anatomy of the visual system. CV Mosby, St. Louis, pp 75-386

Duke-Elder S (ed) (1970) System of Ophthalmology, vol V: Ophthalmic Optics and Refraction. Kimpton, London, pp 278-279

Eisenmann D, Jacobi KW (1993) Physikalisch-optische Eigenschaften asymmetrischer Mehrzonen-Multifokallinsen. In: Robert YCA, Gloor B, Hartmann C, Rochels R (Hrsg) 7. Kongreß der DGII. Springer, Berlin Heidelberg New York, pp 249-252

Eisenmann D, Jacobi KW (1993a) Functional and social rehabilitation after implantation of monofocal and bifocal intraocular lenses. Eur J Implant Refract Surg 5:99-102

Eisenmann D, Jacobi KW (1993b) Qualitätskontrolle ophthalmochirurgischer Instrumente mit dem Rasterelektronenmikroskop und dem Ultraschallmikroskop. Spektrum Augenheilkd 7:1-4

Eisenmann D, Jacobi KW (1993c) Die ARRAY-Multifokallinse - Funktionsprinzip und klinische Ergebnisse. Klin Monatsbl Augenheilkd 203:189-194

Eisenmann D, Jacobi KW (1993d) Visual acuity and contrast sensitivity after „optical implantation" of multifocal intraocular lenses with a new device. Ophthalmic and visual optics. Technical digest series 3:22-25

Eisenmann D, Jacobi KW (1994) Diffraktive Multifokallinsen: 5-Jahres-Ergebnisse. In: Pham DT, Wollensak J, Rochels R, Hartmann C (Hrsg) 8. Kongreß der DGII. Springer, Berlin Heidelberg New York, pp 225-229

Eisenmann D, Jacobi KW (1995) Untersuchung der Kontrastempfindlichkeit mit computergestützten Verfahren und Kontrasttafeln: vergleichende Ergebnisse bei mono- und multifokaler Pseudophakie. Akt Augenheilkd 20:201-205

Eisenmann D, Jacobi KW (1995a) Computerisierte Untersuchung von Blendempfindlichkeit und Halos bei monofokaler und multifokaler Pseudophakie. In: Rochels R, Duncker G, Hartmann C (Hrsg) 9. Kongreß der DGII. Springer, Berlin Heidelberg New York, pp 204-207

Eisenmann D, Hessemer V, Jacobi KW (1991) Rasterelektronenmikroskopische Untersuchung von vier neuen refraktiven multifokalen Intraokularlinsen. Fortschr Ophthalmol 88/I:130

Eisenmann D, Jacobi KW, Reiner J (1992) Beurteilung der Abbildungsqualität bi- und multifokaler Intraokularlinsen durch ein neues optisches System. Klin Monatsbl Augenheilkd 201:381-387

Eisenmann D, Hessemer V, Manzke B, Stork W, Jacobi KW (1993) Modulationsübertragungsfunktion und Kontrastempfindlichkeit refraktiver Mehrzonenmultifokallinsen. Ophthalmologe 90:343-347

Eisenmann D, Rückmann A v, Jacobi KW (1993a) Optical performance of asymmetrical refractive multifocal IOLs. Ophthalmic and visual optics. Technical digest series 3:30-33

Eisenmann D, Schickel B, Rödinger M (1993b) Lack of bifocality in patients with the diffractive bifocal IOL - a model of illustration. Invest Ophthalmol Vis Sci 34/4 (ARVO-Abstract):1452

Eisenmann D, Jacobi KW, Krzizok T, Reiner J (1994) Theoretische und klinische Abbildungseigenschaften refraktiver 3-Zonen-Multifokallinsen mit unterschiedlicher Gewichtung von Fern- und Nahfokus. Klin Monatsbl Augenheilkd 205:289-297

Eisenmann D, Krzizok T, Hessemer V, Jacobi KW (1994a) Binokularfunktionen nach Implantation symmetrischer und asymmetrischer Multifokallinsen. Z Prakt Augenheilkd 15:285-290

Eisenmann D, Jacobi FK, Dick B, Jacobi KW (1995) Nachtfahrtauglichkeit bei mono- und multifokaler Pseudophakie - eine Untersuchung am Mesoptometer. Klin Monatsbl Augenheilkd (Sonderdruck: Jahrestagung der Berlin-Brandenburgischen Augenärztlichen Gesellschaft):10

Eisenmann D, Jacobi FK, Dick B, Jacobi KW (1996) Die „Array" Silikon-Multifokallinse: Erfahrungen nach 150 Implantationen. Klin Monatsbl Augenheilkd 208:270-272

Eisenmann D, Jacobi FK, Dick B, Jacobi KW (1996a) Untersuchungen zur Blendempfindlichkeit phaker und pseudophaker Augen. Klin Monatsbl Augenheilkd 208:87-92

El-Kasaby HT, McDonnell PJ, Deutsch J (1995) Videokeratography: A comparison between 6 mm sutured and unsutured incisions for phacoemulsification. Eye 9:719-721

Ellingson FT (1990) Explantation of 3M diffractive intraocular lenses. J Cataract Refract Surg 16: 697-702

El-Maghraby A, Marzouky A, Gazayerli E, van der Karr M, Deluca M (1992) Multifocal versus monofocal intraocular lenses: visual and refractive comparisons. J Cataract Refract Surg 18:147-152

Ernest PH, Kiessling LA, Lavery KT (1991) Relative strength of cataract incisions in cadaver eyes. J Cataract Refract Surg 17:668-671

Ernest PH, Lavery KT, Kiessling LA (1994) Relative strength of scleral corneal and clear corneal incisions constructed in cadaver eyes. J Cataract Refract Surg 20:626-629

Ernest PH, Fenzl R, Lavery KT, Sensoli A (1995) Relative stability of clear corneal incisions in a cadaver eye model. J Cataract Refract Surg 21:39-42

Ernest PH (1997) A corneal incision you can be comfortable with. Rev Ophthalmol 4:73-77

Esser J (1991) Neuer einfacher Test zur quantitativen Bestimmung der Nahaniseikonie. Klin Monatsbl Augenheilkd 18:228-230
Fercher AF, Roth E (1986) Ophthalmic laser interferometer. Proc SPIE 658:48-51
Findl O, Drexler W, Menapace R, Hitzenberger CK, Fercher AF (1998) High precision biometry of pseudophakic eyes using partial coherence Interferometry. J Cataract Refract Surg 24:1087-1093
Findl O, Kiss B, Drexler W, Menapace R, Rainer G, Georgopoulos M, Fercher AF (Can pseudophakic patients accommodate?) AMO Phacoflex Meeting 1999 in Zermatt, book of abstracts, p 10
Fine BS, Yanoff M (1979) Ocular histology. Harper & Row, Hagerstown, pp185ff
Fine IC (1993) Corneal tunnel incision with a temporal approach. In: Fine IH, Fichman RA, Grabow HB (Hrsg) Clear corneal cataract surgery and topical anesthesia. Slack, Thorofare
Fisher RF (1973) Presbyopia and changes with age in human crystalline lens. J Physiol (Br) 228:765-779
Fisher RF, Pettet BE (1973) Presbyopia and the water content of the human crystalline lens. J Physiol 234:443-447
Freeman MH, Stone J (1987) A new diffractive bifocal contact lens: Trans Br Contact Lens Assoc 15-22
Friedman B (1940) Acceptance of weak cylinders at paradoxic axes. Arch Ophthalmol 23:720-726
Fries U, Ohrloff C, Schnaudigel OE (1992) Abbildungsgüte verschiedener Intraokularlinsen (mono-, bi- und multifokal) in Luft und Wasser. Ophthalmologe 89:151-156
Fritch CD (1991) The quality of vision, contrast sensitivity and the bifocal intraocular lens. In: Maxwell A, Nordan LT (Hrsg) Current concepts of multifocal intraocular lenses. Slack, Thorofare, pp 99-104
Geraghty E, Hambraeus R (1994) Symposium on the Pharmacia diffractive MIOL. Lissabon, 13.09.1994, persönliche Mitteilung
Gills JP (1991) Relaxing incisions reduce postop astigmatism. Ophthalmology Times 11:11
Gills JP, Martin RG, Sanders DR (1992) Sutureless cataract surgery. An evolution toward minimally invasive surgery. Slack, Thorofare
Gills JP, persönliche Mitteilung ASCRS 1998 (Dick)
Gimbel HV, Neuhann T (1990) Development, advantages and methods of the continous circular capsulorhexis technique. J Cataract Refract Surg 16:31-37
Gimbel HV, Sanders DR, Raanan MG (1991) Visual and refractive results of multifocal intraocular lenses. Ophthalmology 98:881-888
Ginsburg AP, Cannon MW (1983) Comparison of three methods for rapid determination of threshold contrast sensitivity. Invest Ophthalmol Vis Sci 24:798
Ginsburg AP (1984) A new contrast sensitivity vision test chart. Am J Optom Physiol Opt 61:403-407
Ginsburg AP (1991) Sine-wave gratings should be used instead of letters for testing contrast sensitivity loss from multifocal IOLs. Ocular Surgery News 6:14-21
Garus H-J, Bleckmann H (1995) Klinische Ergebnisse einer neuen multifokalen Hinterkammerlinse. Akt Augenheilkd 20:191-195
Goodman JW (1968) Introduction to Fourier optics. McGraw-Hill, New York St Louis San Francisco
Grabow HB (1993) The clear-corneal incision. In: Fine IH, Fichman RA, Grabow HB (Hrsg) Clear-corneal cataract surgery and topical anesthsia. Slack, Thorofare
Grote A, Pham DT, Wollensak (1996) Kataraktoperation mit 7 mm clear-cornea-Inzision. Ophthalmologe 93:3-7
Haaskjold E, Allen ED, Burton RL et al. (1998) Contrast sensitivity after implantation of diffractive bifocal and monofocal intraocular lenses. J Cataract Refract Surg 24:653-658
Häberle H, Anders N, Drosch S, Pham DT, Wollensal J (1994) No-stitch-ECCE mit larealem Zugang – Möglichkeit zur Korrektur eines bestehenden Astigmatismus gegen die Regel. In: Pham DT, Wollensak J, Rochels R, Hartmann C (Hrsg) 8. Kongreß der DGII. Springer, Berlin Heidelberg New York, pp 42-48
Häberle H, Walkow T, Anders N, Pham DT, Liekfeld A, Hartmann C (1998) Klinische Analyse von Ursachen für die Explantation von Multifokallinsen. In: Ohrloff C, Kohnen T, Duncker G (Hrsg) 11. Kongreß der DGII. Springer, Berlin Heidelberg New York, pp 100-105
Haefliger E, Parel JM, Fantes F et al. (1987) Accommodation of an endocapsular silicone lens (phaco-Ersatz) in the non-human primate. Ophthalmology 94:471-477
Haigis W, Klatt B, Reiner J, Guthoff R (1991) Vergleichende Messungen zur Abbildungsqualität von mono- und multifokalen Intraokularlinsen. In: Schott K, Jacobi KW Freyler H (Hrsg) 4. Kongreß der DGII. Springer, Berlin Heidelberg New York, pp 358-369
Haigis W, Dick B (1998) IOL-Berechnung im Internet. In: Ohrloff C, Kohnen T, Duncker G (Hrsg) 11. Kongreß der DGII. Springer, Berlin Heidelberg New York, pp 113-119
Hall GW, Campion M, Sorenson CM, Monthofer S (1991) Reduction of corneal astigmatism at cataract surgery. J Cataract Refract Surg 17:407-414
Hansen TE, Corydon L, Krag S, Thim K (1990) New multifocal intraocular lens design. J Cataract Refract Surg 16:38-41

Hanush SB, Crawford SL, Waring GO, Gemmill MC, Lynn MJ, Nizam A (1989) Accuracy and precision of keratometry, photokeratoscopy and corneal modeling on calibrated steel balls. Arch Ophthalmol 107:1235–1239

Hanush SB, Crawford SL, Waring GO, Gemmill MC, Lynn MJ, Nizam A (1990) Reproducibility of normal corneal power measurements with a keratometer, photokeratoscope and video imaging system. Arch Ophthalmol 108:539–544

Hartmann E, Wehmeyer K (1980) Untersuchungen des Dämmerungsehens und des Blendempfindens mit dem neuen Nyktometer. Klin Monatsbl Augenheilkd 176:859–863

Haubrich T, Knorz MC, Seiberth V, Liesenhoff H (1996) Vektoranalyse des chirurgisch induzierten Astigmatismus bei Kataraktoperation mit 4 Tunnel-Schnitt-Techniken. Ophthalmologe 93:12–16

Hayashi K, Nakao F, Hayashi F (1994) Corneal topographic analysis of superolateral incision cataract surgery. J Cataract Refract Surg 20:392–399

Hebenstreit BV (1984) Sehvermögen und Verkehrsunfälle. Klin Monatsbl Augenheilkd 185:86–90

Helmholtz H von (1855) Über die Akkommodation des Auges. Arch Ophthalmol 1:1–89

Hess R, Woo G (1978) Vision through cataracts. Invest Ophthalmol Vis Sci 17:428–435

Hess R, Woo G, White P (1985) Contrast attenuation characteristics of iris clipped intraocular lens implants in situ. Br J Ophthalmol 69:129–135

Hessemer V, Jacobi KW (1993) Multifokallinsen – Zukunft oder Sackgasse? In: Neuhann T, Hartmann C, Rochels R (Hrsg) 6. Kongreß der DGII. Springer, Berlin Heidelberg New York, pp 255–265

Hessemer V, Eisenmann D, Jacobi KW (1992) Nahaniseikonie und Bifokalität nach Implantation multifokaler Intraokularlinsen. Sitzungsber 64. Vers Rhein-Main Augenärzte. Klin Monatsbl Augenheilkd 201:142–143

Hessemer V, Eisenmann D, Jacobi KW (1993) Multifokale Intraokularlinsen – eine Bestandsaufnahme. Klin Monatsbl Augenheilkd 203:19–33

Hessemer V, Eisenmann D, Jacobi KW (1993a) 2-Jahres-Ergebnisse nach Implantation diffraktiver multifokaler Intraokularlinsen. Ophthalmologe 90:348–351

Hessemer V, Frohloff H, Eisenmann D, Jacobi KW (1994) Mesopisches Sehen bei multi- und monofokaler Pseudophakie und phaken Kontrollaugen. Ophthalmologe 91:465–468

Hessemer V, Schartner H, Schmitt K (1995) Minimale chirurgische Entzündungsreaktion nach „clear-corneal"-Phakoemulsifikation. In: Rochels R, Duncker G, Hartmann C (Hrsg) 9. Kongreß der DGII. Springer, Berlin Heidelberg New York, pp 34–40

Hettlich HJ, Hettlich F (1994) Ein mathematisches Modell zur Akkommodation im Hinblick auf injizierbare Intraokularlinsen. In: Pham DT, Wollensak J, Rochels R, Hartmann C (Hrsg) 8. Kongreß der DGII. Springer, Berlin Heidelberg New York, pp 316–320

Hettlich HJ, Kaden P, Otterbach F, Fritz A, Kreiner CF (1991) Endokapsuläre Polymerisation einer injizierbaren Intraokularlinse. Erste in-vitro und in-vivo Ergebnisse. In: Schott K, Jacobi KW, Freyler H (Hrsg) 4. Kongreß der DGII. Springer, Berlin Heidelberg New York, pp 38–45

Hillman JS, Bradbury JA (1990) Apparent accommodation by myopic astigmatism with monofocal intraocular lenses. Eur J Implant Ref Surg 2:101–104

Hirsch R, Nadler MP, Miller D (1984) Glare measurement as a predictor of outdoor vision among cataract patients. Ann Ophthalmol 16:965–968

Hitzenberger CK, Drexler W, Dolezal C et al. (1993) Measurement of the axial length of cataract eyes by laser Doppler interferometry. Invest Ophthalmol Vis Sci 34:1886–1893

Hoffer KJ (1991) Lens power calculation for multifocal IOLs. In: Maxwell A, Nordan LT (Hrsg) Current concepts of multifocal intraocular lenses. Slack, Thorofare, pp 193–208

Hogan M, Alvarado J, Weddell J (1971) Histology of the human eye – An Atlas and Textbook. Saunders, Philadelphia

Holladay JT (1991) Letters should be used instead of sinusoidal or square gratings for testing contrast sensitivity loss from multifocal IOLs. Ocular Surgery News 6:14–21

Holladay JT, Cravy TV, Koch DD (1992) Calculating the surgically induced refractive change. J Cataract Refract Surg 18:429–443

Holladay JT, Hoffer KJ (1992) Intraocular lens power calculations for multifocal intraocular lenses. Am J Ophthalmol 114:405–408

Holladay JT, Prager TC, Trujillo J, Ruiz RS (1987) Brightness acuity test and outdoor visual acuity in cataract patients. J Cataract Refract Surg 13:67–69

Holladay JT, Ting AC, Koester CJ, Portney V, Willis TR (1987a) Intraocular lens resolution in air and water. J Cataract Refract Surg 13:511–517

Holladay JT, van Dijk H, Lang A, Portney V, Willis TR, Sun R, Oksman HC (1990) Optical performance of multifocal intraocular lenses. J Cataract Refract Surg 16:413–422

Holladay LL (1926) The fundamentals of glare and visibility. J Opt Soc Am 12:271–319

Huber C (1981) Myopic astigmatism, a substitute for accommodation in pseudophakia. Doc Ophthalmol 52:123–178

Huber C, Haefliger E (1991) Contrast sensitivity measured with square waves on the Macintosh II computer. Application to diffractive IOLs. Eur J Implant Ref Surg 3:255–259

Hunold W (1992) Persönliche Mitteilung (Eisenmann)
Immich H (1974) Medizinische Statistik. Schattauer, Stuttgart New York
Ing MR (1986) Potential Acuity Meter to predict postoperative visual acuity. J Cataract Refract Surg 12:34-35
Jacobi FK, Kohnen T, Dick B (1995) Contrast sensitivity and glare disability in different IOL-types after clear-corneal cataract surgery. Eur J Implant Ref Surg 7:214-218
Jacobi FK, Großkopf U, Wagner R (1998) Bilaterale Implantation asymmetrischer diffraktiver Multifokallinsen. In: Ohrloff C, Kohnen T, Duncker G (Hrsg) 11. Kongreß der DGII. Springer, Berlin Heidelberg New York, pp 88-93
Jacobi FK, Dick B, Bohle RM (1998) Histological and ultrastructural study of corneal tunnel incisions using diamond and steel keratomes. J Cataract Refract Surg 24:498-502
Jacobi FK, Dick B, Bohle RM (1998) Smooth versus rough incisions (letter). J Cataract Refract Surg 24:874
Jacobi KW (1992) Optische Rehabilitation: Intraokularlinse. In: Lund OE, Waubke TN (Hrsg) Ophthalmologische Rehabilitation . Hauptreferate der XXVII. Essener Fortbildung für Augenärzte. Enke, Stuttgart, pp 40-48
Jacobi KW (1992) Morcher 53F Jak1, Jak2. A new conception for bilateral implantation of bifocal IOLs. Symposium on Cataract, IOL and Refractive Surgery; 1992 Apr 12. San Diego, USA
Jacobi KW, Eisenmann D (1993) Asymmetrische Mehrzonenlinsen - ein neues Konzept multifokaler Intraokularlinsen. Klin Monatsbl Augenheilkd 202:309-314
Jacobi KW, Eisenmann D (1993a) Klinische Ergebnisse nach Implantation asymmetrischer Mehrzonen-Multifokallinsen. In: Robert YCA, Gloor B, Hartmann C, Rochels R (Hrsg) 7. Kongreß der DGII. Springer, Berlin Heidelberg New York, pp 253-257
Jacobi KW, Reiner J (1993) „Physikalische Augen" zur Prüfung verschiedener intraokularer Linsen. Klin Monatsbl Augenheilkd 203:433-435
Jacobi KW, Eisenmann D (1994) Neue multifokale Intraokularlinsen. In: Pham DT, Wollensak J, Rochels R, Hartmann C (Hrsg) 8. Kongreß der DGII. Springer, Berlin Heidelberg New York, pp 217-224
Jacobi KW, Eisenmann D, Dick B (1994) Implantation einer asymmetrischen 3-Zonen-Multifokallinse nach Phakoemulsifikation und temporaler Tunnelinzision. Ophthalmologe 91/1:13
Jacobi KW, Eisenmann D (1995) The Array multifocal IOL as a routine lens. Symposium on Cataract, IOL and Refractive Surgery, San Diego. Abstracts 84
Jacobi PC, Konen W (1995) Effect of age and astigmatism on the AMO Array multifocal intraocular lens. J Cataract Refract Surg 20:556-561
Jacobi PC, Schwind C, Konen W (1994) Klinische Ergebnisse nach Implantation einer asphärischen multifokalen Hinterkammerlinse. In: Pham DT, Wollensak J, Rochels R, Hartmann C (Hrsg) 8. Kongreß der DGII. Springer, Berlin Heidelberg New York, pp 238-246
Jaffe NS (1986) Glare and contrast: indications for cataract surgery. J Cataract Refract Surg 12: 372-375
Jaffe NS, Clayman HM (1975) The pathology of corneal astigmatism after cataract extraction. Trans Am Acad Ophthal Otolaryngol 79:615-630
Javitt JC, Wang F, Trentacost DJ, Rowe M, Tarantino N (1997) Outcomes of cataract extraction with multifocal intraocular lens implantation: functional status and quality of life. Ophthalmology 104:589-599
Johnson CA, Keltner JL (1983) Incidence of visual field loss in 20000 eyes and its relationship to driving performance. Arch Ophthalmol 101:371-375
Joo CK, Kim JH (1992) Effect of neodymium:YAG laser photodisruption on intraocular lenses in vitro. J Cataract Refract Surg 18:562-566
Juchem M, Skorpik F, Crammer A (1993) Clear Cornea Incision - Frown Incision: Induzierter Astigmatismus 1 Monat und 3 Monate postoperativ. In: Robert YCA, Gloor B, Hartmann C, Rochels R (Hrsg) 7. Kongreß der DGII. Springer, Berlin Heidelberg New York Tokyo, pp 104-108
Kammann J, Dornbach G, Schüttrumpf R (1993) Nahtlose Wundadaptation - Vergleich zwischen Korneal- und Korneoskleralschnitt. Ophthalmologe 91:442-445
Kammann J, Dornbach G, Allmers R (1994) Ergebnisse nach kornealer und skleraler Kleinschnittchirurgie mit Linsenimplantation. In: Robert YCA, Gloor B, Hartmann C, Rochels R (Hrsg) 7. Kongreß der DGII. Springer, Berlin Heidelberg New York Tokyo, pp 120-125
Katsumi O, Tanino T, Hirose T (1986) Effect of aniseikonia on binocular function. Invest Ophthalmol Vis Sci 27:601-604
Katsumi O, Miyanaga Y, Hirose T, Okuno H, Asaoka I (1988) Binocular function in unilareal aphakia. Correlation with aniseikonia and stereoacuity. Ophthalmology 95:1088-1093
Katsumi O, Miyajima H, Ogawa T, Hirose T (1992) Aniseikonia and stereoacuity in pseudophakic patients. Unilateral and bilateral cases. Ophthalmology 99:1270-1277
Kaufman PL, Bito LZ, DeRousseau CJ (1982) The developement of prebyopia in primates. Trans Ophthalmol Soc UK 102:323-326

Keates RH, Pearce JL, Schneider RT (1987) Clinical results of the multifocal lens. J Cataract Refract Surg 13:557-560
Keates RH, Kratz RP, Fitzgerald JK (1991) IOLAB Nuvue multifocal intraocular lens. In. Maxwell A, Nordan LT (Hrsg) Current concepts of multifocal intraocular lenses. Slack, Thorofare, pp 85-93
Kershner RM (1995) Keratolenticuloplasty: arcuate keratotomy for cataract surgery and astigmatism. J Cataract Refract Surg 21:274-277
Kershner RM (1997) Clear corneal cataract surgery and the correction of myopia, hyperopia and astigmatism. Ophthalmology 104:381-389
Kessler J (1966) Experiments in refilling the lens. Arch Ophthalmol 71:412-417
Kessler J (1966) Refilling the rabbit lens; further experiments. Arch Ophthalmol 76:596-598
Kim JC, Bassage SD, Kempski MH, del Cerro M, Park SB, Aquavella JV (1995) Evaluation of tissue adhesives in closure of scleral tunnel incisions. J Cataract Refract Surg 21:320-325
Knauf HP, Rowsey JJ, Margo CE (1997) Cystic epithelial downgrowth following clear-corneal cataract extraction. Arch Ophthalmol 115:668-669
Knorz MC (1991) Die True Vista Bifokal-IOL – Ergebnisse der Europäischen Multizentrischen Studie. In: Wenzel M, Reim M, Freyler H, Hartmann C (Hrsg) 5. Kongreß der DGII. Springer, Berlin Heidelberg New York, pp 240-250
Knorz MC (1993) Vision with bifocal intraocular lenses. German J Ophthalmol 2:32-41
Knorz MC (1994) A theoretical model to predict contrast sensitivity with bifocal intraocular lenses. German J Ophthalmol 3:189-194
Knorz MC, Liesenhoff H (1993) Indikationen und Kontraindikationen für die Implantation bifokaler Intraokularlinsen. Klin Monatsbl Augenheilkd 202:500-506
Knorz MC, Bedoya JH, Hsia TC et al. (1992) Comparison of modulation transfer function and through focus response with monofocal and bifocal IOLs. German J Ophthalmol 1:45-53
Knorz MC, Hsia TC, Seiberth V, Liesenhoff H (1993) Sehvermögen mit bifokalen IOLs – Korrelation experimenteller und klinischer Befunde. In: Neuhann T, Hartmann C, Rochels R (Hrsg) 6. Kongreß der DGII. Springer, Berlin Heidelberg New York, pp 285-290
Knorz MC, Claessens D, Schaefer RC, Seiberth V, Liesenhoff H (1993a) Evaluation of contrast acuity and defocus curve in bifocal and monofocal intraocular lenses. J Cataract Refract Surg 19:513-523
Knorz MC, Koch DD, Martinez-Franco C, Lorger CV (1994) Effect of pupil size and astigmatism on contrast acuity with monofocal and bifocal intraocular lenses. J Cataract Refract Surg 20:26-33
Knorz MC, Seiberth V, Ruf M, Lorger CV, Liesenhoff H (1996) Contrast sensitivity with monofocal and bifocal intraocular lenses. Ophthalmologica 210:155-159
Knorz MC. Persönliche Mitteilung 12/1998 (Dick)
Koch DD, Emery JM, Jardeleza TL, Franklin D (1986) Glare following posterior chamber intraocular lens implantation. J Cataract Refract Surg 12:480-484
Koch DD, Del Pero RA, Wong TC, McCulloch RR, Weaver TA (1987) Scleral flap surgery for modification of corneal astigmatism. Am J Ophthalmol 104:259-264
Koch DD, Samuelson SW, Haft EA, Merin LM (1991) Pupillary responsiveness and its implications for selection of a bifocal intraocular lens. In: Maxwell A, Nordan LT (Hrsg) Current concepts of multifocal intraocular lenses. Slack, Thorofare, pp 147-152
Koch DD, Lindstrom RL (1992) Controlling astigmatism in cataract surgery. Semin Ophthalmol 7:224-233
Koch DD, Samuelson SW, Villarreal R, Haft EA, Kohnen T (1996) Changes in pupil size induced by phacoemulsification and posterior chamber lens implantation: consequences for multifocal lenses. J Cataract Refract Surg 22:579-584
Koch PS (1993) Why I stopped using clear cornea incisions. 3rd Symposium on Cataract, IOL and Refractive Surgery, Seattle, USA
Kohnen S, Ferrer A, Wehler T, Brauweiler P (1998) Ergebnisse nach bilateraler Implantation faltbarer Multifokallinsen neuester Generation. In Ohrloff C, Kohnen T, Duncker G (Hrsg) 11. Kongreß der DGII. Springer, Berlin Heidelberg New York, pp 81-87
Kohnen T, Werner M, Han J, Koch HR (1993) PMMA-, Silikon- und Hydrogel Implantlinsen nach Nd : YAG-Laserbeschuß: rasterelektronenmikroskopische Befunde. In: Neuhann T, Hartmann C, Rochels R (Hrsg) 6. Kongreß der DGII. Springer, Berlin Heidelberg New York, pp 508-513
Kohnen T, Dick B, Jacobi KW (1994) Surface alterations on PMMA-intraocular lenses induced by different implantation forceps. Eur J Implant Ref Surg 6:138-142
Kohnen T, Dick B, Jacobi KW (1995) Auswirkungen von Mikroexplosionen des Nd:YAG-Lasers auf heparinbeschichtete PMMA-Intraokularlinsen. Ophthalmologe 92:923-926
Kohnen T, Dick B, Jacobi KW (1995) Comparison of induced astigmatism after temporal clear corneal tunnel incision of different sizes. J Cataract Refract Surg 21:417-424
Kohnen T, Magdowski G, Koch DD (1996) Scanning electron microscopic analysis of foldable acrylic and hydrogel intraocular lenses. J Cataract Refract Surg 22:1342-1350
Kohnen T, Mann PM, Husain SE, Abarca A, Koch DD (1996) Corneal topographic changes and induced astigmatism resulting from superior and temporal scleral pocket incisions. Opthalmic Surg Lasers 27:263-269

Kondrot EC (1991) Rupturing pressure in cadaver eyes with three types of cataract incisions. J Cataract Refract Surg 17:745-748
Koziol J, Peyman GA (1988) Age-related macular degeneration and ist management. J Cataract Refract Surg 14:421-430
Kratz RP (1991) Clinical experience with the IOLAB bifocal intraocular lens. In: Maxwell A, Nordan LT (Hrsg) Current concepts of multifocal intraocular lenses. Slack, Thorofare, pp 95-97
Krzizok T, Eisenmann D, Jacobi KW (1994) Binokularfunktionen mit Multifokallinsen. In: Pham DT, Wollensak J, Rochels R, Hartmann C (Hrsg) 8. Kongreß der DGII. Springer, Berlin Heidelberg New York, pp 230-237
Kulnig W, Menapace R, Skorpik C, Juchem M (1987) Optical resolution of silicone and polymethylmethacrylate intraocular lenses. J Cataract Refract Surg 13:635-639
Kumar A, Goyal M, Tewari HK (1996) Posterior segment visualization problems with multifocal intraocular lenses [letter]. Acta Ophthalmol Scand 74:415
Küchle M, Green WR (1996) Epithelial ingrowth: a study of 207 proven cases. Ger J Ophthalmol 5:211-223
Kusel R (1993) Optical properties of bifocal intraocular lenses. Ophthalmic and visual optics. Technical digest series 3:26-29
Kusel R, Rassow B (1991) Prüfverfahren für intraokulare Linsen. In: Wenzel M, Reim M, Freyler H, Hartmann C (Hrsg) 5. Kongreß der DGII. Springer, Berlin Heidelberg New York, pp 175-182
Lachenmayr B (1995) Dämmerungssehvermögen und Blendempfindlichkeit. In: Kampik A (Hrsg) Jahrbuch der Augenheilkunde 1995. Biermann, Zülpich, pp 81-94
Lachenmyr B, Pateras N (1987) Dämmerungssehvermögen und Blendempfindlichkeit bei Pseudophaken. Fortschr Ophthalmol 84:173-179
Lachenmyr B, Berger J, Buser A, Keller O (1998) Reduziertes Sehvermögen führt zu erhöhtem Unfallrisiko im Straßenverkehr. Ophthalmologe 95:44-50
Lakshminarayanan V, Bailey JE, Enoch JM (1994) Aniseikonia in intraocular lens (IOL) implants: an optical analysis. Eur J Implant Ref Surg 6:22-29
Lang A, Portney V. Persönliche Mitteilung, 1993 (Eisenmann)
Lang A, Portney V (1993a) Interpreting multifocal intraocular lens modulation transfer function. J Cataract Refract Surg 19:505-512
Lang A, Lakshminarayanan V, Portney V (1993) Validation of a predictive model of clinical measures of visual function. Ophthalmic and visual optics. Technical digest series 3:182-185
Langerman DW (1994) Architectural design of a self-sealing corneal tunnel, single-hinge incision. J Cataract Refract Surg 20:84-88
Larsson R, Selén G, Björklund H, Fagerholm P (1989) Intraocular PMMA lenses modified with surface-immobilized heparin: evaluation of biocompatibility in vitro and in vivo. Biomaterials 10:511-516
Larsson R, Selén G, Formgren B, Holst A (1992) Long-term stability of heparin-surface-modified intraocular lenses in vivo. J Cataract Refract Surg 18:247-251
Laurell CG, Sievert R, Zetterström C, Phillipson B (1994) No stitch compared to single stitch closure after phacoemulsification. Eur J Implant Ref Surg 6:328-332
Leaming DV (1992) Practise styles and preferences of ASCRS members - 1991 survey. J Cataract Refract Surg 18:460-469.
Leaming DV (1993) Practise styles and preferences of ASCRS members - 1992 survey. J Cataract Refract Surg 19:600-606
Leaming DV (1994) Practise styles and preferences of ASCRS members - 1993 survey. J Cataract Refract Surg 20:459-467
Leaming DV (1995) Practise styles and preferences of ASCRS members - 1994 survey. J Cataract Refract Surg 21:378-385
Leaming DV (1996) Practice styles and preferences of ASCRS members - 1995 survey. J Cataract Refract Surg 22:931-939
Leaming DV (1997) Practice styles and preferences of ASCRS members - 1996 survey. J Cataract Refract Surg 23:527-535
Leaming DV (1998) Practice styles and preferences of ASCRS members - 1997 survey. J Cataract Refract Surg 24:552-561
LeClaire J, Nadler MP, Weiss S (1982) A new glare tester for clinical testing: Results comparing normal subjects and variously corrected aphakic patients. Arch Ophthalmol 100:153-158
Legeais JM, Werner L, Werner L, Abenhaim A, Renard G (1999) Pseudoaccommodation: BioComFold versus a foldable silicone intraocular lens. J Cataract Refract Surg 25:262-267
Legge GE, Rubin GS (1986) Contrast sensitivity function as a screening test: a critique. Am J Optom Physiol Opt 64/4:265
Leguire LE, Rogers GL, Bremer DL, Wali NA (1989) A comparison of contrast sensitivity functions between strabismic and anisometropic amblyopia in children. Bin Vis 4:179-186
Lehmann RP (1990) Paired comparison of contrast sensitivity in diffractive multifocal IOLs and conventional IOLs. Aust N Z J Ophthalmol 18:325-328

Leitman T, Proctor KS, Aran DT, Aran NF (1997) Measuring surgically induced astigmatic and prismatic corrections. In: Aran DT (ed) Refractive surgery. Appleton and Lange, Stamford, pp 185–193

Lempert P (1990) Standards for contrast acuity / sensitivity and glare testing. In: Nadler MP, Miller D, Nadler DL (Hrsg) Glare and contrast sensitivity for clinicians. Springer, New York Berlin Heidelberg, pp 113–119

Liekfeld A, Pham DT, Wollensak J (1994) Funktionelle Ergebnisse einer neuen diffraktiven Bifokallinse versus Monofokallinse. In: Pham DT, Wollensak J, Rochels R, Hartmann C (Hrsg) 8. Kongreß der DGII. Springer, Berlin Heidelberg New York, pp 247–253

Liekfeld A, Pham DT, Wollensak J (1995) Funktionelle Ergebnisse bei bilateraler Implantation einer faltbaren refraktiven multifokalen Hinterkammerlinse. Klin Monatsbl Augenheilkd 207:283–286

Liekfeld A, Pham DT, Wollensak J (1995a) Funktionelle Ergebnisse einer neuen diffraktiven Bifokallinse versus Monofokallinse. In: Rochels R, Duncker G, Hartmann C (Hrsg) 9. Kongreß der DG II. Springer, Berlin Heidelberg New York, pp 247–253

Liekfeld A, Walkow T, Anders N, Pham DT, Wollensak J (1998) Prospektiver Vergleich zweier Multifokallinsenmodelle. Ophthalmologe 95:253–256

Lindstrom RL (1993) Food and Drug Administration study update: one-year results from 671 patients with the 3M multifocal intraocular lens. Ophthalmology 100:91–97

Lindstrom RL, Koch DD, Osher RH (1995) Control of astigmatism in the cataract patient. In: Steinert RF (ed) Cataract surgery: technique, complications & management. Saunders, Philadelphia London Toronto, pp 229–242

Lohmann CP, Fitzke F, O'Bart, D, Kerr Muir M, Timberlake G, Marshall J (1993) Corneal light scattering and visual performance in myopic individuals: a comparison between spectacles, contact lenses and excimer laser photorefractive keratectomy. Am J Ophthalmolc 115:444–453

Lohmann CP, Fitzke F, O'Bart D, Kerr Muir M, Marshall J (1993a) Halos – a problem for all myopes? A comparison between spectacles, contact lenses and photorefractive keratectomy. Refract Corneal Surg 9:72–75

Lohmann CP, Goble R, O'Bart D, Fitzke F, Marshall J, Gaber VP (1994) Blendungsempfindlichkeit vor und nach Nd:YAG-Kapsulotomie: Ein Vergleich zwischen kleiner und großer Kapsulotomie. Klin Monatsbl Augenheilkd 205:65–69

Long DA, Monica ML (1996) A prospective evaluation of corneal curvature changes with 3.0- to 3.5-mm corneal tunnel phacoemulsification. Ophthalmology 103:226–232

Lorger CV, Knorz MC, Seiberth V, Liesenhoff H (1994) Die faltbare AMO-Array Multifokal-IOL: Ergebnisse einer prospektiven Studie. In: Pham DT, Wollensak J, Rochels R, Hartmann C (Hrsg) 8. Kongreß der DGII. Springer, Berlin Heidelberg New York, pp 254–259

Lubkin V, Covin R, Pavlica M, Kramer P (1990) Aniseikonia in unilateral and bilateral pseudophakia. Invest Ophthalmol Vis Sci 31/4 (ARVO-Abstract): 94

Lucke K, Hettlich HJ, Kreiner CF (1992) A method of lens extraction for the injection of liquid intraocular lenses. German J Ophthalmol 1:342–345

Mackool RJ, Russell RS (1996) Strength of clear corneal incisions in cadaver eyes. J Cataract Refract Surg 22:721–725

Maguire W, Weisstein N, Klymenko V (1990) From visual structure to perceptual function. In: Leibovic KN (Hrsg) Science of vision. Springer, Berlin Heidelberg New York, pp 254–310

Maloney WF, Shapiro DR (1992) Transverse astigmatic keratotomy. An integral part of small incision cataract surgery. J Cataract Refract Surg 18:190–194

Mann HB, Whitney DR (1947) On a test whether one of two random variables is stochastically larger than the other. Ann Mathemat Statistics 18:50–60

Mannis MJ, Zadnik K, Johnson CA (1987) The effect of penetrating keratoplasty on contrast sensitivity in keratokonus. Arch Ophthalmol 102:1220–1223

Masket S (1991) Control of corneal astigmatism in regard to multifocal lens implants. In: Maxwell A, Nordan LT (Hrsg) Current concepts of multifocal intraocular lenses. Slack, Thorofare, pp 153–164

Masket S, Tennen DG (1996) Astigmatic stabilization of 3.0 mm temporal clear corneal cataract incisions. J Cataract Refract Surg 22:1451–1455

Maxwell A (1991) Introduction to the current status of multifocal intraocular lenses: design consideration, theoretical modeling, clinical studies and potential problems. In: Maxwell A, Nordan LT (Hrsg) Current concepts of multifocal intraocular lenses. Slack, Thorofare, pp 3–11

Mayer A (1996) Clinical experience with the Ben-Sira teledioptric system for use in age-related macular degeneration. Ger J Ophthalmol 5:229–232

Meesmann A (1952) Experimentelle Untersuchungen über die antagonistische Innervation der Ziliarmuskulatur. Graefes Arch Ophthalmol 152:335

Mehdorn E, Hunold W, Auffahrt G (1993) Erste Erfahrungen mit einer neuen faltbaren Acryllinse (Acrysof™). In: Neuhann T, Hartmann C, Rochels R (Hrsg) 6. Kongreß der DGII. Springer, Berlin Heidelberg New York, pp 115–120

Mehdorn E, Hunold W (1995) Acrysof – drei Jahre Erfahrungen mit einer faltbaren Akryllinse. In: Rochels R, Duncker G, Hartmann C (Hrsg) 9.Kongreß der DGII. Springer, Berlin Heidelberg New York, pp 254–260

Menapace R, Papapanos P (1994) Eignung einer faltbaren Offenschlingen-Linse Phacoflex SI-30 für die Kapselsackimplantation durch selbstdichtende sklerokorneale Tunnelinzision. Klin Monatsbl Augenheilkd 204:111–120

Menapace R (1995) Delayed iris prolapse with unsutured 5.1 mm clear corneal incisions. J Cataract Refract Surg 21:353–357

Menapace R (1997) Aktuelle Wundkonstruktion: Indikation, Technik, Deformationsresistenz und Hornhautkurvaturveränderung. In: Vörösmarthy D, Duncker G, Hartmann C (Hrsg) 10. Kongreß der deutschsprachigen Gesellschaft für Intraokularlinsen-Implantation und refraktive Chirurgie. Springer, Berlin Heidelberg New York, pp 27–40

Mester U, Zuche M, Rauber M (1993) Astigmatism after phacoemulsification with posterior chamber lens implantation: small incision technique with fibrin adhesive for wound closure. J Cataract Refract Surg 19:616–619

Miller D (1991) Optics and contrast questions connected with the bifocal IOL. In: Maxwell A, Nordan LT (Hrsg) Current concepts of multifocal intraocular lenses. Slack, Thorofare, pp 53–66

Miller D, Nadler MP (1990) Light scattering: Its relationship to glare and contrast in patients and normal subjects. In: Nadler MP et al. (Hrsg) Glare and contrast sensitivity for clinicians. Springer, New York Berlin Heidelberg, pp 24–32

Minkowski JS, Palese M, Guyton DL (1983) Potential acuity meter using a minute aerial pinhole aperture. Ophthalmology 90:1360–1368

Mitschischek E (1993) Lesefähigkeit bei seniler Maculadegeneration – Erfahrungen mit dem teledioptrischen System nach Koziol/Peyman. In: Neuhann Th, Hartmann Ch, Rochels R (Hrsg) 6. Kongreß der DG II. Springer, Berlin Heidelberg New York, pp 307–310

Mitschischek E (1994) Das teledioptrische System (Maculalinse) nach Koziol und Peyman. Erweiterung der Indikation: Binokulare Implantation und Implantation außerhalb des Erfolgszieles von Lesefähigkeit. In: Pham DT, Wollensak J, Rochels R, Hartmann CH (Hrsg) 8. Kongreß der DG II. Springer, Berlin Heidelberg New York, pp 203–208

Mitschischek E (1995) „Pigmentosa-IOL": Möglichkeit zur Optimierung des Raumempfindens bei peripherem Gesichtsfeldverlust. In: Rochels R, Duncker G, Hartmann Ch. (Hrsg) 9. Kongreß der DGII. Springer, Berlin Heidelberg New York, pp 278–273

Mitschischek E (1998) Möglichkeiten und Grenzen des „teledioptrischen Systems" (Maculalinse) nach Koziol/Peyman – Ergebnislage nach 6jähriger Erfahrung mit dieser Methodik. In: Ohrloff C, Kohnen T, Duncker G (Hrsg) 11. Kongreß der DGII. Springer, Berlin Heidelberg New York, pp 106–110

Mitteilung der DOG (1994) Empfehlung zur Prüfung von Dämmerungssehvermögen und Blendempfindlichkeit. Ophthalmologe 126

Mittelviefhaus H (1994) Entwicklung einer Intraokularlinse mit Wechseloptik. In: Pham DT, Wollensak J, Rochels R, Hartmann C (Hrsg) 8. Kongreß der DG II. Springer, Berlin Heidelberg New York, pp 307–315

Mittelviefhaus H (1995) Die Abbildungsqualität des Huckepackintraokularlinsensystems. In: Rochels R, Duncker G, Hartmann Ch (Hrsg) 9. Kongreß der DGII. Springer, Berlin Heidelberg New York, pp 265–270

Mittelviefhaus H (1996) Piggyback intraocular lens with exchangeable optic. J Cataract Refract Surg 22:676–681

Miyajima H, Katsumi O, Ogawa T, Ji-Wang G (1992) Contrast acuity in cataract patients. II. After IOL implantation. Acta Ophthalmol 70:427–433

Miyake K, Maekubo K (1991) Comparison of heparin surface modified and ordinary PCLs – a Japanese study. Eur J Implant Refract Surg 3:95–97

Monjé R (1952) Über pharmakodynamische und klinische Untersuchungen der Akkommodation. Graefes Arch Ophthalmol 152:357

Nadler DJ (1990) Glare and contrast sensitivity in cataracts and pseudophakia. In: Nadler MP, Miller D, Nadler DL (Hrsg) Glare and contrast sensitivity for clinicians. Springer, New York Berlin Heidelberg, pp 53–65

Nadler DJ, Jaffe NS, Clayman HM, Jaffe MS, Luscombe SM (1984) Glare disability in eyes with intraocular lenses. Am J Ophthalmol 97:43–47

Naylor EJ (1968) Astigmatic difference in refractive errors. Br J Ophthalmol 52:422–425

Negishi K, Nagamoto T, Hara E, Kurosaka D, Bissen-Miyajima H (1996) Clinical evaluation of a five-zone refractive multifocal intraocular lens. J Cataract Refract Surg 22:110–115

Negishi K, Bissen-Miyajima H, Kato K, Kurosaka D, Nagamoto T (1997) Evaluation of a zonal-progressive multifocal intraocular lens. Am J Ophthalmol 124:321–330

Neuhann T (1987) Theorie und Operationstechnik der Kapsulorhexis. Klin Monatsbl Augenheilkd 190:542–545

Nielsen PJ (1999) The lens: Data collection and analysis. In: Yanoff M, Duker JS (eds) Ophthalmology. Mosby, London, pp 33.1–33.6

Nishi O (1987) Refilling the lens of the rabbit eye after endocapsular cataract surgery. Folia Ophthalmol Jpn 38:1615–1618

Nishi O (1989) Refilling the lens of the rabbit eye after intercapsular cataract surgery using an endocapsular balloon and an anterior capsule suturing technique. J Cataract Refract Surg 15:450-454

Nishi O, Nishi K, Yamada Y, Mizumoto Y (1995) Effect of indomethacin-coated posterior chamber intraocular lenses on postoperative inflammation and posterior capsule opacification. J Cataract Refract Surg 21:574-578

Nishi O, Nishi K, Mano C, Ichihara M, Honda T (1998) Lens refilling with injectable silicone in rabbit eyes. J Cataract Refract Surg 24:975-982

Nordan LT (1990) Evaluating multifocal intraocular lenses. Letter to the editor. J Cataract Refract Surg 16:775-776

Nordan LT (1991) The Nordan aspheric multifocal intraocular lens: concept and current status. In: Maxwell A, Nordan LT (Hrsg) Current concepts of multifocal intraocular lenses. Slack, Thorofare, pp 117-126

Novis C (1997) Astigmatism and the toric intraocular lens and other vertex distance effects. Surv Ophthalmol 42:268-270

Nowak MR (1990) Ocutrast - ein neues Verfahren zur Messung der Dämmerungssehschärfe und Blendungsempfindlichkeit. Fortschr Ophthalmol 87:192-197

Nowak MR, Jacobi KW (1990) Diffraktive multifokale Intraokularlinsen - eine prospektive klinische Studie. Klin Monatsbl Augenheilkd 196:43-47

Nowak MR, Strobel J, Jacobi F (1991) Blendung und Kontrast bei Diffraktionsintraokularlinsen. Fortschr Ophthalmol 88:125-127

O'Donoghue E, Kelly S, Nacer M, Storey J, Murray I, McLeod A (1991) A comparison of contrast sensitivity test methods for multifocal intraocular lenses. Invest Ophthalmol Vis Sci 32/4(ARVO-Abstract):1281

Oguchi Y, Mashima Y (1989) The influence of aniseikonia on the VEP by random dot stereogram. Acta Ophthalmologica 67:127-130

Olsen T (1989) The accuracy of ultrasonic determination of axial length in pseudophakic eyes. Acta Ophthalmol 67:141-144

Olsen T, Corydon L (1990) Contrast sensitivity as a function of focus in patients with the diffractive multifocal intraocular lens. J Cataract Refract Surg 16:703-706

Olsen T, Corydon L (1990a) Contrast sensitivity in patients with a new type of multifocal intraocular lens. J Cataract Refract Surg 16:42-46

Olsen T, Thim K, Corydon L (1991) Accuracy of the newer generation intraocular lens power calculation formulas in long and short eyes. J Cataract Refract Surg 17:187-193

Olsen T (1993) Simple method to calculate the surgically induced refractive change. J Cataract Refract Surg 19:319

Oran E, Teping C, Backes-Teping C (1993) Klinische Erfahrungen mit der Alcon-Acurasee-Bifokallinse. In Robert YCA, Gloor B, Hartmann C, Rochels R (Hrsg) 7.Kongreß der DGII. Springer, Berlin Heidelberg New York, pp 285-294

Osher RH (1989) Paired transverse relaxing keratotomy: a combined technique for reducing astigmatism. J Cataract Refract Surg 15:32-37

Osher RH (1992) Transverse astigmatic keratotomy combined with cataract surgery. Ophthalmol Clin North Am 5:717-725

Oshika T, Tsuboi S, Yaguchi S, Yoshitomi F, Nagamoto T, Nagahara K, Emi K (1994) Comparative study of intraocular lens implantation through 3.2 and 5.5-mm incisions. Ophthalmology 101:1183-1190

Owsley C, Sekuler R, Siemsen D (1983) Contrast sensitivity throughout adulthood. Vision Res 23:689-694

Owsley C, Gardner T, Sekuler R, Liebermann H (1985) Role of the crystalline lens in the spatial vision loss of the elderly. Invest Ophthalmol Vis Sci 26:1165-1170

Parel JM, Gelender H, Trefers WF, Norton EWD (1986) Phaco-Ersatz: cataract surgery designed to preserve accommodation. Graefes Arch Clin Exp Ophthalmol 224:165-173

Pau H (1952) Die Bedeutung der akkommodativen Kernverschiebung der Linse für den intrakapsulären Akkommodationsmechanismus. Klin Monatsbl Augenheilkd 121:224

Paulsson L, Sjostrand J (1980) Contrast sensitivity in the presence of a glare light. Invest Ophthalmol 1980 19:401-406

Pelli DG, Robson JG, Wilkins AJ (1988) The design of a new letter chart for measuring contrast sensitivity. Clin Vis Sci 2:187-199

Percival P (1989) Early experience with the diffractice bifocal lens. Eur J Implant Ref Surg 1:1-2

Percival P (1991) Use of modified lenses in high-risk cases for uveitis. Dev Ophthalmol 22:80-83

Percival SPB, Setty SS (1993) Prospectively randomized trial comparing the pseudoaccommodation of the AMO ARRAY multifocal lens and a monofocal lens. J Cataract Refract Surg 19:26-31

Pfoff DS, Werner JS (1994) Effect of cataract surgery on contrast sensitivity and glare in patients with 20/50 or better Snellen acuity. J Cataract Refract Surg 20:620-625

Pham DT. Lokalisation der selbstschließenden Wundöffnung und korneale Stabilität. In: Pham DT, Wollensak J, Rochels R, Hartmann C (Hrsg) 8. Kongreß der DGII. Springer, Berlin Heidelberg New York, pp 3-10

Pham DT. Persönliche Mitteilung, 1995 (Eisenmann)
Pham DT (1995a) Kataraktchirurgie mit kontrolliertem Astigmatismus - eine neue Herausforderung. In: Rochels R, Duncker G, Hartmann C (Hrsg) 9. Kongreß der DGII. Springer, Berlin Heidelberg New York, pp 301-308
Philipson B, Fagerholm P, Calel B, Grunge A (1992) Heparin surface modified intraocular lenses. Three-month follow-up of a randomized, double-masked clinical trial. J Cataract Refract Surg 18: 71-78
Pieh S, Weghaupt H, Rainer G, Skorpik C (1997) Sehschärfe und Brillentrageverhalten nach Implantation einer diffraktiven Multifokallinse. Klin Monatsbl Augenheilkd 210:38-42
Pieh S, Weghaupt H, Skorpik C (1998) Contrast sensitivity and glare disability with diffractive and refractive multifocal intraocular lenses. J Cataract Refract Surg 24:659-662
Pittke EC, Thill M (1987) Korrekturprinzipien der einseitigen Aphakie zum Erhalt der Binokularfunktionen. Klin Monatsbl Augenheilkd 190:67-71
Poetzsch D. Persönliche Mitteilung, 1995 (Eisenmann)
Post CT (1992) Comparison of depth of focus and low-contrast acuities for monofocal versus multifocal intraocular lens patients at 1 year. Ophthalmology 99:1658-1664
Prager TC (1990) Essential factors in testing for glare. In: Nadler MP, Miller D, Nadler DL (Hrsg) Glare and contrast sensitivity for clinicians. Springer, New York Berlin Heidelberg, pp 33-44
Prager TC, Urso RG, Holladay JT (1989) Glare testing in cataract patients: instrument evaluation and identification of sources of methodological error. J Cataract Refract Surg 15:149-157
Radner W, Menapace R, Zehetmayer M, Mallinger R (1997) Die Auswirkung der Inzisionsbreite auf das Gewebetrauma an der Hornhaut nach Implantation einer faltbaren AMO PhacoFlex II®. Spektrum Augenheilkd 11:12-15
Rafferty NS (1985) Structure, function and pathology. In: Maisel H (Hrsg) The ocular lens. Marcel Dekker, New York, pp 2-5
Rassow B, Kusel R (1991) Die Optik diffraktiver Intraokularlinsen. In: Schott K, Jacobi KW, Freyler H (Hrsg) 4. Kongreß der DGII. Springer, Berlin Heidelberg New York, pp 339-348
Ravalico G, Baccara F, Rinaldi G (1993) Contrast sensitivity in multifocal intraocular lenses. J Cataract Refract Surg 19:22-25
Ravalico G, Parentin F, Pastori G, Baccara F (1998) Spatial resolution threshold in pseudophakic patients with monofocal and multifocal intraocular lenses. J Cataract Refract Surg 24:244-248
Ravalico G, Parentin F, Sirotti P, Baccara F (1998) Analysis of light energy distribution by multifocal intraocular lenses through an experimental optical model. J Cataract Refract Surg 24:647-652
Regan D, Neima D (1983) Low-contrast letter charts as a test of visual function. Ophthalmology 90: 1192-1200
Regan D, Silver R, Murray TJ (1977) Visual acuity and contrast sensitivity in multiple sclerosis: hidden visual loss. Brain 100:563
Reich ME, Waltersdorfer R, Hanselmayer H, Faschinger C, Faulborn J (1991) Oberflächenstruktur verschiedener diffraktiver Implantlinsen. In: Schott K, Jacobi KW, Freyler H. (Hrsg) 4. Kongreß der DGII. Springer, Berlin Heidelberg New York, pp 370-376
Reimann J, Heinicke A, Hartmann C (1994) Funktionelle Ergebnisse bei Patienten mit Hinterkammerlinsen unterschiedlicher Optik - asphärisch multifokal, refraktiv multifokal und monofokal. Ophthalmologe 91/1:32
Reimann J, Heinicke A, Hartmann CH 1995) Der Einfluß von Kapseltrübungen auf die Wirkung von refraktiven Multifokallinsen. In: Rochels R., Duncker G., Hartmann Ch (Hrsg) 9. Kongreß der Deutschsprachigen Gesellschaft für Intraokularlinsen Implantation. Springer, Berlin Heidelberg New York, pp 420-424
Reiner J (1966) Prüfung der Mehrstärken-Kontaktlinsen. Klin Monatsbl Augenheilkd 149:4
Reiner J (1967) Brillengläser mit gleitender (progressiver) optischer Wirkung. Klin Monatsbl Augenheilkd 151:2
Reiner J (1992) Gerät zur Darstellung der Seheindrücke durch monofokale und bifokale intraokulare Linsen. Klin Monatsbl Augenheilkd 200:51-53
Reiner J Dispersionen intraokular verwendeter Materialien. In: Neuhann T, Hartmann C, Rochels R (Hrsg) 6. Kongreß der DGII. Springer, Berlin Heidelberg New York, pp 71-73
Reiner J (1995) Inverse Stereoskopie. Klin Monatsbl Augenheilkd 206:49-51
Reiner J, Speicher L (1993) Eigenschaften durch Injektion erzeugter Intraokularlinsen. Klin Monatsbl Augenheilkd 202:49-51
Richards SC, Brodstein RS, Richards WL, Olson RJ, Combe PH, Crowell KE (1988) Long-term course of surgically induced astigmatism. J Cataract Refract Surg 14:270-276
Ridley H (1951) Intraocular acrylic lenses. Trans Ophthal Soc UK 71:617-621
Rochels R, Stofft E (1988) Rasterelektronenmikroskopische Befunde an fabrikneuen und zur Implantation gefalteten Silikonhinterkammerlinsen. Fortschr Ophthalmol 85:273-276
Rohen J (1953) Die funktionelle Gestalt des Auges und seiner Hilfsorgane. Abhandlg d Math Naturw Klasse d Ak d Wiss u d Literatur Mainz Heft 1

Rohen J (1979) Scanning electron microscopic studies of zonular apparatus in human and monkey eyes. Ophthalmol Vis Sci 18:133-144

Rossetti L, Carraro F, Rovati M, Orzalesi N (1994) Performance of diffractive multifocal intraocular lenses in extracapsular surgery. J Cataract Refract Surg 20:124-128

Rubin GS (1988) Reliability and sensitivity of clinical contrast sensitivity tests. Clin Vis Sci 2: 169-177

Rüther K, Eisenmann D, Zrenner E, Jacobi KW (1994) Der Einfluß diffraktiver Multifokallinsen auf Kontrastsehen, Gegenlichtsehschärfe und Farbsinn. Klin Monatsbl Augenheilkd 204:14-19

Sadun AA, Borchert M, DeVita E, Hinton D, Bassi C (1987) Assessment of visual impairment in patients with Alzheimer's disease. Am J Ophthalmol 104:113-120

Sanders DR, Retzlaff J, Kraff MC, Gimbel HV, Raanan G (1990) Comparison of the SRK/T formula and other theoretical and regression formulas. J Cataract Refract Surg 16:341-346

Sawusch MR, Guyton DL (1991) Optimal astigmatism to enhance depth of focus after cataract surgery. Ophthalmology 98:1025-1029

Schachar RA (1992) Cause and treatment of presbyopia with a model for increasing amplitude of accommodation. Ann Ophthalmol 24:445-452

Schachar RA (1995) Special Interest Group: Physiological reversal of presbyopia. The Association for Research in Vision and Ophthalmology. Annual Meeting, Fort Lauderdale, 15.05.1995

Schachar RA, Cudmore DP, Black TD (1993a) Experimental support for Schachar's hypothesis of accommodation. Ann Ophthalmol 25:404-409

Schachar RA, Huang TA, Huang X (1993b) Mathematic proof of Schachar's hypothesis of accommodation. Ann Ophthalmol 25: 6-9

Schachar RA, Cudmore DP, Torti R, Black TD, Huang T (1994) A physical model demonstrating Schachar's hypothesis of accommodation. Ann Ophthalmol 26:4-9

Schachar RA, Black TD, Kash RL, Cudmore DP, Schanzlin DJ (1995a) The mechanism of accommodation and presbyopia in the primate. Ann Ophthalmol 27:58-67

Schachar RA, Tello C, Cudmore D, Liebmann J, Black T, Ritch (1996) In vivo increase of the human lens equatorial diameter during accommodation. Am J Physiol 271:670-676

Scharwey K, Krzizok T, Herfurth M (1998) Nachtfahreignung augengesunder Personen verschiedener Altersstufen. Ophthalmologe 95:555-558

Scheffé H (1953) A method for judging all contrasts in the analysis of covariance. Biometrika 40: 87-104

Schmidt FU, Häring G, Rochels R (1994) Funktionelle Ergebnisse nach Implantation von refraktiven multifokalen Intraokularlinsen von Typ ARRAY. Ophthalmologe 91:469-472

Schmidt FU, Häring G, Eisenmann D, Jacobi PC, Konen W (1995) Funktionelle Ergebnisse nach Implantation von 138 refraktiven multifokalen Intraokularlinsen vom Typ „Array". In: Rochels R, Duncker G, Hartmann C (Hrsg) 9.Kongreß der DGII. Springer, Berlin Heidelberg New York, pp 212-216

Schultz RO, Glasser DB, Matsuda M, Yee RW, Edelhauser HF (1986) Response of the corneal endothelium to cataract surgery. Arch Ophthalmol 104:1164-1169

Schuster C, Knorz MC, Lorger CV, Seiberth V, Liesenhoff H (1995) Sehvermögen nach bilateraler Implantation der bifokalen True Vista-IOL. Ophthalmologe 92/1:105-106

Schwarz N, Knauer I, Hartmann C (1994) Oberflächenbeschaffenheit von Silikonintraokularlinsen. In: Pham DT, Wollensak J, Rochels R, Hartmann C (Hrsg) 8. Kongreß der DGII. Springer, Berlin Heidelberg New York, pp 366-370

Seiler T, Wollensak J (1993) Über die mathematische Darstellung des postoperativen regulären Hornhautastigmatismus. Klin Monatsbl Augenheilkd 203:70-76

Shepherd JR (1989) Induced astigmatism in small incision surgery. J Cataract Refract Surg 15:85-88

Shimizu K, Tanaka S, Tomita K (1992) Self sealing cataract surgery with clear corneal incision. In: Majima Y (Hrsg) Self seling cataract surgery. Medikaru Aoi, Tokyo, pp 99-107

Shimizu K, Misawa A, Suzuki Y (1994) Toric intraocular lenses: correcting astigmatism while controlling axis shift. J Cataract Refract Surg 20:523-526

Shoji N, Shimizu K (1996) Clinical evaluation of a 5.5 mm three-zone refractive multifocal intraocular lens. J Cataract Refract Surg 22:1097-1101

Simpson MJ (1989) The diffractive multifocal intraocular lens. Eur J Implant Ref Surg 1:115-121

Singer JA (1991) Frown incision for minimizing induced astigmatism after small incision cataract surgery with rigid optic intraocular lens implantation. J Cataract Refract Surg 17(suppl):677-688

Sinskey RM, Stoppel JO (1994) Induced astigmatism in a 6.0 mm no-stich frown incision. J Cataract Refract Surg 20:406-409

Smolek MK, McCarey BE (1990) Interlamellar adhesive strength in human eyebank corneas. Invest Ophthalmol Vis Sci 3:1087-1095

Sokol SA, Moskowitz A, Skarf B, Evans R, Molitch M, Senior B (1985) Contrast sensitivity in diabetics with and without background retinopathy. Arch Ophthalmol 103:51-54

Steinert RF, Brint SF, White SM, Fine ICH (1991) Astigmatism after small incision cataract surgery: a prospective, randomized, multicenter comparison of 4- and 6.5-mm incisions. Ophthalmology 98:417-424

Steinert RF, Post CT, Brint SF et al. (1992) A prospective, randomized, double-masked comparison of a zonal-progressive multifocal intraocular lens and a monofocal intraocular lens. Ophthalmology 853-860
Steinert RF, Deacon J (1996) Enlargement of incision width during phacoemulsification and folded intraocular lens implant surgery. Ophthalmology 103:220-225
Stenevi U, Lundstrom M, Thorburn W (1995) A national cataract register. I. Description and epidemiology. Acta Ophthalmol 73:41-44
Strobel J, Jacobi KW (1986) Vergleichende rasterelektronenmikroskopische Untersuchung von Hinterkammerlinsen der Typen Sinskey-Kratz und ähnlicher Modelle. Klin Monatsbl Augenheilkd 188:153-159
Strobel J, Jacobi F (1989a) Automatisierter Computertest für präoperative Untersuchungen bei Linsentrübungen. In: Lang GK, Ruprecht KW, Jacobi KW, Schott K (Hrsg) 2. Kongreß der DG II. Enke, Stuttgart, pp 20-22
Strobel J, Jacobi F (1989b) Evaluation of cataract under different under different contrast and glare conditions: a new computerized concept. Eur J Implant Ref Surg 1:208-209
Strobel J, Jacobi F (1989c) Automatische Prüfung von Sehfunktionen durch Computereinsatz. Fortschr Ophthalmol 86:370-373
Sturm M (1845) Mémoire sur la théorie de la vision. Compte-rendu des séances de l'Académie des Sciences 20:555-560
Syndacker D (1993) Intraocular lens power calculations for multifocal intraocular lenses. Am J Ophthalmol 115:269-270
Szlyk JP, Pizzimenti CE, Fishman GA, Kelsch R, Wetzel LC, Kagan S, Ho K (1995) A comparison of driving in older subjects with and without age-related macular degeneration. Arch Ophthalmol 113:1033-1040
Tan JCH, Spalton DJ, Arden GB (1998) Comparison of methods to assess visual impairment from glare and light scattering with posterior capsule opacification. J Cataract Refract Surg 24:1626-1631
Tandogan T, Knorz MC, Lorger CV, Seiberth V, Liessenhoff H (1993) Klinische Erfahrungen mit der Acurasee-Bifokal-IOL. In Robert YCA, Gloor B, Hartmann C, Rochels R (Hrsg) 7. Kongreß der DGII. Springer, Berlin Heidelberg New York, pp 295-299
Tchah H, Choi WJ (1996) Near add power of the diffractive multifocal intraocular lens. J Cataract Refract Surg 22:1232-1235
Teping C, Backes-Teping C (1993) Funktionelle Ergebnisse nach Implantation der „True Vista"-Bifokallinse. In Robert YCA, Gloor B, Hartmann C, Rochels R (Hrsg) 7. Kongreß der DGII. Springer, Berlin Heidelberg New York, pp 272-281
Teping C, Oran E, Backes-Teping C (1994) Dämmerungssehschärfe und Kontrastsehvermögen bei Trägern von Bifocal-IOL. Ophthalmologe 91:460-464
Terry AC, Stark WJ, Leske MC, Maumenee AE (1987) History and trends in cataract surgery and intraocular lenses. In: Stark WJ, Terry AC, Maumenee AE (Hrsg) Anterior segment surgery. Williams & Wilkins, Baltimore, pp 1-4
Thornton SP (1991) Report of the ASCRS international committee on standards and quality control for ophthalmic instruments and devices. J Cataract Refract Surg 17:359-365
Tornqvist G (1966) Effect of topical carbachol on the pupil in young and presbyopic monkeys. Invest Ophthalmol 5:186-195
Trindade F, Olivera A, Frasson M (1997) Benefit of against-the-rule astigmatism to uncorrected near acuity. J Cataract Refract Surg 23:82-85
Tsai JC, Castaneda VE, Apple DJ, Wassermann D, Hoggat JP, Legler UFC (1992) Scanning electron microscopic study of modern silicone intraocular lenses. J Cataract Refract Surg 18:232-235
Vaquero M, Encinas JL, Jimenez F (1996) Visual function with monofocal versus multifocal IOLs. J Cataract Refract Surg 22:1222-1225
Vass C, Menapace R (1994) Computerized statistical analysis of corneal topography for the evaluation of changes in corneal shape after surgery. Am J Ophthalmol 118:177-184
Vass C, Menapace R, Rainer G, Strenn K (1997) Vergleich der hornhauttopographischen Veränderungen nach 3-mm-Clear-corneal-Inzision mit und ohne 0,7 mm tiefem Vorschnitt. In: Vörösmarthy D, Duncker G, Hartmann Ch (Hrsg) 10. Kongreß der Deutschsprachigen Gesellschaft für Intraokularlinsen-Implantation und refraktive Chirurgie. Springer, Berlin Heidelberg New York, pp 41-45
Videa V (1988) Eine injizierbare Intraokularlinse. Deutsches Patentamt, Patentschrift DE3702625 C1, 25.02.1988
Videa V (1995) Aufblasbare Silikon-IOL. Demonstration der physikalischen Eigenschaften. Ophthalmologe 92/1:17
Vörösmarthy D. Persönliche Mitteilung, 1991 (Eisenmann)
Wagner R, Eisenmann D, Jacobi KW, Reiner J (1995) Abbildungseigenschaften der AMO-Array-Multifokallinse nach „optischer Implantation physikalischer Augen". In: Rochels R, Duncker G, Hartmann C (Hrsg) 9.Kongreß der DGII. Springer, Berlin Heidelberg New York, pp 208-211

Walkow T, Liekfeld A, Anders N, Pham DT, Hartmann C, Wollensak J (1997) A prospective evaluation of a diffractive versus a refractive designed multifocal intraocular lens. Ophthalmology 104: 1380–1386

Wallace RB (1991) 3M diffractive multifocal intraocular lens. In: Maxwell A, Nordan LT (Hrsg) Current concepts of multifocal intraocular lenses. Slack, Thorofare, pp 69–76

Waring GO, Lynn MJ, Nizam A et al. (1991) Results of the evaluation of radial keratotomy (PERK) study five years after surgery. Ophthalmology 98:1164–1176

Weale RA (1963) New light on old eyes. Nature 198:944–946

Weatherill J, Yap M (1986) Contrast sensitivity in pseudophakia and aphakia. Ophthalmol Physiol Optics 6:297–301

Weghaupt H, Pieh S, Skorpik C (1996) Visual properties of the foldable Array multifocal intraocular lens. J Cataract Refract Surg 22:1313–1317

Weghaupt H, Pieh S, Skorpik C (1998) Comparison of pseudoaccommodation and visual quality between a diffractive and refractive multifocal intraocular lens. J Cataract Refract Surg 24:663–665

Weindler J, Hille K, Pesch C, Ruprecht KW (1994) Refraktive Kataraktchirurgie mit lateraler Frown-Inzision zur Reduktion eines Astigmatismus gegen die Regel. In: Pham DT, Wollensak J, Rochels R, Hartmann C (Hrsg) 8. Kongreß der DGII. Springer, Berlin Heidelberg New York, pp 35–41

Weindler J, Weik R, Hille K, Spang S, Ruprecht KW (1995) Kraniale Clear-cornea-Inzision bei Astigmatismus mit der Regel. In: Rochels R, Duncker G, Hartmann Ch (Hrsg) 9. Kongreß der Deutschsprachigen Gesellschaft für Intraokularlinsen-Implantation. Springer, Berlin Heidelberg New York, pp 324–329

Wenner M, Deppe C, Teping C (1991) Dämmerungssehen und Blendempfindlichkeit bei Trägern monofokaler und diffraktiver bifokaler Intraokularlinsen. In: Wenzel M, Reim M, Freyler H, Hartmann C (Hrsg) 5. Kongreß der DGII. Springer, Berlin Heidelberg New York, pp 233–239

Wenzel M, Teping C (1989) Mikroskopische Untersuchungen zur Oberflächenqualität von diffraktiven intraokularen Linsen. Ophthalmochirurgie 1:83–86

Wenzel M, Neuhann T (1993) Zum derzeitigen Stand der Katarakt- und refraktiven Hornhautchiurgie – Ergebnisse der Umfrage der DGII. In: Neuhann T, Hartmann C, Rochels R (Hrsg) 6. Kongreß der DGII. Springer, Berlin Heidelberg New York, pp 215–222

Wenzel M, Wollensak J (1994) Zum derzeitigen Stand der Katarakt- und refraktiven Hornhautchirurgie – Ergebnisse der Umfrage der DGII 1993. In: Pham DT, Wollensak J, Rochels R, Hartmann C (Hrsg) 8. Kongreß der DGII. Springer, Berlin Heidelberg New York, pp 135–143

Werblin TP (1994) Refractive stability after cataract extraction using a 6.5-millimeter scleral pocket incision with horizontal or radial sutures. J Refract Corneal Surg 10:339–342

Werblin TP (1996) Multicomponent intraocular lens. J Refract Surg 12:187–189

Wesemann W (1990) Physiologisch-optische Eigenschaften diffraktiver Kontaktlinsen. Kontaktlinse 24:4–9

Westheimer G (1979) Scaling of visual acuity measurements. Arch Ophthalmol 97:327–330

Wiemer C, Pham DT, Wollensak J (1994) Kann die diffraktive multifokale Hinterkammerlinse als Routinelinse implantiert werden? Ophthalmologe 91:450–453

Wilcoxon F (1945) Individual comparisons by ranking methods. Biometrics 1:80–83

Wille H (1993) Distance visual acuity with diffractive multifocal and monofocal inraocular lenses. J Cataract Refract Surg 19:251–253

Williamson W, Poirier L, Coulon P, Verin P (1994) Compared optical performances of multifocal and monofocal intraocular lenses. Br J Ophthalmol 78:249–251

Winther-Nielsen A, Corydon L, Olsen T (1993) Contrast sensitivity and glare in patients with a diffractive multifocal intraocular lens. J Cataract Refract Surg 19:254–257

Wollensak J, Pham DT, Wiemer C (1991) Klinische Ergebnisse nach Implantation einer multifokalen diffraktiven Hinterkammerlinse. Klin Monatsbl Augenheilkd 199:91–95

Wollensak J, Pham DT, Wiemer C (1991a) Ergebnisse multifokaler Hinterkammerlinsen unterschiedlicher Typen. In: Wenzel M, Reim M, Freyler H, Hartmann C (Hrsg) 5. Kongreß der DGII. Springer, Berlin Heidelberg New York, pp211–218

Wollensak J, Liekfeld A, Pham DT (1995) Inkompatibilität von Mono- und Multifokallinse. Klin Monatsbl Augenheilkd (Sonderdruck: Jahrestagung der Berlin-Brandenburgischen Augenärztlichen Gesellschaft):17

Ygge J, Wenzel M, Philipson BT, Fagerholm P (1990) Cellular reactions on heparin surface modified versus regular PMMA lenses during the first postoperative month. A double-masked and randomized study using specular microscopy. Ophthalmology 97:1216–1223

Zetterström C, Lundvall A, Olivestedt G (1992) Exfoliation syndrome and heparin surface modified intraocular lenses. Acta Ophthalmol 70:91–95

Zisser HC, Guyton DL (1989) Photographic simulation of image quality through bifocal intraocular lenses. Am J Ophthalmol 108:324–326

Zuckerman JL, Miller D, Dyes W, Keller M (1973) Degradation of vision through a simulated cataract. Invest Ophthalmol 12:213–224

Verzeichnis der benutzten Abkürzungen

BAT	Brightness Acuity Tester
cpd	cycles per degree
dpt	Dioptrie(n)
DOG	Deutsche Ophthalmologische Gesellschaft
ECCE	extrakapsuläre Kataraktextraktion
EVO	expected visual outcome
IOL	Intraokularlinse
MIOL	multifokale Intraokularlinse
MTF	Modulation Transfer Function
n.s.	nicht signifikant (p>0,05)
PMMA	Polymethylmethacrylat
PSF	Point Spread Function
RE	Resolution Efficiency
SR	Strehl Ratio
TFR	Through Focus Response
VCTS	Vision Contrast Test System
VF IOL	unkorrigierter Fernvisus
VF ccF	korrigierter Fernvisus
VN IOL	unkorrigierter Nahvisus
VN ccF	Nahvisus mit Fernkorrektion
VN ccN	Nahvisus mit Nahaddition

Sachverzeichnis

A

A-Konstante 93
- individualisierte 93
Abbildungseigenschaften 104
Abbildungsqualität 33
Abflachung 144
Achsenänderung 146
Achsenhyperopie 128
Achsenlage
- Veränderung 149
Achsenmyopie 128
Acryl 161
Adaptationsnaht 151
- radiäre 151
Aderfigur 110
Akkommodation 4–6, 9
- Abnahme 5
- Breite 6, 9
- Mechanismus 4
- Schachar-Theorie 4
- v. Helmholtz-Theorie 4
Algebraische Methode nach Richards 139 ff.
Altersmiosis 19, 23, 128
Alterssichtigkeit (Presbyopie) 5
Amotio retinae 100, 125
Änderung der Refraktion 94
Aniseikonie 48, 83, 120 f.
Anisophorie 120 f.
Anomalquotient 168
Array 18
Array-MIOL 13, 18, 19, 29, 49 ff., 66 ff., 75 ff., 83, 84
- bilaterale 83, 84
- Implantationsstudien 75 ff.
Astigmatismus 6–8, 32, 34, 49, 88, 89, 91, 94, 106, 128, 131 ff., 137, 160
- chirurgisch induzierter 86, 131 ff., 139 ff., 144 ff.
- einfacher myoper 6, 8
- gegen die Regel 7, 8
- induzierter 34
- künstlicher 32
- Langzeitergebnisse 151
- mit der Regel 6, 7, 8
- Reduktion 137
Auge
- führendes 13 f.
Augen-Modell = Modellauge 26 ff.
Augenzittern 167
Autoscheinwerfer 115
Autorefraktometer 42, 44

B

B-VAT II-SG Video Acuity Tester 35 ff., 48
Bereich
- intermediärer 13, 77, 86, 133
Berufskraftfahrer 129
Best corrected visual acuity 94
Beugung (= Diffraktion) 10, 11
Bibliothekare 123
Bifokalität
- fehlende 119
Bildschirmarbeiter 119
Binokulare Summation 14
Binokularfunktionen 47, 83, 120
Biometrie 92, 121, 128, 160
Blaufeldphänomen 110
Blendempfindlichkeit 39, 41–45, 50, 80, 83, 88, 90, 92, 115, 130
- Einflußfaktoren 88
Blendempfindung 47
Blenderscheinung 118
Blendlichtquelle
- punktförmige 42
- großflächige 44
Blendung 44, 80, 82, 83, 113
Box plot-Darstellung 90, 91
Brennpunkte 13, 15, 18–21
- höherer Ordnung 15, 20, 21
- intermediäre 13, 19, 78
- verschiedene 18
Brightness Acuity Tester 35, 40, 42, 44, 81
Brille 83–85
- Tagesanteil 85
- Tragen einer 83, 84
Bulbuslänge 128

C

Chirurgisch induzierter Astigmatismus 86, 111, 131 ff., 139 ff., 144 ff.
Computerprogramm „Glare und Halo" 39, 42, 44, 50

D

Dämmerungssehschärfe 43
Dämmerungssehen 43
Defokussierkurve 30, 47, 49, 59, 76, 77, 86, 98, 105
Deformationsresistenz 134 f.
Dezentrierung 12, 13, 19, 20, 39, 94, 100, 130

Diamantmesser 133
Diffraktion (= Beugung) 10, 11
Diffraktionsversuch 11
Diffraktive IOL 10
Dimethyldiphenylsiloxan 24
Direct compensation method 44, 114 ff.
Disklinse 14
Distorsion index 47, 88–90, 91, 117
Doppelbilder 84, 94
– monokulare 84
Doppeltsehen 167 f.
Dunkelheitsunfall 43

E

Elektriker 123
Emmetropie 6
Endophthalmitis 132, 154
Endothelzellverlust 111
Entoptische Verfahren 110
Entzündungsreaktion 20
Epithelialisierung 152
Erwartungshaltung 160
Esser-Test 83
Expected Visual Outcome 29
Explantation 41, 118, 130

F

Fa. 3M 11, 17
Fa. Allergan 13, 17
Fa. Alcon 12
Fa. Haag-Streit 110
Fa. Heine 110
Fa. Interzeag 110
Fa. Iolab 12, 22
Fa. Mentor 35
Fa. Morcher 12, 17
Fa. Pharmacia und Upjohn 12, 17
Fa. Rodenstock 110
Fa. Storz 12, 22
Fa. Technomed 46
Fa. Tomey 39
Fahrerlaubnis 43, 44
Fahrerlaubnisverordnung 167
Fahrgastbeförderung 167
Fahrtauglichkeit 42
Falz 53, 58, 104
Farbwahrnehmungsuntersuchung 110
FDA-Zulassung 20
Fehlrefraktion 160
Fern- und Nahbrennpunkt
  (= Fern- und Nahfokus) 14 f., 20 f.
Fernbrennpunkt
  (= Fernfokus) 13, 14, 19, 48, 59, 127
Fernfokus
– Betonung 14
Fernvisus 13, 34, 66, 78, 85, 89
Fibrinkleber 139
Fibroblasteneinwanderung 134
Fingerdruck 154

Fisher
– Test 52
Flicker
– Test 39, 40, 89–91
Fliege 48
Fluoreszenzangiografie 125 ff.
Foki
– intermediäre 13, 19, 78
Formel nach Naeser 139 ff.
Fragebogen 45, 92
Fresnel-Phasenplatte 11
Fresnellinsen 11
Frown-Inzision 131
Führungsauge 13 f.
Führerschein 43, 50, 119
Fundusspiegelung 125

G

Ganzfeldstimulation 44
Gefäßarkade 134
Gegenlicht 44
Gegenlichtvisus 35, 42, 80, 81, 83
Gesichtsfeld 124
Gewichtung 13
– ungleiche 13
Glare 39, 89, 91
– Test 40
Glare und halo 42
Glare und Halo-Computertest 39, 42, 44, 50
Glaukom 124
Gleitsichtgläser 33
Golfspielen 123

H

Haigis-Formel 162
Halo = Lichthof 39, 41, 45, 83–85, 90–92, 115
– Größe 39, 50, 88–90, 92, 114
– – objektive Quantifizierung 92
Handwerker 119
Haptikansatz 53, 58
Helium-Neon-Laser 26
Hinge-Inzision 132, 134, 135
Hornhaut 39, 46, 74, 85, 88, 91, 94, 106, 111, 136, 146
– Abflachung 146
– Astigmatismus 32, 39, 46, 48, 74, 106
– chirurgisch induzierter Astigmatismus = Chirurgisch induzierter Astigmatismus (CIA)
– Dicke 136
– Durchmesser 136
– funktionelle optische Zone 46
– künstliche 33
– Oberfläche 47
– Oberflächenanalyse 46, 47
– Oberflächenirregularitäten 39, 91
– Oberflächenqualität 46
– temporale Tunnelinzision 111
Hornhautlippe 133 f.
Hornhauttopographie 132
– Verlaufsdarstellung 150

Sachverzeichnis

I

Implantation 33, 85, 112, 121
- bilaterale 85, 112, 121
- optische Simulation 33
Implantationsstudie 75
Implantationssystem 39
Index 25
- refraktiver 25
Injektorsystem 155 ff.
Installateure 123
Interferenz 10, 11
- destruktive 10
- konstruktive 11
Interferometer 110
Intermediärbereich 13, 77, 86, 133
Internet 162
Intraokularlinse 2
- akkommodierende 9
- diffraktive bifokale 10 ff.
- diskförmige 14
- heparinbeschichtete Oberfläche 12
- Huckepack 2
- Kalkulation 160
- Lochblende 9
- Ringwulst 9
- Sandwich 2
- teledioptrische 2
- torische 2
- virtuelle Bilder 31
Intraokularlinsenbrechkraft 92
- Berechnung der 92, 162
Inverse Stereoskopie 33
Inzision
- Länge 137
- Tiefe 137
Inzisionsbreite 146 ff.
Inzisionslokalisation 131 ff.
Inzisionstyp 131 ff.

K

Kalkulationsformeln 162
Kantengestaltung 161
Kapselfibrose 100
Kapselphimose 156
Kapselsackimplantation 94
Kapsulorhexis 156
Kapsulorhexispinzette 156
Kapsulotomie 101
Kapsulotomiedurchmesser
- Anstieg 100
Kartusche 156
Kauterisation 139
Kepler-Fernrohr 33
Keratometer 131
Keratometrie 34
Keratotomie 117, 133, 137, 138
- arkuate 138
- astigmatische 117
Kfz-Mechaniker 123
Komplikation
- intraoperative 130

Kontaktlinse 6, 9, 30, 33
- Lochblende 9
- Mehrstärken 33
- myopisierende 6
Kontraindikation 106
Kontrast 50, 91
Kontrastempfindlichkeit 29, 30, 35, 36, 38, 39, 41, 44, 48, 74, 79–83, 91, 92, 106
- objektive Bestimmung 38
Kontrastreduktion 104
Kontrastsehtafel 30, 35 ff.
Kontrastübertragungsfunktion 13
Kontrastvisus 35, 36, 48, 49, 76, 79, 86
Kontrastwahrnehmung
- altersbedingte Reduktion 106
Kortikosteroide 139
Kovarianz-Analyse-Modelle 52
Kraftfahrer 44, 129
Kraftfahrzeuge 43
Krafträder 43
Kunststoff
- flüssiger 10

L

Lebensqualität 85
Leckage 135
Lesebrille 108
Lesen 109
Lichthof 40, 46
Lichthofgröße = Halogröße s. auch Halo 44, 45, 81–83
- Bestimmung 83, 92
Lichthöfe s. auch Halo 80, 91
Lichtsensationen 39, 45, 88, 92, 117
- Einflußfaktoren 88
Lichtverteilung 15, 19
Linse 12
Linsenersatz,
- injizierbarer 9
Linsenmaterialien 151, 161
Linsenverkippung 39
Lochblende 28
Lochblenden-IOL 9
Lochblendenkontaktlinse 9

M

Makulopathie 125
Maler 123
Materialien 151, 161
Meniskus 20
Meniskus-Optik 20
Meridian 131, 139, 145
- steiler 145
Mesoptometer 44, 45
Mesoptometer II 42
Mesotest 42
Miller-Nadler Glare-Tester 42
Modulation Transfer 27
Modulation Transfer Function 13, 26, 27
Monovision 6, 120

Sachverzeichnis

Monovision correction 108
Multifokalfunktion 13, 130
- Beeinträchtigung 130
Multifokallinse 13, 18
- asymmetrische 13
- multizonal progressive 18
Myopie 6
3M-Linsen 12

N

Nachstar
- prophylaktische Maßnahmen 101
Nachtfahrtauglichkeit 23, 42, 45, 119
Nadler-Miller-Glare-Tester 44
Nahaddition 12, 18, 21, 88
Nahaniseikonie 108
Naheinstellung 4
Nahfokus = Nahbrennpunkt 13, 19, 48, 59, 127, 160
Nahmiosis 12
Naht 138
Nahvisus 34, 66, 78, 85-88
Nahzusatz = Nahaddition 20, 23
Nebenwirkungen 83
Netzhaut 125
Neuronale Verarbeitung 33
Normierte Frequenz 28
Nuvue 12
Nyktometer 44

O

Oberfläche 18, 20, 103
- ondulierende 18
Oberfläche
- Beschaffenheit 53, 103
- Defekte 103
- Unregelmäßigkeiten 103
Ocutrast 42, 44
Optik 11-13, 18, 20, 22, 114
- 7 mm 12
- asphärisch-progressive 13
- bikonvexe 22
- Durchmesser 18
- konvex-konkave 20
- meniskusförmige 11, 20
- Rückfläche 114
Optische Bank 13, 20, 26, 28, 30, 32, 59, 104
Optische Implantation 13, 30, 66
Optische Implantation physikalischer Augen 13
Optische Medien
- Trübungen 39
Ortsfrequenz 26, 35, 37

P

Paragon Services 35
Parasympathomimetika 124
Parazentese-Tunnelinzision 134

Partielle Kohärenz Interferometrie 162
Partnerauge 129, 138
- Monofokale IOL 129
Patientencharakter 129
Patientenselektion 116
Patientenwunsch 129
Peak distance 47, 88-91
Pelli-Robson-Kontrasttafel s. auch: Kontrastsehtafel 37
Personenbeförderung 129
Phänomene 83, 84
- optische 83, 84
Phasendifferenzhaploskop 48, 83
Physikalische Augen 5, 13, 30, 31, 66
Point Spread Function = Meßstation 26, 27
Polarisationsverfahren 48
Politurverfahren 104
Potential Acuity Meter 110
Presbyopie 5
Pseudoakkomodation 5, 6, 13, 106
PSF-Meßstation 26
Pupille 12, 21, 23, 124, 127
- Beweglichkeit 100, 127
- Durchmesser = Pupillengröße 9, 12, 14, 19, 20, 22, 23, 46, 50, 88, 89, 94, 100, 123
- enge 22
- Spiel 124
- Stretching 124

Q

Qualitätskontrolle 25, 103
Querdisparität 48

R

Random dots 47
Randot-Test 48
Rasterelektronenmikroskopie 25, 53 ff., 103
Ray-Tracing-Analyse 47, 117
Ray-Tracing-Modul 46, 50, 94, 95, 110, 111
Refraktion 92, 93, 117
- hyperope 117
- postoperative 93
Refraktionsänderung 94
- hyperope 94
Refraktionsanomalie 121
Refraktionsfehler 41
Refraktiver Index 25
Regan Contrast Acuity Charts s. auch: Kontrastsehtafel 35, 47, 49, 86
Regan-Kontrasttafeln 35, 47, 49, 86
Reiner-Gerät 32
Reiner-Optik 108
Relaxing incision 117
Resolution Efficiency 28, 59
Retinometer 110
Retinopathia pigmentosa 127
Richtlinien der Deutschen Ophthalmologischen Gesellschaft 42
Ringe 84, 85
- um Lichtquellen 84

Sachverzeichnis

Ringwulst-IOL 9
Rißbildungen 104
Rohvisus 159
Rot-Grün-Trennung 48
Rotblindheit 168
Rotschwäche 168

S

Scanning-Laser-Ophthalmoskop 111
Scheffé-Test 52
Scheimpflugaufnahmen 93 f.
Schielen 167
Sehhilfe
- s. auch Brille 85
Sehschärfe
- potentielle 110, 111
Semimeridian 131
Silikon 10, 20
- höherbrechendes 20, 24
- polymerisierendes 10
Silikon-IOL
- einstückige schiffchenförmige 94
Silikonlinse
- faltbare 20
Silikonmaterial 103
Sinusoidale Methode 139
Sinuswellengitter 36
Skifahren 123
Skleraerweiterung 5
Sklerallappenrecessus 138
Sklerotomie 5
- anteriore radiäre 5
Sportler 123
Spritzgußverfahren 104
Sputterung 25
Square degree 89, 90, 92
SRK-II-Formel 93, 162
Step-Inzision 132
Stereopsis 6
- Verlust 4
Stereosehen 43, 47
Strahlenkränze 83
Straßenverkehr 129
Strehl-Ratio 28, 59
Streulicht 12, 19, 20, 40, 41, 91, 103, 114
- ringförmige Quelle 40
Stufen 21
Sturm-Konoid 6, 7
Subtraktionsmethode 139 ff.
Summation 14
- binokulare 14

T

Tagessehschärfe 167
Tapetoretinale Degeneration 127
Tauchen 123
Tennisspielen 123
Test nach Esser 48
Theorie von Schachar 5
Through Focus Response 13, 28
Tiefenschärfe 13, 28–30, 47, 49, 76, 86, 98, 104

Titmus-Test 48
TNO-Test 48
Topometrie 146
True Vista 29
Tunnelinzision 87, 88, 132, 144, 146
- korneale 87, 132 ff., 144, 146 ff.
- sklerokorneale 87, 144
- temporale 88
Tunnellänge 133

U

U-Test 51
Ultraschallbiomikroskop 4
Umfeldleuchtdichte 42

V

v. Helmholtz-Theorie 4
Varianzanalyse 51
Vektoranalytische Methode nach Jaffé
  und Clayman 139 ff.
Vektormodell nach Cravy 139 ff.
Verarbeitungsmängel 53
Verkehrsunfälle 129
Verkippung 92, 94
Videokeratoskop 131
Videokeratoskopie 50, 94, 95, 145
- Differenzkarte 145
Virtuelle IOL-Bilder 31
Vision Contrast Test System 36
Viskoelastische Substanz 157
Visometer 110
Vistech MTC 8000 42
Visuell evozierte Potentiale 38
Vorderkammertiefe 50, 93, 94, 128
Vorderkapselschrumpfung
- fibrotische 118
Vorhersage
- Genauigkeit 110
Vorhersagewert 94

W

Wassersportarten 123
Wilcoxons Rangsummentest 51
Wundstabilität 131, 134, 136
Wundverschluß 138

Z

Zentrierung 92, 156
Zielrefraktion 92, 160
Ziliarkörper 5
Ziliarmuskel 4, 5, 9
Zonen 13, 18, 107
- 3 refraktive 13
- 5 refraktive 13, 18
- 7 refraktive 107
Zonulafasern 4, 5
- Schachar-Theorie
Zonulolyse 130
Zufriedenheit 83–85

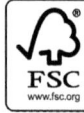

MIX
Papier aus verantwortungsvollen Quellen
Paper from responsible sources
FSC® C105338

If you have any concerns about our products,
you can contact us on
ProductSafety@springernature.com

In case Publisher is established outside the EU,
the EU authorized representative is:
**Springer Nature Customer Service Center GmbH
Europaplatz 3, 69115 Heidelberg, Germany**

Printed by Libri Plureos GmbH
in Hamburg, Germany